• 健身·防病·治病小窍门丛书 •

# 气功治病小窍门

主编　颜荣广

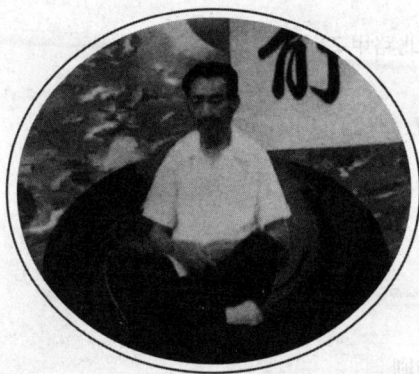

中国医药科技出版社

## 内容提要

本书分上、下两篇。上篇为保健篇，介绍了临床上及生活中常见的 46 种功法；下篇为治疗篇，介绍了内、外、妇、五官等临床各科 67 种疾病的 162 种防治功法，适合于广大临床工作者、一般群众及气功爱好者阅读使用。

**图书在版编目（CIP）数据**

气功治病小窍门/颜荣广主编 . —北京：中国医药科技出版社，2015.7（2024.8 重印）

（健身·防病·治病小窍门丛书）

ISBN 978 - 7 - 5067 - 7548 - 9

Ⅰ.①气… Ⅱ.①颜… Ⅲ.①气功疗法 Ⅳ.①R247.4

中国版本图书馆 CIP 数据核字（2015）第 105874 号

美术编辑 陈君杞

版式设计 郭小平

出版 中国医药科技出版社

地址 北京市海淀区文慧园北路甲 22 号

邮编 100082

电话 发行：010 - 62227427 邮购：010 - 62236938

网址 www.cmstp.com

规格 $710 \times 1000mm \ ^1/_{16}$

印张 $14 \ ^1/_2$

字数 248 千字

版次 2015 年 7 月第 1 版

印次 2024 年 8 月第 2 次印刷

印刷 大厂回族自治县彩虹印刷有限公司

经销 全国各地新华书店

书号 ISBN 978 - 7 - 5067 - 7548 - 9

定价 32.00 元

# 丛书编委会

主　编　王　凡　卢世秀

副主编　杨　光　吴希进　赵东升

编　委　（按姓氏笔画为序）

王　凡　王　荔　王若东　王明惠

卢世秀　刘占国　李　崑　李明爱

杨　光　杨　磊　吴希进　张巨明

金宇安　赵东升　赵亚平　贾小玉

鲍景龙　薛少敏

# 本书编委会

主　编　颜荣广

副主编　严桂兰　彭　贤

编　委　刘红书　孙晓春　严桂兰　郑素华

　　　　彭　贤　颜荣广

具有数千年悠久历史的中医学，以其博大精深的内涵和绚丽多姿的风采，在世界医学之林中独树一帜，在当今日益高涨的回归自然的呼声中显示出不同寻常的魅力。其防病治病的显著疗效赢得了人们愈来愈多的赞誉。在中医学术蓬勃发展的今天，《健身·防病·治病小窍门丛书》与大家见面了。这套丛书从临床实际出发，着眼于"健身""防病""治病"，从中药、方剂、针灸、按摩、点穴、气功、食疗、饮疗等11个方面介绍临床疗效卓著、简便易行而又不同于一般的方法，目的是为广大医务工作者和患者多提供一些治疗疾病的方法及保健手段。我们最大的愿望，是想为中医学的发展，为大众的健康尽些绵薄之力。如果读书者能从本丛书中有所受益的话，则我们的心愿足矣！

丛书编委会

2015 年 4 月

# 编写说明

    在当今众多的自然保健疗法中，最奥妙无穷又最具吸引力的当属气功了。古往今来，从未见到过有哪种疗法能像气功这样吸引住如此众多的求医者，不分国界，无论男女，如醉如痴，锲而不舍。近年来，练功者日众，功法日多，目前各种功法竟以千计，各种功法争奇斗艳，令人目不暇接，无所适从。生活在快节奏、高效率的现代社会中，怎样才能做到事半"功"倍，这是我们不能不考虑的问题，正是出于这种考虑，我们从简单、实用、高效的角度出发，从气功的百花园中采撷出具有独特芳香气息的小花，奉献给广大气功爱好者，能使大家领略到不同寻常的芳香，也算我们做了些有益工作。

    本书共介绍简洁实用功法 208 种，分上、下两篇。上篇为保健篇，介绍功法 46 种；下篇为治疗篇，介绍了内、外、妇、五官等科 67 种疾病的 162 种功法。由于我们水平有限，收集编撰有不当之处，敬请气功爱好者指正。

编　者

2015 年 3 月

# 目录

【上篇　保健篇】

一、强壮功 ………………………………………………… 2

　（一）拍打放松功 ……………………………… 2

　（二）真气运行法 ……………………………… 2

　（三）强壮功 …………………………………… 4

　（四）意气功 …………………………………… 5

　（五）内养功 …………………………………… 6

　（六）小周天功 ………………………………… 9

　（七）行步练功 ……………………………… 11

　（八）空松功 ………………………………… 11

　（九）松静疏泄功 …………………………… 14

　（十）"吹"字功法 ………………………… 16

　（十一）静坐导引法 ………………………… 16

　（十二）金刚坐闭气按摩法 ………………… 17

　（十三）六字诀 ……………………………… 18

　（十五）红砂手 ……………………………… 23

　（十六）童子八手 …………………………… 24

　（十七）三焦运气功 ………………………… 26

　（十八）化音功 ……………………………… 28

　（十九）修真功 ……………………………… 29

　（二十）长寿功 ……………………………… 30

　（二十一）松静气功 ………………………… 31

　（二十二）松静动气功 ……………………… 32

　（二十三）四字诀功法 ……………………… 32

　（二十四）五脏导引法 ……………………… 33

（二十五）灵剑子导引法 ……………………………… 34

（二十六）分行外功 …………………………………… 35

（二十七）五禽戏 ……………………………………… 38

二、健美减肥功 …………………………………………… 50

（一）玉蟾吸真功 ……………………………………… 50

（二）莲花座功 ………………………………………… 51

（三）玉蟾翻浪功 ……………………………………… 52

（四）瑜伽减肥术 ……………………………………… 52

（五）龙门健美减肥功 ………………………………… 54

（六）丰乳功 …………………………………………… 55

（七）玉容功 …………………………………………… 57

（八）腰腹部减肥柔韧功 ……………………………… 58

（九）食气减肥功 ……………………………………… 59

（十）形体健美功 ……………………………………… 60

（十一）马王堆补气减肥功 …………………………… 61

（十二）贯气减肥法 …………………………………… 62

（十三）合掌划圆减肥功 ……………………………… 63

（十四）踏步击腹减肥功 ……………………………… 63

（十五）收腹减肥功 …………………………………… 64

（十六）虎式减肥功 …………………………………… 64

（十七）瑜伽四式减肥功 ……………………………… 64

（十八）意念诱导减肥功 ……………………………… 68

（十九）鹏翔减肥功 …………………………………… 69

【下篇　治疗篇】

一、感冒 …………………………………………………… 71

二、高血压 ………………………………………………… 72

（一）降压功 …………………………………………… 72

（二）高血压降压功 …………………………………… 75

（三）简易降压功 ……………………………………… 76

（四）气功降压法 ……………………………………… 77

（五）无极式气功 ……………………………………… 77

（六）稳压站桩功 ……………………………………… 78

（七）贯气降压功 …………………………………………… 79

三、低血压 …………………………………………………… 79

四、贫血症 …………………………………………………… 80
　　（一）意通小周天功 ……………………………………… 80
　　（二）六候功 ……………………………………………… 81

五、心脏病 …………………………………………………… 81
　　（一）真气运行新法 ……………………………………… 81
　　（二）膻中开合功 ………………………………………… 82
　　（三）复心功法 …………………………………………… 83
　　（四）松静功 ……………………………………………… 84

六、心律紊乱 ………………………………………………… 86

七、下肢浮肿 ………………………………………………… 87

八、动脉硬化、高血脂 ……………………………………… 88
　　（一）血府逐瘀功 ………………………………………… 88
　　（二）坐转乾坤功 ………………………………………… 89

九、血栓闭塞性脉管炎 ……………………………………… 90

十、支气管哮喘 ……………………………………………… 92
　　（一）保健放松功 ………………………………………… 92
　　（二）静坐法 ……………………………………………… 92
　　（三）胎息功 ……………………………………………… 93

十一、肺部疾病 ……………………………………………… 95
　　（一）疗肺动静功 ………………………………………… 95
　　（二）龟缩功 ……………………………………………… 96
　　（三）健肺功 ……………………………………………… 97

十二、消化不良 ……………………………………………… 98
　　（一）咽气功 ……………………………………………… 98
　　（二）叫化功 ……………………………………………… 99
　　（三）消食导滞法 ………………………………………… 100

十三、慢性胃炎 ……………………………………………… 101
　　（一）六字诀——呼法 …………………………………… 101
　　（二）行气功 ……………………………………………… 102

十四、胃、十二指肠溃疡 …………………………………… 103
　　（一）强胃法一式 ………………………………………… 103
　　（二）强胃法二式 ………………………………………… 104

十五、各种炎症及疼痛 ·················· 105

十六、胃下垂 ·················· 106
    （一）仰卧式腹式呼吸法 ·················· 106
    （二）拍击脏腑疗法 ·················· 106

十七、呃逆 ·················· 107

十八、传染性疾病 ·················· 108

十九、肝炎 ·················· 108
    （一）肝炎病的特型功法 ·················· 108
    （二）太极气功 ·················· 109
    （三）强肝功 ·················· 111
    （四）舒肝动静功 ·················· 112
    （五）简易疗肝功 ·················· 112
    （六）健脾疏肝功 ·················· 113

二十、肝硬化腹水 ·················· 116

二十一、肝脏病变 ·················· 117

二十二、胆囊炎 ·················· 117

二十三、肾脏疾病 ·················· 118
    （一）强肾功 ·················· 118
    （二）摩肾益精功 ·················· 119
    （三）五行掌摸法 ·················· 120
    （四）肾病综合征信息手印 ·················· 121

二十四、阳痿 ·················· 122
    （一）铁裆功 ·················· 122
    （二）坐式内养功 ·················· 124
    （三）吸气缩阴功 ·················· 126
    （四）升阳法 ·················· 126
    （五）丹田运转法 ·················· 127
    （六）太极内功抓闭呼吸法 ·················· 127
    （七）导引回春功 ·················· 127
    （八）自我按摩回春功 ·················· 127

二十五、遗精 ·················· 128
    （一）壮阳固精法 ·················· 128
    （二）返还功 ·················· 129
    （三）固精三法 ·················· 130

（四）固精止遗法 ·································· 131

（五）肩功 ·········································· 131

（六）脚扒手钩功 ······························ 131

二十六、前列腺肥大 ······························ 132

二十七、慢性结肠炎 ······························ 134

（一）吐纳功 ······································ 134

（二）跷步运化功 ······························ 134

二十八、腹泻 ········································· 136

二十九、便秘 ········································· 137

三十、肛裂 ············································ 138

三十一、脱肛 ········································· 139

三十二、痔疮 ········································· 139

（一）痔疮气功操 ······························ 139

（二）敛臀提肛功 ······························ 141

（三）提气功 ······································ 141

（四）疗痔功 ······································ 141

（五）跷跷功 ······································ 142

三十三、神经衰弱 ·································· 142

（一）养神动静功 ······························ 142

（二）益智动静功 ······························ 144

（三）太极气功 ·································· 145

（四）按头安神功 ······························ 147

（五）归一清静法 ······························ 149

（六）望月观星法 ······························ 150

（七）化身坐忘疗法 ·························· 151

三十四、精神抑郁症 ······························ 151

（一）静虚疗法 ·································· 151

（二）舒气功 ······································ 152

三十五、神经性头痛 ······························ 152

（一）元阴功 ······································ 152

（二）卧功 ········································· 154

三十六、精神失常 ·································· 155

三十七、神经官能症 ······························ 155

三十八、中风 ········································· 156

（一）顶踵升降行气法 ……………………………… 156
（二）斜身左右旋转法 ……………………………… 157
（三）仰趾五息法 …………………………………… 157
（四）蛤蟆行气法 …………………………………… 157
（五）振腹法 ………………………………………… 158
（六）数字呼吸行气法 ……………………………… 158
（七）捉颏旋颈势 …………………………………… 158
（八）手按涌泉势 …………………………………… 159
（九）对趾调息法 …………………………………… 159

三十九、癌症 …………………………………………… 159
（一）风呼吸法快功 ………………………………… 159
（二）风呼吸法定步功 ……………………………… 162
（三）升降开合松静功 ……………………………… 164

四十、糖尿病 …………………………………………… 166
（一）糖尿病行气导引功 …………………………… 166
（二）因是子静坐法 ………………………………… 167

四十一、甲状腺机能亢进症 …………………………… 169
（一）蟾泳功 ………………………………………… 169
（二）内养功 ………………………………………… 170

四十二、月经不调 ……………………………………… 171
（一）调理冲任功 …………………………………… 171
（二）揉腹壮丹功 …………………………………… 171

四十三、闭经 …………………………………………… 172
（一）壮腰健肾功 …………………………………… 172
（二）振闭呼吸法 …………………………………… 172

四十四、子宫脱垂 ……………………………………… 173
（一）行步功 ………………………………………… 173
（二）子宫脱垂按摩功 ……………………………… 174

四十五、更年期综合征 ………………………………… 174
（一）冲任督带导引功 ……………………………… 174
（二）更年期练功法 ………………………………… 175

四十六、目疾 …………………………………………… 175
（一）观鼻功 ………………………………………… 175
（二）明目功 ………………………………………… 176

（三）增视功 …………………………………… 176

（四）气功运目法 ………………………………… 176

（五）外景静功 …………………………………… 177

四十七、近视 ………………………………………… 178

（一）童子养目功 ………………………………… 178

（二）鱼戏气功 …………………………………… 180

四十八、青光眼 ……………………………………… 185

四十九、老花眼 ……………………………………… 186

（一）自控疗法 …………………………………… 186

（二）四四运目法 ………………………………… 186

（三）强身健肾功 ………………………………… 187

五十、鼻息肉 ………………………………………… 188

五十一、咽炎 ………………………………………… 188

（一）简易疗咽功 ………………………………… 188

（二）咽唾法 ……………………………………… 189

（三）幻真先生内气功 …………………………… 189

五十二、白发 ………………………………………… 191

五十三、头面疾病 …………………………………… 191

五十四、慢性病、功能性疾病 ……………………… 192

（一）呼吸静功 …………………………………… 192

（二）睡功 ………………………………………… 193

（三）服气气功 …………………………………… 193

（四）调息疗法 …………………………………… 194

（五）观空功 ……………………………………… 195

（六）服日月光芒功 ……………………………… 195

（七）守一疗法 …………………………………… 196

（八）东坡健身功 ………………………………… 197

（九）服紫霄功 …………………………………… 198

（十）影人疗法 …………………………………… 198

五十五、颈椎病 ……………………………………… 198

（一）颈椎病导引功 ……………………………… 198

（二）颈椎病保健功 ……………………………… 200

（三）颈椎病站桩功 ……………………………… 201

五十六、腰腿病 ……………………………………… 203

（一）青龙护骨补髓功 ……………………… 203

（二）虎步功 …………………………………… 204

五十七、腰椎间盘突出症 ……………………… 206

五十八、风湿性关节炎 ………………………… 206

（一）舒筋壮骨功 ……………………………… 206

（二）虚明功 …………………………………… 208

五十九、类风湿性关节炎 ……………………… 208

（一）静功 ……………………………………… 208

（二）动功 ……………………………………… 209

六十、肩周炎 …………………………………… 210

六十一、四肢麻木 ……………………………… 211

六十二、脚扭伤 ………………………………… 212

（一）扳趾通足六经功 ………………………… 212

（二）抓拳摆趾强身功 ………………………… 212

六十三、鸡胸驼背 ……………………………… 213

（一）天环功 …………………………………… 213

（二）地环功 …………………………………… 213

六十四、痈疽、疮毒 …………………………… 214

附录一 ………………………………………… 215

附录二 ………………………………………… 217

# 上篇 保健篇

## 一、强壮功

### （一）拍打放松功

🔲 **功 法**

两脚平行站立，与肩同宽，集中思想，排除杂念，入静，用普通呼吸调息 3 分钟。按照人体最易紧张、不易放松部位，依次拍打，先拍打前额下两眉间印堂，放松后，自上而下依次拍打后项部、上下嘴唇、下颌二侧、两肩、两肘、十指、胸背、腰骶、脚趾。拍打重点是两眉间印堂穴，此和脑垂体密切相关；后项部和下丘脑、延髓、脊髓直接相关；两肩一松，则头部以下身体各部就放松。并配合鼻吸气，吸气时默念"静"字，呼气时意守涌泉穴。然后两手缓缓抬起，食、中、无名指微曲，以中指为主，余两指为辅，叩击头部的角孙、听官、太阳、攒竹等穴，再移至头顶部，叩玉枕、风池。最后，双手搓热，浴面，缓缓睁眼，舌离上腭，散步收功。

该功法是放松功中的一种，不仅适用于初学气功者放松入静，特别对思想杂念比较多，一时难以松静者，更为适宜。

### （二）真气运行法

真气运行法一般包含有调身（姿势）、调息（呼吸）、调心（精神）三个方面，这三方面是相辅相成的。

🔲 **功 法**

**调身** 可分为坐功、卧功、站功、动功四种。

**1. 坐功**

一般多靠于椅子或沙发上，姿态自然端正，口、眼微闭，正视前方，沉肩，坠肘，含胸，拔背，双手掌放于大腿上，膝关节约成直角，两腿分开，与肩同宽；病重者可盘腿坐于床（炕）上，两手互叠，置于耻骨联合处，松静自然。

**2. 卧功**

仰卧——要求头部端正，枕不要高，两腿自然伸直，两上肢自然伸直放于体侧。侧卧——左右均可，左侧卧会使心脏受压（尤其是心脏病患者），一般多向右侧卧，但肝、胆病患者宜向左侧卧，头略向胸收，下面的手转置头旁枕上，上面的手自然伸出置大腿上。上面的腿弯曲约成120度，自然放于下面腿上，下面的大腿自然伸出，微微弯曲。

### 3. 站功

又叫"站桩"，适宜于病情轻者。分端正式和三圆式。

端正式（又称自由式）：站立，两腿分开，与肩同宽，两手互叠置于耻骨联合上方，两眼向前正视。

三圆式（即脚圆、臂圆、手圆）：站立，两脚分开，与肩同宽，脚尖向内偏，两膝微屈，腰直，含胸，两臂抬起如环抱大树状，掌心向内如抱球，两眼似闭未闭，微露一线之光，正视前方某一物体。

### 4. 动功

就是在全力呼吸的同时，要静中有动。自然站立，两脚分开，与肩同宽，沉肩，坠肘，目视前方，吸气时两上肢缓缓上举至顶上，手心向前，同时仰头，尽量向后，再将两上肢由体侧下落，并轻轻呼气，同时头部复原。如此反复练。也可边走路边练。

**调息** 古称"吐纳"，是练功的重要环节之一。就是有意识地调整呼吸，与姿势锻炼结合起来，有帮助入静的作用，且可疏通经络，消除瘀血，增强肺与消化系统的机能，增强体质，防治疾病，延年益寿。目前常用的是腹式呼吸，呼气时轻轻用力，使腹肌收缩，腹壁凹进，呼气比吸气长，约3∶2；呼吸时不可憋气，要求自然柔和，缓慢均匀，不要紧张。

**调心** 指调整思维活动，目的是排除杂念，集中思想，达到入静。

### 1. 练松

又叫"松功"，这是基础功，初学者只有把松功练好，才能为入静创造条件。首先摆好姿势，3分钟后开始练功，呼吸自然，不用力，口中默念"松"字与呼吸配合起来，同时由头到脚依次默想身体各个部位，使之进一步放松，最后使全身放松。如此反复，默念2~3遍。

### 2. 数息

即留意于计算呼吸，但不数呼吸次数，也不管呼吸快慢和粗细，是使思想集中，加速入静的好方法之一；也可在吸气时默念"静"字，呼气时默念"松"字。

### 3. 意守

就是把思想、意识集中在某一部位，但要自然，不可紧张地死守，而是似守非守，通常意守上丹田。

## （三）强壮功

### 功 法

**基本功法**

**1. 姿势**

单盘式、双盘式或自然盘膝。站式：第一式，立正姿势。头正直，两腿分开，宽与肩齐，微曲，两手微曲，放于小腹部前，两手心相对，距离 3～4 寸。第二式，两手微曲。放在胸前，如抱球样，其他姿势同第一式。第三式，两脚站成内八字形。两腿微向前曲，两手在胸前或腹前，如端东西样，其他姿势同前一、二式。

**2. 呼吸法**

静呼吸法：如平时呼吸时那样自然。呼吸时要均匀、细缓。对刚开始练功的人、年老体弱的较为适宜。深呼吸法：在自然呼吸的基础上，比平时呼吸深长些，逐渐调整到静细、深长、均匀。对便秘、食欲不振、消化不良、精神不集中的人较为适宜。逆呼吸法：腹壁配合运动，与平时相反，吸气时腹壁收缩，呼气时扩张。

**3. 意守丹田**

练功时思想集中想丹田（脐下 1.5 寸处）。要似有似无的想，不能精神紧张的守丹田。

**贯气法** 取站式，头正直，两腿分开，与肩同宽，两脚尖略向内，成轻度内八字形。练功开始时，先作 3 次呼吸，吸短、呼长，使全身放松入静。将双手从身体两侧上提，举过头顶，两手心"照"在头顶百会穴，当在百会穴周围有云雾感时，双手于身前缓慢往下按，同时将气沿前、中、后三条线路下贯至足心涌泉穴，并进一步用意念引气"入地三尺"，双手自然下垂停数秒钟，此为 1 次，按上法共行 9 次，为 1 次贯气法行功。每次行功约需 10～15 分钟，每日早晚各练 1 次。

**人字桩** 贯气法作完后，接着双手向身体两侧分开，成人字形，腋下好似各夹一个蛋，拇指与食指相对，似触未触，略呈圆圈，其余三指自然伸直。初练者可站几分钟，以后可逐渐增长至半小时或 1 小时。

收功时，把双手放下，手心相对搓热，趁热用手心在脸部自上而下抹擦 9 次，再从前额至后项用手指梳头 9 次。将手放下，静静站立数分钟，收功。

## （四）意气功

### 功法

**功前准备及练功姿势**　在每次练功前，泡一杯淡盐水先行温漱口腔。漱口后坐在高矮适度的凳上，取自然姿势，上身不要前俯后仰，也不要左右歪斜。两腿分开，和两肩距离相等，大腿要横平，小腿要垂直，两脚尖稍微向里相对，两手掌心朝上，两手手指互相向手背方向交叉，轻轻抵靠于脐下约1.5寸的丹田处。

**练功方法**

（1）先闭两眼，放松全身关节，合口用鼻作深呼吸3次，吸气要缓慢而深长，直达脐下丹田，稍停再慢慢呼出。

（2）睁开两眼，目光平视，不环顾四周，不强辨物形，要锻炼到"视而不见"的程度。

（3）口自然闭合，舌尖向上轻舐上腭，这样可以调节呼吸，增强津液。

（4）调整呼吸，把思想集中在心窝（两乳中间微下有凹窝处），用意念聚气成球，听候运用（从准备功到此节功，共用功2分钟）。

这一阶段最要紧，一要调匀呼吸，二要集中思想，三要以意念聚气成球。初学者对于这项要求很难下手，往往顾此失彼，甚至全失。所以必须先放松全身关节，目内视心窝，调整呼吸，然后再集中思想聚气成球，反复锻炼，等练到呼吸能深长匀细，意念一到心窝，气即聚集成球，便达入静标准。初学者应熟记此入静的感性标准，每次入静都要先找到它。越练越熟，越熟越精，渐至不求而得，从容入静。

（5）把气球由心窝向上运行到咽喉，经过上腭，绕出上唇到人中，再向上行，经过鼻尖上额、头顶，经脑后，顺脊椎向下行，到腰间经过尾闾到前阴与后阴之间的肾根会阴穴。（本节用功1分钟）

这一节由心窝开始运行气球运动，初学者不易指挥如意，必须耐心摸索。首先保持呼吸匀整自然，集中意念，然后由心窝运行气球向上行到咽喉的一小段，反复练习，精神贯注气球。到自觉仿佛有一线气体，能随意向上运行时，则表示已会运用气球。然后再由咽喉运行到上腭，渐渐推进，通畅一段，推进一段，直到每一小段完全气行通畅，再把整段连接起来练习。等整段都能通畅无阻，才可以继续往下锻炼，千万不可急于求进；否则打不好基础，容易失败，容易畏难中辍。

（6）气球继续由肾根向左行，经左大腿外侧，向下行左小腿外侧，经过左足背到左足大趾，绕左足次趾、中趾、四趾及小趾，折到左足心，再向上行左小

腿里侧，经过左大腿里侧，上行到脐下 3 寸的关元穴。（本节用功 1 分钟）

因为有上段锻炼的基础，已能掌握气球运行的功夫，所以这一段比较容易锻炼。但仍应认真反复多练，必须达到纯熟，再与上段连贯起来锻炼，等两段练得一气通畅无阻，方可继续往下锻炼。（以下各段，均照此方法锻炼，不再重复说明）

（7）气球继续由关元向右下行，经右大腿外侧，向下行右小腿外侧，经过右足背，到右足大趾，绕右足次趾、中趾、四趾及小趾，折到足心，并向上行右小腿里侧，经过右大腿里侧，上行到丹田即气海穴。（本节用功 1 分钟）

（8）气球继续由丹田向左上方运行，经过左乳，绕左肩膀外侧，向下行左膊外侧，经过左手背至左手大指，绕左手次指、中指、四指及小指，折到左手心，再向上行经左膊里侧，绕出左肩膀里侧，转向胸部下行到脐上约 5 寸处上脘及中脘穴。（本节用功 1 分钟）

（9）气球继续由上脘向右上方运行，经过右乳，绕右肩膀外侧，向下行右膊外侧经过右手背，至右手大指，绕右手次指、中指、四指及小指，折到右手心，再向上行经右膊里侧，由右肩膀里侧，向前颈上行至颈下喉结之间的廉泉穴。（本节用功 1 分钟）

（10）气球继续由廉泉向上行，经下唇转入口中，由舌根绕舌心，顺咽喉回至心窝。（本节用功 1 分钟）

由第 5 至第 10，共用功 6 分钟。在每一段练熟后，都经过连续上数段，反复贯通锻炼熟悉，至此以掌握运行气球遍行周身的功夫。仍应彻底向纯熟方面锻炼，随时注意练功时有无身心不适，或某处行气不通畅，或有其他意外骚动不安等现象，应及时考查原因并纠正之，万勿疏忽为要。

（11）气球由心窝出发，运行了周身，又回到心窝。这时口中津液已满，不要急于咽下，先把舌头放平，把上下牙齿互相轻叩 36 次，津液因叩齿而成泡沫，一气咽下，即觉有一股气体随津液下降丹田（此法可以醒脑、固齿、降气、助消化）。稍等一会，再合口用鼻作深呼吸 3 次。作完后起身站立，两手下垂，向前缓走 7 步，转身再缓走 7 步，往返共走 7 次。（本节用功 2 分钟）

至此全部意气功锻炼完毕，由首至尾仅仅用功 10 分钟（多点或少点时间都可以，不必过于严格），若每天不间断的锻炼，对疾病的防治有显著效果。

## （五）内养功

内养功是静功的功种之一。通过特定的姿式、呼吸和意念的调练，以实现形体松适，呼吸调和，意念恬静等要求，从而达到静心宁神，培育正气，平衡阴阳，调和气血，疏经活络，协调脏腑诸作用，对增强体质，保健延年有理想效果。因此，既适宜于治病，又可用于强身。

## 功法

### 姿式

#### 1. 侧卧式

侧卧床上，头微前俯，以枕调节，使头颈保持在左右不倚的正中或稍许抬高的位置。脊柱微向后弓，呈含胸拔背势。右侧卧时，右上肢自然弯曲，五指舒伸，掌心向上，置于面前枕上，距耳约 2 寸左右。左上肢自然伸直，五指松开，掌心向下，放于同侧髋部；右下肢自然伸直，左下肢膝关节屈曲约成 120 度，轻放于右腿上。双目轻闭或微露一线之光，口依呼吸之需而开合。

#### 2. 仰卧式

仰卧床上，头微前俯，躯干平直，两臂自然舒伸，十指松展，掌心向下，放于身侧，下肢自然伸展，脚跟靠拢，足尖自然分开。口目动作同上。

#### 3. 坐式

端坐椅上，头微前俯，躯体端正，含胸拔背，松肩垂肘，十指舒展，掌心向下，轻放于大腿膝部。两脚平行分开，与肩同宽，小腿与地面垂直，膝关节屈曲 90 度（坐椅高低不适时，可在臀下或脚下垫物调节）。口目动作同侧卧式。

#### 4. 壮式

具体要求和仰卧式基本相同，唯需将枕垫高 8 寸许，肩背呈坡形垫实，不可悬空。掌心向内，紧贴于大腿两侧，两脚并拢。余同仰卧式要求。

初练功时，一般先由卧式开始，如由坐式开始，练时稍长，易感到肢体疲惫，腰酸背疼。但卧式持之过久，也会感到不适，遇此情况，不宜硬性坚持，可通过体位改变来调节，至于卧式的选择，应根据病情和个人习惯而定，胃张力低下，蠕动力较弱及排空迟缓者，宜选用右侧卧位，尤其在饭后更为必要。但对胃黏膜脱垂症患者，则不宜选用右侧卧位，因该式常因胃黏膜本身重力而影响其恢复。仰卧式与侧卧式可互相配合，也可单独应用，效果无差别。壮式虽也属于仰卧式的一种，但适宜于练功后期，作为增强体力锻炼而用。卧式练习 10 日左右，体力有所恢复，可增添坐式，二式交替使用，逐步增加坐式时间。在坐卧交替期间，一般先坐后卧；饭后，也可先卧而后坐。不论坐式、卧式，其锻炼时间皆由短而长，逐日增加，以不感到疲劳为度。

**呼吸** 要求呼、吸、停顿与舌动、默念等动作自然配合，常用呼吸有 3 种。

第一种呼吸法：轻合口，以鼻呼吸。先行吸气，用意领气下达小腹，吸气后稍停顿（既不吸也不呼），再把气徐徐呼出，记忆时可简化为吸—停—呼。并默念字句配合，一般先由 3 个字开始，以后可逐渐增多字数，但字数以不超过 9 个字为宜。词意要选择有"静"、"松"、"美好"、"健康"等内容的词句，常用的词句有"自己静"，"通身全静"，"自己静坐好"，"内脏动，大脑静"，"坚持练功能健康"，等等。默念要和呼吸、舌动密切结合起来，以默念"自己静"3个字为例，吸气时默念"自"字，停顿时默念"己"字，呼气时默念"静"字，其余类推。舌动是指舌之起落而言，吸气时舌抬起抵于上腭，停顿时舌不动，呼气时舌随之落下。

第二种呼吸法：以鼻呼吸，或口鼻兼用。先行吸气，不停顿，随之徐徐呼气，呼毕再行停顿，可简化为吸—呼—停。默念字句的内容同第一种呼吸法，吸气时默念第一个字，呼气时默念第二个字，停顿时默念剩余的字。吸气时抬舌抵于上腭，呼气时舌落下，停顿时舌不动。

第三种呼吸法：该呼吸法较难掌握，以默念3个字为宜。以鼻呼吸，先吸气少许，即停顿，随吸气舌抵上腭，并同时默念第一个字；停顿时舌抵上腭不动默念第二个字；再行较多量吸气，用意将气引入小腹，同时默念第三个字。吸气毕，不停顿，即徐徐呼出，随之落舌，可简化为吸—停—吸—呼。

一般多采用第一、第二两种，第三种较少采用。第一种呼吸法可能出现头、胸、腹部症状，这种呼吸法打乱了平时自然呼吸的规律，因而不可过于强制，应慢慢诱导适应。第二种呼吸法与平时呼吸相仿，故易于掌握，且稳妥省力，可根据病情、习惯选择。凡精神紧张、胃肠功能低下者，宜采用第一种呼吸法，因为吸后停顿可加强呼气，有助于副交感神经兴奋。凡练功昏沉、胃肠功能亢进者，可采用第二种呼吸法，因为呼后停顿，可加强吸气，有助于交感神经兴奋。不论选用何种呼吸法，都要遵循"任其自然，循序渐进"的原则。内养功呼吸法在要求腹式呼吸的同时，尚需配合默念、舌动诸项动作，练功之初，常有顾此失彼的情况，因此，配合动作也要逐渐增添。一般先配合默念，默念是思想上默念其字意，不用口读出其声。默念，具有收敛情绪、排除杂念的作用，通过词的暗示、诱导，可以导致与词相应的生理效应。选用字句亦需依照病情或其他情况而异，精神紧张者，宜选用"我松静"；脾运失健者，宜选用"内脏功、大脑静"；气血两亏者，宜选用"恬淡虚无，真气从之"；气滞胸胁者，宜选用"气沉丹田，真气内生"，这样有助于开胸下气。默念字数，开始要少，待呼吸调柔至细后，渐渐增加字数。这里必须着重指出，默念是呼吸运动中的一项配合动作，并不是控制呼吸快慢或停顿时间长短的手段。否则，就可能影响气功灵活自然的原则。

**意守** 意守是指练功者意念集中于某物或某形象，为练功的重要手段，具有集中精神、排除杂念的作用。内养功常用的意守方法有3种。

**1. 意守丹田法**

丹田是气功术语，丹田的部位与含义，其说不一。内养功之丹田位于脐下

1.5 寸处，恰为气海穴之所在。古人认为气海穴是"生气之源，聚气之所，用意守之，则元气益壮，百病消除"。丹田为孔窍，但意守时不可专注一点或拘泥尺寸，可想成以气海穴为圆心的一个圆形面积；也可想像成一个球形体积。

**2. 意守膻中法**

意守两乳之间的膻中穴，或意守剑突下心窝区。

**3. 意守脚趾法**

两眼轻闭，微露一线光，意识随视线注意脚的拇指；也可闭目忆想脚趾。

意守要因人制宜。一般意守丹田较为稳妥，不易产生头、胸、腹部症状，同时随呼吸腹壁节律起伏意守，又能较好的集中思想，排除杂念。但部分女性练功者，意守丹田可出现经期延长或经量过多，可改为意守膻中；另有部分练功者杂念较多，又不习惯于闭目意守，可采取意守脚趾，这样，意念较易集中，杂念便于排除。但此法宜辅助其他意守方法间断使用，不应单一锻炼，以免着相之弊。

意守时，应自然，做到似守而非守。意识不可过于集中，但也不可无意去守，所谓"不可有心守，不可无意求，有心着相，无意落空"，正是此意。

**注意事项**

（1）内养功除一般静功所具有的培育正气，宁神清脑的作用外，又能着重调整脾胃功能。练功后，多数出现食欲提高，消化旺盛等效应。此时，可酌情增加食量，对营养不良或形体瘦弱者，尤应放宽。基于内养功的上述特点，空腹不宜练功。

（2）练功前5分钟在室内收心散步，并饮少量开水，咽时应汩汩有声，送入丹田，有助于平心静气。出现心烦气滞时，可暂下功散步饮水，数分钟后再行练功。功毕，宜依次进行搓面、揉腹、转腰、蹬足等活动。其他功前准备、功后整理及功中注意事项，同一般静功。

（3）临床应用时，应按中医的辨证选择功法，每种呼吸法、意守、默念、姿式，要依据病种、病情、体质虚实等而定。

## （六）小周天功

周天功又称"内丹术"，是我国道家的主要练功方法，形成于宋、元时期。周天功全套功理分为三部分，即炼精化气、炼气化神、炼神还虚。为了使众多的人学习周天功，达到医疗保健和养生增智目的，北戴河气功康复医院根据临床运用经验，整理了小周天功法。

小周天功即炼精化气，又称"百日筑基"。按练功阶段又可分为六部功法，即"炼己、调药、产药、采药、封炉、炼药。

炼己：炼己是此功中最基本的要求，最根本的功夫。炼己就是要集中意念，排出杂念，所以又称为修心、炼性。

调药：药即指精、气、神。调药是指在练己排除杂念的基础上，意守气穴，以求意到气到。

产药：通过意守的锻炼，精气渐渐旺盛，于是在练功过程中会出现一种景象，这种景象称为产药。

采药：采药就是加强意识的作用，使丹田暖气感觉往后往下行，与此同时要加强呼吸，并多采用称为进火的深呼吸。

封炉：封炉即封固，就是继续用意识，使经气自然上行于督脉。

炼药：封固之后，用口吸气（称进武火）使一股暖流，自然走上督脉，通过三关由头顶而下接通任脉，然后改用鼻吸（称进文火）使之复归于丹田。

## 功 法

**姿势**　小周天功的姿势以坐式为主，站、卧、行等为辅，其具体作法与强壮功、虚明功同。

**呼吸**　小周天功的呼吸随着功夫进展，在不同锻炼阶段有所变化，但并不复杂。常用的呼吸形式如下：

**1. 自然呼吸**

是初期练功调神时采用的呼吸法。因此法与平时呼吸形式相同，初学者采用易于入静。

**2. 逆呼吸**

与自然呼吸形式相反，吸气时，腹肌紧张向里收缩；呼气时，腹肌放松，小腹凸出。

**3. 抓闭呼吸**

是小周天功达到真气发动产药、行周天采药时采用的呼吸法，可分四步完成。即吸、抵、抓、闭，古代称四字诀。行气开始用鼻吸气，舌抵上腭，紧缩谷道（提肛门），轻闭气，调练后，气可通尾闾夹谷到泥丸（头顶），达到心息相依，后随呼气沿任督下行，气入丹田。

**4. 胎息**

又称内呼吸和真息。呼吸达到不知不觉，腹动很微弱，这是通周天后进一步修"性"而采用的呼吸法。

**意守**　周天功流派较多，但以意守下丹田（小腹部）为多。养"命"派以意守下丹田为第一步，而养"性"派则以意守上丹田为主。周天功分大、小周天练功法，而大、小周天法又各分若干步骤，所以练功各阶段意念活动亦稍有变化。

（1）初学以守丹田为主。杂念多不能入静时，可临时采用数息、调息、守内外景（假借）等以入静。

（2）意守命门或会阴。

（3）行周天，真气发动，意随气走，沿督任二脉运行，此时意念活动就是行周天，待周天功纯熟后，又意守丹田，即修性的守上丹田，修命的守下丹田。

**注意事项**

（1）小周天又称百日筑基，说明练小周天所需时间短，但也有练 2~3 年才通的，而大周天要练 8~9 年才成。《天仙正理》说："大周天者，以周十月之天也，怀胎炼气化神……也加三年乳哺，九年大成，炼神而虚也"。炼气化神，炼神还虚纯属仙家成神理论和方法，多数人无法炼成，不宜广泛宣传。

（2）小周天，要坚持每日练功 2~3 次，每次 1 小时。每次也可练半小时，但要适当增加练功次数，方能保证练功效果。

### （七）行步练功

散步是人们常用的一种健身方法。俗语说："饭后百步走，活到九十九"。但是，一般人们不会想到，如果在散步的基础上，加之呼吸的配合，合理地编排行步规则，则不但能使精神愉快，也能使身体得到锻炼，收到身心健康之益处。下面介绍一种行之有效的行步功。

### 🈺 功 法

左脚先开步，脚跟外侧先下地，过渡到脚尖，左右手同时向左前方伸，屈肘，左手在前，掌心朝上，右手在后，掌心向左，同时吸气；接着右脚开步，脚跟外侧先下地，过渡到脚尖，左右手同时转向右前方，屈肘，右手在前，掌心向上，左手在后，掌心向右，同时呼气。如此循环顺序走动 100 步。

**注意事项**

对于慢性病很有疗效，对于癌症病人也有功效。练行步功者，可以据体力的强弱，疾病种类的不同，而采取步行的快慢与次数。例如，心脏病患者采取慢步呼吸步行，次数相应少些；肺病患者采取快步，次数相应增加。各人应根据体力情况，灵活掌握。

### （八）空松功

空松功是以脑子放空（无思无念）、机体放松（身如垂柳）、由静到定（一心笃定）的练功方法。它综合了儒、释、道、医各类气功的原理，对无病强身、有病治病都有良好的作用。

## 🌀 功 法

**身法** 即身手姿式、摆法，分为站式、坐式、卧式、手式。要求全身放松。

**1. 站式**

身体平正自然，两手自然下垂，两脚分开与肩同宽，双膝微曲，双足尖与足跟力量平衡着地。

**2. 坐式**

分平坐、自然盘坐、单盘坐，双盘坐4种。

**3. 卧式**

分直腿和自由盘腿仰卧，以及侧卧曲一腿、曲双腿、直腿等5种。

以上各式均应做到头颈平正自然，两眼轻闭，口含微笑，舌平放，舌尖轻抵上腭。

**4. 手式**

分前拱式、垂直式、抱丹式、抱球式4种，站坐均适用。

（1）前拱式：两手虎口交叉于胸前，右手在上（左手在上也可），手心向下抬平，摆在胸口前，两臂成弧形或椭圆形。

（2）垂直式：两手自然下垂，双肘和掌指微曲，中指在大腿两侧靠排裤缝（只适用于站式）。

（3）抱丹式：按前拱式双手虎口交叉，顺其自然地放下，松松的环抱下丹田，手心向里（注意手腕关节不宜太弯曲），两臂成弧形，成站立抱丹式或平坐抱丹式，平坐时交叉的双手搁于大腿上。

（4）抱球式：两手在腹前作抱球状，拇指相对，手心向里，两手心距离与腹部距离均为20~25厘米。

身手姿式摆定后，意行"十松一上"，即从头顶百会穴意想头顶松、印堂松、人中松、喉头松、两肩松、胸部松、腹部松、臀部和大腿松、双膝和小腿松、脚掌涌泉穴松，嘴角略向上，露出微笑。同时对颈椎、脊柱、四肢等全身骨节肌肉都要想一想，使整体有一种轻松舒适、愉快的感觉。十松练熟后可从简，只注意印堂、人中、两肩三松即可。

**心法** 空松功的核心是"空松静定"四个字，关键在心法，特点有三：

（1）不讲周天火候，一切顺其自然。

（2）不讲"意守"讲"意照"。守是守住不放，照是适当照顾一下。

（3）本功法制定一套心法口诀和要诀。三一口诀即"一片混沌"、"一心笃定"、"一觉就止"，必须默念。练功时首先要松掉一切权、名、利和公私事务，然后默念一句，照做一遍。

身如垂柳（从百会松到涌泉，逐一做好"十松"，后默想枝叶万千向下松垂的垂柳），心似寒冰（全身放松后把思想意识冻结到无思无念的境地），万念皆空，不知有身（进入到无人无我的境界）。空之又空，一片混沌（达到一片混沌的更高境界。念两三次能达此境界，就可不念）。

以上念一句，呼吸一次。练十松时，念到一个松字自然呼吸，意想气从松的部位呼出，自然帮助入静。如尚不能入静，可改用下述四种意照功法：意照虚空（意想宇宙空间）、意照整体（不定哪一个部位）、意照下丹田（脐下 1.5 寸再入内 1.3 寸处），意照患部（为了治病，还要默想"我要驱除这个病患"）。

**息法** 本功法以鼻吸口呼的自然呼吸为主，息以深、长、匀、细为原则，要顺其自然，不能强求。如念"一片混沌"第一口诀，未能达到空静境界时，也可辅用"随息"、"听息"等息法。并默念第二口诀，方法同前。

身如垂柳，逐步放松（按前述"十松一上"方法做）。心息相依，绵绵若存（随息、数息、听息，都是心去依息，心跟息走，绵绵不断，若存若忘，似有似无之意）。气归气海，意照窍中（气海即整个下丹田周围小腹一大块；窍中即心法中四个意照之外，择其所需任照一处）。一心笃定，永葆青春（笃定是意念纯笃，不思别的什么。无病者念"永葆青春"保持青春常驻、防老长寿；有病者应改念"驱除病患、治好病症"，并意照患病部位）。

若杂念未除，可念"空心止念"口诀三句：不怕念起（人的思想如波浪；一波未平一波又起；不足畏），只怕不觉（只怕不觉得。在求静之中，常有此病），一觉就止（一觉到了，马上就要止住，不继续想。所谓"念起是病，不续是药"）。

另外还制定有功法要诀，必须把握。身法要诀：平正自然；心法要诀：修心好似冬枯树，练性当如活死人；心身法要诀：空静要如深山枯树，身心寂然不动，放松要如秋天垂柳，枝枝向下松垂；息法要诀：深长匀细，顺其自然。

**收功** 主要是四摩擦。

**1. 擦手**
两手掌心相对摩擦 36 次。

**2. 摩面**
用擦热的双手摩面，以中指沿着鼻梁两侧从嘴角向上摩擦面部到两眉、印堂，再向两边回下到嘴边，上下来回摩擦 36 次，向上稍重，向下稍轻。

**3. 擦耳**
大拇指和食指夹住耳轮，拇指贴在耳后乳突骨，上下摩擦 36 次。

**4. 擦腰**
用双手掌和手指上下摩擦腰椎两侧 36 次。

**注意事项**

**1. 八触和动象**

初练气功者，一达到松静的境地，全身或局部便会很自然地产生各种感觉和现象，如微凉、微热、微痒、酥麻、轻浮、沉重、摇动、震跳，这叫作八触。可出现二三种或六七种，依各人情况不同而不同，皆为自然现象，不必介意。如练功不得法，或功法不对头，出现大动时，要注意用意识加以控制，以防偏差。空松功只要按本功法的练法、口诀、要诀要求去练，而不夹杂别种功法，是不会出现大动，不会出偏的。有的人产生双手臂转动或翻动，头部或上身左右前后轻微摇动，也是平衡对称的轻微小动，而且自动必然会自停。个别人万一遇有大动，则加以意识控制，可使不动。无数事实表明，只要按照功法要诀去练，本功法是决不可能出现大动的。

**2. 空松静定和整体周天**

由脑子放空，排除权、名、利、公私事务一切杂念的空，开始练身法、心法，"身如垂柳"、"十松一上"到身心入静，都在不知不觉之中。虎口交叉的双手会感到微热，觉得拉不开，小腹部、胸腹部慢慢到四肢和全身都感到微热或酥麻，好似有一股热气流遍全身经脉的感觉，整个身体非常舒服。这就是空松动的"整体周天"，它是在完全无念无思、极度安静中产生的元气、真气在体内的自然运行，并对自身进行调整和修复，以达到治病强身、防老长寿的目的。整体周天比沿任督经脉的线状周天运动较为稳妥，不会出偏差。它能由静入定，使大脑皮层细胞处在兴奋与抑制的平衡状态。初练者只能定数分钟，功夫深到一定程度，可定1小时，数小时，或更长时间，而对治病强身发挥意想不到的效果。

**3. 整体周天的辅助方法**

如果要更快一些达到整体周天，可用一种"有为法"的帮助，在练站功或坐功、卧功一开始，默念九遍空松口诀，念一句做一句，全身放松练到几天之后，可使用深呼吸法，吸入气到下丹田，呼出意想气从胸腹部向四肢呼出。每天练功2~3次，每次练10~50息，待四肢手指足趾尖都有气感后，再练5~30息，便停止这样的呼吸，仍改为自然呼吸，练一片混沌功夫。练到一定时期，达到一片混沌境界，在不知不觉中就会有整体周天的气感，用深呼吸法，引气达四肢，便是帮助功夫迅速达到整体周天的助功法。

## （九）松静疏泄功

本功是器械功，又称"小棍功"。备木棍一根，长约8~9寸，粗细以自己拇指和中指相对，恰好满握为最好。棍的两端须圆滑，以利于掌心摩擦。木质以花椒木为最好，其他也可。

## 功 法

**蹲腿坐腰功**

（1）起式：松静站立，口鼻三嘘吸、双手三开合，左手持棍。三嘘吸时，右手放在丹田上，左手持棍。大拇指、中指相接处放在右手的外劳宫穴上，三嘘吸的其他做法和不持棍者相同。

（2）做完起式，将所持棍的一端，放在右手掌心劳宫穴处，另一端放在左手劳宫穴处。左手转动，右手擎顶住；右手转动，左手擎顶住，使木棍旋转起来。旋转木棒需用手心转动，不要用手指帮助转动。转动时，双手应在同一水平上，不要一高一低。

（3）双腿下蹲时，可根据个人身体条件，不可过于强求，体弱者或下肢有病者微蹲即可。身体条件较好的可以下蹲得深一些，以蹲到大腿平即可。但要注意下蹲为骑马蹲裆式，膝盖在前，两脚平行，万不可撅臀。

（4）意念放在尾闾尖端，保持头悬，如此则首尾一条，脊椎直立，而腰部由两端伸开，即头部上悬，尾闾下垂，骨节必须松弛。

（5）此节做完后做三嘘吸，三开合，接下一节。

**前俯变腰功**

（1）此节弯腰时，小棍要不停地转动，注意腿膝部略屈，不要绷直，脊骨一节一节松开。

（2）头部下垂时，要保持头颈、脊骨为一直线，头颈不可低垂，低垂则气涌。

（3）弯腰深度以个人身体条件为准，不要勉强。弯腰深者手可触地，浅者过膝即可。弯腰时头不可过垂，过垂则头目眩晕。

（4）弯腰起立时，要让脊骨一节一节松开复原。

（5）再做三嘘吸，三开合，然后接下一节。

**后仰松腰功**

（1）双手在丹田前转棍，出左脚，左手在上，右手在下，将棍立在膻中与印堂之间。

（2）腰向右转，双手继续转棍，至右耳前方。

（3）松腰，微后仰，左手小棍过顶，在后脑风府穴处平转。

（4）左手转至下方，右手转至上方，小棍移向左耳前方。

（5）双手揉棍转向前身。

（6）继续做4次。三开合后出右脚，将棍立起，右手在上，左手在下，向左方转，做法同前，方向相反，再做4次。

（7）三开合、三嘘吸后接做下节。

**环臂转腰功**

（1）持棍（男右，女左）做松静站立式。此功以女子功法为例。

（2）出右脚，右手由小腹左侧，沿左侧上升，过左侧期门穴，至肩，过肩井、百会，从右方自然下落。

（3）右手到百会时，左手持棍随腰转动，摆在小腹右侧，随即过期门上升，至头顶过百会，从左侧自然下落。如过百会穴时，有头晕等不适感，就不要过百会，可改过囟门前头顶部都可。

（4）右手到左时，头和腰向左转动；左手到右时，头和腰向右转动。

（5）出右脚转腰，做4次；接着迈步上左脚，做法相同，方向相反，再做4次。

（6）做三开合、三嘘吸，松静站立收功。

## （十）"吹"字功法

### 功法

**发音**　吹 chui（吹）阴平，音"炊"读"蚩威"。

**口型**　口微张，两嘴角稍有向右咧劲，舌微向上翘，微向后收，稍有前挺之劲。

**动作**　随呼气之势双臂从自然之势，由肾俞穴上提，经肾经至俞府内，指尖朝下，两手提至胸前，随即向上向前划圆弧，撑圆，两手指尖相对，在胸前成抱球状；当呼气时并读"吹"字，同时屈膝下蹲，抱球下落，身体尽力保持正直，膝关节之垂线不超过足尖，提肛缩肾，小腹尽力后收，臀部上提，高矮式之要求，根据个人之体质不要勉强，所谓顺其自然，率性为本，不强人所难。年轻筋柔者能抱膝，年老体弱、筋肌僵硬者，抱至小腹吸气尽，即可随吸气之势而起立。呼气尽，随吸气之势两臂自然下垂于身体两侧徐徐起立，吸气尽，身体立直如预备式，稍休息，再按上述要领做第2次呼气，共呼6次为1遍。

**意念**　以意领气，使肾经之脉气，由足掌内涌泉穴，出内踝前大骨边的然谷穴，循踝骨的后方下行入足跟部，上行经小腿肚内侧出腘窝经股部后缘，贯穿脊柱入肾脏，同时与膀胱联系；直行之脉从肾上行，经肝和横膈膜入肺脏，沿喉咙挟舌根；另一支从肺输出，联络心脏，注于胸内之膻中穴，与任脉、心包脉相衔接，经天池、天泉、曲泽、大陵、劳宫至中指尖中冲穴。

## （十一）静坐导引法

### 功法

①擦掌（擦至掌心滚热为度）；②熨目（掌热熨目，旋转双睛36次）；③按

阳明（以指按阳明穴，轻轻摇转 36 次）；④转耳轮（以指按贴耳轮，手指朝上，往后旋转 36 次）；⑤鸣天鼓（以指按两耳，将二、三指叩玉关 36 次）；⑥叩齿（将目闭合，上下牙齿相叩 36 次）；⑦摇天柱（将头左右摇转，目往后视，各 24 次）；⑧转辘轳（将手叉腰，以臂转摇，先左次右，各 36 次）；⑨擦肾腰（将手擦热，先擦腹部，次擦后腰部，各 36 次）；⑩锤环跳（以拳击敲环跳穴，先左次右，各 54 次）；⑪掌擦脸面（将掌擦热，揉擦脸面 54 次）；⑫擦涌泉（擦热手掌，搔擦脚底涌泉穴，先左次右，各 54 次）。以上诸法每日上午行 1～2 次。

**静坐** 要点如下：①趺坐（双足盘坐或双足着地，此时神思安泰，恬静虚无，如心绪不宁，或见昏沉及饱食之后均不宜打坐）；②立腰（将腰挺直，候气上升）；③重廉（目不全闭，下视丹田，使心有所系而不动，名曰系马桩）；④抵腭（以舌抵上腭，则津液自生，候其满口，搅面咽之，名曰赤龙搅玉池）；⑤咽津（津液盈满于口，然后分 3 次咽之），意念津液直下脐下 3 寸处。津下则气随而纳；⑥调息（呼吸绵绵，不必着意，气静则息自习）；⑦正念（一心相寐，万念胥捐，务使心头有动）；⑧内视（即所谓内视其心，心无其心，外视其形，形无其形，远视其物，物无其物）。此法，每日下午行 1～2 次，每次 1 小时。

## （十二）金刚坐闭气按摩法

### 功 法

**金刚坐法** 盘腿而坐，右足跟抵会阴穴，左足跟抵右足解溪穴，涌泉贴靠，在右小腿附阴穴，顺项提顶，竖起脊梁，腰不可软弱，身不可倚靠。两手置扶手两腿血海穴，闭目垂帘，冥亡心中杂念，待气定收敛后，行闭气按摩法。这时，练功者是一副庄严相，主要起抑制自馁心理恶性循环的作用。

**闭气按摩法（贯通补气法）** 以鼻吸气闭之，用两掌相搓擦极热，急分两手上下搓摩后腰两边软处（这时，右足跟随手下搓与会阴穴发生碰撞），一面徐徐放气从鼻出，周而复始，24 遍为 1 度。可行 1～3 度。然后复金刚坐法。用上述操练法，使肾脏与生殖系统的废物迅速得到排除和贯通，同时强化呼吸，故亦称"贯通补气法"。

**收功法** 依次察觉从头至足放松 3 遍，由"功能态"恢复到正常生理状态，继而缓缓摇头晃腰，左右、前后的摆动脊柱，慢慢舒臂伸脚，搓搓手脸，下坐收功。

**注意事项**

（1）练功初期有微汗出、脊背局部发胀的自我感觉，随功夫的深入周身"如燠冬日"、"腰肾如汤煎"，会阴内有温热气至感。

（2）练功要循序渐进，时间要掌握在 20 分钟左右，室内自感不冷，搓摩时要意注命门穴。

（3）练功期间要节制性生活，其好处有二：①可促进练功效果提高；②保证精子成熟。

## （十三）六字诀

六字诀是古代的一种养生方法，历代文献与气功家对此都十分推崇，在功理功法方面，《千金方》、《医方集解》、《寿世保元》、《妙龄修止》都作了说明。《养性延命录》中，对六字诀有一段妙言，其中道"凡行气，以鼻纳气以口吐，微而行之，名曰长息。纳气有一，吐气有六，纳气一者为吸之，吐气六者为吹、呼、嘻、呵、嘘、呬，皆为长息吐气之法。时寒可吹，时温可呼，委曲治病，吹以去风，呼以去热，嘻以去烦，呵以下气，嘘以散滞，呬以解积。"《寿世保元》中有以针对脏腑的叙述："以呵字治心气，以呼字治脾气，以呬字治肺气，以嘘字治肝气，以吹字治肾气，以嘻字治胆气，此六字诀，分主五脏六腑也。"总之，六字诀是对人体健康有着十分重要意义的养生法。

## 功 法

**预备功法**

**1. 姿势**

两脚平行站立与肩同宽，头正项直，内视小腹，嘴唇轻轻合上，舌抵上腭，沉肩垂肘，两臂自然下垂，两腋虚空，肘微屈，含胸拔背，松腰塌胯，两膝微屈，全身放松，每换一个字都以预备式起，每次练功预备式可以多站一会儿，以体会松静自然、气血和顺的好处。

**2. 呼吸**

自然平稳，采用顺腹式呼吸法，呼气时读字，按步骤同时提前后两阴部，收小腹，缩肾（环跳穴处肌肉收缩），体重后移至脚跟，脚趾轻微点地。吸气时，两唇轻合，舌舐上腭，全身放松，腹部自然隆起，空气自然吸入。六字都用这种"踵息法"呼吸。

**3. 调息**

调整呼吸，恢复自然，实行阴阳转换，每个字读 6 次后调息 1 次，这时即采取自然呼吸法。具体的做法是：两臂从侧前方徐徐抬起，手心向下，待腕与肩平时，以肘轴心转手腕，使手心翻向上，同时旋臂屈肘使指尖再向内划弧，两手心转向下，两手指相对应，但不要接触，两手指向内转动时指尖高度不要超过眉毛，然后似按球状徐徐在胸前下落至小腹前着腕下沉，松腕恢复预备姿势。

## 六字诀功法

### 1. 嘘

"嘘"字功养肝。读需，声音平。读时口型为两唇微合，有横绷之力，舌尖向前并向内抽，舌的两边向中间微微卷起，牙齿露有小缝，向外吐气。

动作是两手重叠在小腹上，左手在里，右手在外（女性为右手在里，左手在外），劳宫穴里外对准，以里面的手鱼际穴压在肚脐下边沿上，开始呼气时念"嘘"，两眼随吐气念字慢慢尽力瞪圆，同时提两阴部、收腹、缩肾，体重后移，足大脚趾轻轻点地，呼气尽则放松恢复自然吸气，吸气尽可用一个短暂的自然呼吸稍事休息，再读第二个"嘘"字。如此做6次，做1次调息。

意念是领肝经之气由大脚趾外侧的大敦穴沿足背上行过太冲、中都，穿膝关节沿大腿内侧至小腹与胃经平行，夹胃经两旁会于肝脏，出络胆经，上行穿过横膈膜，散布于胸肋间，沿喉咙之后侧，经过上腭骨的上窍联系眼球，上行入脑。另一支脉从肝脏穿横膈膜而上注于肺，经中府、云门至手的大拇指内侧少商穴。做"嘘"字功时，功夫稍长，眼有气感，初起发胀，有的人感到刺疼、流泪，大拇指少商穴感到麻胀，慢慢眼睛感到清凉，视力逐渐提高。因此"嘘"字功可以治眼疾、肝火旺、肝虚、肝肿大、食欲不振、消化不良、两眼干涩、头目眩晕。

### 2. 呵

"呵"字功补心。读科，声音平。读时口型半张，舌舐下腭，腮部稍用力后拉，舌边靠下牙齿。

动作是两臂从侧前方自然抬起，动作与调息动作相同，同时吸气，手徐徐下按时读"呵"字。呼气尽时两手正好按至小腹前着腕，但此时嘴仍然张开吐字，然后两臂下垂，轻合嘴唇，自然吸气，然后依上述要领再做第2次呵字功动作，共呼6次，然后按调息要领，做1次调息。

意念是领气由脾经之井穴隐白上升，循大腿两侧上入腹内与冲脉并而转入心经，心经之脉由侧腋窝部之极泉穴上升入臂内侧，沿臂内上行经少海、通里、神门、少府等穴直达小指尖端之少冲穴，所以做呵字功时，小指尖、中指尖都有麻胀的感觉，同时与心经有关的脏器也会有新的感觉。心悸、心绞痛、失眠、健忘、出汗过多、舌体糜烂、舌强语蹇等症，均可练此功治疗。

### 3. 呼

"呼"字功健脾。读呼，声音平。读时口型撮口如管状，唇圆似筒，舌放平向上微卷，用力前伸。这个口型动作，能牵引冲脉上行之气喷出口外。

动作是两手由体侧如托物抬至下丹田，右手上提较快，左手上提稍慢，同时吸气，当右手抬至中脘，随吐气念"呼"字之势向外翻转，向上托举，同时左手翻转下按，上托下按速度与呼气一致。呼气尽时右手上托至头部前上方，左手按至左胯旁，同时闭口用鼻自然吸气，右手小臂外旋变为立掌，手心朝面从面前下落。与此同时左手小臂外旋，先手心向上接着使指尖朝上，手心朝里上穿，两臂在胸前交叉，右手在外，左手在内，吸气尽。然后左手翻转上托，右手翻转下按做第2次呼气并读呼字，共读6次，然后做调息1次，恢复预备式。

意念是当念呼字，足大趾稍用力，则脉气由足大趾内侧之隐白穴沿大趾赤白肉际上行，过大都、太白、公孙，入三阴交，上行小腿内侧，直入腹内脾脏，联络胃府，挟行咽喉部连于舌根，散于舌下。注入心经之脉，随手势高举之行而直达小指尖端，所以《内经》有肝脾之气宜升之说，念呼字功的气感与念呵字功的气感相似之原因也在于此。脾虚、腹胀、腹泻、皮肤水肿、肌肉萎缩、脾胃不和、消化不良、食欲不振、便血、女子血崩、四肢疲乏均可练此功。

**4. 呬**

练"呬"字功润肺。读"四"，音平声。但口型是开口张腭。

动作是两臂向腹前抬起，手心朝上，手指尖相对应，如物被捧至胸口膻中穴处，两臂内旋，翻转手心向外成立掌，同时吸气；然后向左右展臂宽胸推掌如鸟张开翅膀，展臂推掌的同时开始呼气并读"呬"字，呼气尽时两臂从两侧自然下落，然后再按上述要领做第2次呼气读字，共做6次，然后做1次调息，恢复预备式。

意念是当念呬字时，引气由大足趾的尖端大敦穴开始上升，这里和嘘字功走向相同，转而注入中焦，即中脘穴上，经过大肠，上循胃口入肺脏，从肺系出中府、云门循臂内侧，手少阴心经之前，下肘中入尺泽，走孔最，循手臂内入寸口太渊穴走入鱼际，出手拇指尖端之少商穴，当两臂如鸟张开双翅向左右两侧展开时，会感到脉络中如小虫爬行，呼气尽时气至指尖，以拇指、食指气感较强。外感伤风、发热咳嗽、痰涎上涌、背痛怕冷、呼吸急促而气短、尿频而量少，皆可以用"呬"字功治疗，但因悲哀而伤肺或肺病患者应暂不练此功。

**5. 吹**

"吹"字功强肾。读吹，声音平。口型是两嘴角稍向后咧动，舌微向上翘并微后收。

动作是两臂从体侧经腰隙向前抬至胸前膻中穴撑圆，两手指尖相对应如抱重物，同时吸气；呼气读"吹"字时，身体下蹲，足五趾点地，足心空如行泥地，两臂随之下落，虚抱两膝，直至呼气尽；下蹲时，身体要求尽量保持正直，膝盖要与脚尖上下垂直，下蹲高度要不影响提双阴，呼气尽两脚跟稍用力，慢慢站起，两臂自然下落于身体两侧，然后依上述要领再做第2次呼气读字，共做6次，然后调息一遍，恢复预备式。

意念是当念吹字时足跟着力，肾经之脉气从足心涌泉上升，经足掌内侧沿内踝骨向后延伸，过三阴交，经小腿内侧出腘窝，再沿大腿内侧上行，贯穿脊柱入于肾脏，转注心包，经天池、天泉、曲泽、大陵、劳宫到中指尖的中冲穴。做"吹"字功时手心和中指气感较强，对于治疗腰腿乏力、冷痛、目涩健忘、潮热盗汗、头晕耳鸣、男子遗精、阳痿早泄、女子梦交、子宫虚寒、牙动摇、头发脱落，都有很好的效果。

**6. 嘻**

"嘻"字功理三焦。读嘻，声音平。口型是两唇微启稍向里扣，上下相对但不闭合，牙微伸有缩意，舌尖向下，有嘻笑自得之貌，怡然自得的神情。

动作是两臂由体侧自然抬起，手心朝上，手指尖相对如捧物之状，抬至膻中穴时两臂内旋翻掌手心向外，同时吸气；向上托时呼气读"嘻"字，托至头部前上方，指尖相对，呼气尽，接着两臂内旋变立掌，手心朝里经面部、胸前下落，至乳房时两手劳宫穴对乳中穴，指尖相对应，接着转指尖向下，手贴身体沿胆经路线自然下垂于身体两侧，再按上述要领重复做第 2 次呼气读字，共做 6 次。

必须注意的是高血压患者双手不宜过头，可向前上方推去。上托时稍快，下落时稍慢，意想涌泉穴。

意念是呼气时第四足趾点地，着意由胆经的末尾穴位窍阴穴（四足趾爪里外侧），经丘墟，沿腿外侧走外丘、阳关、环跳入股，经三焦上行肩中，沿臂外侧经天井、支沟、外关至四指爪甲外关冲穴。呼气尽时两手下落，意领气沿胆经下行至足四趾窍阴穴。练嘻字功呼气时手无名指气感强，下落时足四趾气感强，这是少阳之气随呼气上升与冲脉并存而贯通上下，则三焦理气之功能发挥，脏腑的气血得以通畅。三焦不畅，可以引起耳鸣、眩晕、喉痛、咽肿、胸腹胀闷、小便不利。因此，练"嘻"字功可以治疗。

**注意事项**

（1）六字诀全套练习每个字做 6 次呼气，共 36 次。早晨练 3 遍，睡前练 3 遍，坚持下去，百日可以见效。

（2）如需针对某种疾患练功，那么在练到有关字时加上 1～3 倍，一般不可以单练一字，以防出现偏差。

（3）每个练此功的人，就根据自身的条件，制定相应的练功方案，如能正确、长期地练功，效果自然会显现。

## （十四）少林气功搭指通经法

少林气功搭指通经法，是在练习少林下按式站桩的基础上，根据十二经脉经过双手的手指头而搭指通经，使它疏通经络，调和气血，平衡阴阳，而达到防病治病的目的。其特点是动作简单，容易掌握，辨证练功，疗效较好，适合于体弱多病者锻炼。

## 功 法

**姿势**　站好下按式高位站桩，两腿分开呈平行，间隔距离与肩同宽，头颈要正直，稍含胸不挺不弯，膝关节微屈，两手弯曲，掌指朝前，前臂与地面平行，掌心向下，五指分开，成下按式，然后，练习搭指手法。

俗话说："十指连心。"按中医经络学说，就是说两手指与经络（即奇经八脉）有密切地联系。如大拇指通肺经，食指通大肠经，中指通心包经，无名指通三焦经，小指通心经，小肠经，因此，少林搭指通经法，就是运用十指搭指手法来疏通经络，调和气血，平衡阴阳的。

**搭指手法**　站好下按式站桩后，两掌心朝下，十指松直，搭某手指时，指尖向下，整指伸直放松，其他手指放松平直，不能跟随下去，手指搭下去时宜慢，搭足后须略停 1 分钟左右，然后慢慢翘起，恢复原来位置。搭每一指时都要经过这一来回过程。各指的方法是：

**1. 大拇指**

掌心向下，十指放松伸直，大拇指与四指分开，慢慢地向下搭指，搭至与食指相平，大拇指尖向下，搭足后，略停，再慢慢地翘起，回复原状。

**2. 食指**

掌心向下，十指放松伸直，然后食指慢慢地向下搭指，搭足后，略停，再慢慢地翘起，回复原状。

**3. 中指**

掌心向下，十指放松伸直，然后中指慢慢地向下搭指，搭足后，略停，再慢慢地翘起，回复原状。

**4. 无名指**

掌心向下，十指放松伸直，然后无名指慢慢地向下搭指，搭足后，略停，再慢慢地翘起，回复原状。

**5. 小指**

掌心向下，十指放松伸直，然后小指慢慢地向下搭指，搭足后，略停，再慢慢地翘起，回复原状。

**6. 无名指与小指同时搭指**

掌心向下，十指放松伸直，然后无名指与小指同时搭下，搭足后，略停，再慢慢翘起，回复原状。

**7. 大拇指与小指同时搭指**

掌心向下，十指放松伸直，然后大拇指与小指同时搭下，搭足后，略停，再慢慢翘起，回复原状。

**8. 中指与小指同时搭指**

掌心向下，十指放松伸直，然后中指与小指同时搭下，搭足后，略停，再慢慢翘起，回复原状。

**9. 中指与无名指同时搭指**

掌心向下，十指放松伸直，中指、无名指同时搭下，搭足后，略停，再慢慢翘起，回复原状。

**10. 食指与中指同时搭指**

掌心向下，十指放松伸直，然后中指与食指同时搭下，搭足后，略停，再慢慢翘起，回复原状。

**11. 大拇指与中指相搭**

掌心朝下，十指放松伸直，然后大拇指与中指相搭，略停，再慢慢翘起，回复原状。

**12. 大拇指与无名指相搭**

掌心朝下，十指放松伸直，然后大拇指与无名指相搭，略停，再慢慢翘起，回复原状。

**13. 大拇指与小指相搭**

掌心朝下，十指放松伸直，然后大拇指与小指相搭，略停，再慢慢翘起，回复原状。

**14. 大拇指与食指相搭**

掌心朝下，十指放松伸直，然后大拇指与食指相搭，略停，再慢慢翘起，回复原状。

**呼吸** 呼吸一般采用自然呼吸法。

## （十五）红砂手

红砂手功法能使双手力大无穷，有强筋健骨、流畅气血、提高内脏功能、祛病延年的功效。相传红砂手武术家运内气贯于手掌后，击掌时会放出强大气流，使对方造成内伤，刚打上时，对方没有什么感觉，几天后，伤处就出现朱红色的手掌印，故有此名。

**功 法**

（1）预备式，直立，两脚分开与肩等宽，含胸收腹，全身放松，舌抵上腭，思想集中，鼻吸鼻呼。

（2）两臂下垂，掌心向下，手指朝前方。吸气，吸时要缓慢，进入丹田（脐下1.3寸处），同时，两臂上收。呼气时，脚趾抓地，提肛，少腹外挺，意想气从丹田贯彻双手掌，两手掌慢慢下按复原。如此做49次。

（3）两臂朝前平行伸直，掌与肩平齐，手心向前，呼吸要求同前。吸气时，两臂收缩。呼气时，意想贯气到手掌后，手掌慢慢向前推回原处。如此做40次。

（4）两臂向上直举，手掌托天，呼吸要求同前。吸气时，两臂收缩。呼气时，意想贯气到手掌后，手掌慢慢上推回原处。如此做49次。

（5）两臂左右平行伸出，成一字形，手心朝外，手指向上，呼吸要求同前。吸气时，两臂收缩。呼气时，意想贯气到手掌后，手掌慢慢向外、左右推回原处。如此做49次。

（6）两臂下垂，掌心向下，手指朝前。吸气时，以腰为轴，先向左转，脚不动；左转时，双手向里交叉贴身向上画圆弧；当上身完全朝左时，双手向上画弧，在头顶交叉，然后左右分开，掌心向外，同时吸气变呼气。呼气时，脚趾抓地，提肛，少腹外挺，意想气从丹田贯到手掌后，手掌向外按，慢慢下落，身体逐渐转回原来姿势。然后，再向右转，动作呼吸同左转。如此做49次。

**注意事项**

本功法运动量较大，要求练功者体质较好，最好没有疾病。练功时间，最好安排在早晨，于公园、林间等空气新鲜处，面向东方，吐出浊气，吸入清气。练功期间，要注意营养，保证睡眠时间，节制性欲。练功时手要圆活，用内劲，不要僵硬做作。这样持之以恒，定会功到事成。

## （十六）童子八手

童子八手，相传源于河南少林寺。其功法简单易学，动静相参，舒展大方，呼吸深沉，有内敛心神、壮阳固精、增强脏腑功能的作用。常习不辍对神经衰弱、消化不良、高血压、肝炎以及便秘、肾虚等病症都有较好的疗效。

### 功法

**预备式** 两脚分开与肩同宽，两膝微屈，双手自然下垂，沉肩坠肘，百会上举，舌舐上腭，目视远方，周身中正、放松、拴心猿，锁意马，静立片刻。

**金童报喜** 右势：右手半握拳，屈肘抬肩置于胸前，大小臂约成135度角，高与肩平，松肩垂肘，拳心向下；左手半握拳置于背后，拳眼贴住左腰眼，目视远方天地交界处。呼吸9~18次。左势：姿势同上，唯左右相反。

**笔架双峰** 两掌腕部交叉置于胸前，右掌在外，左掌在里，高与肩齐，目视远方。呼吸 9～18 次。

**金池分水** 接上式，两臂徐徐外展至体侧，呈一字形，沉肩坐腕，五指朝上，手心向外，目视远方。呼吸 9～18 次。

**天王托搭** 接上式，两臂由体侧慢慢上举至头顶上方，两臂弯曲呈圆形，掌心朝前上方，目视远方。呼吸 9～18 次。两手慢慢下落收至体侧，成预备式站立。

**朝天有路** 两臂屈肘上提至腰际，缓缓转腕，手指向上，掌心向内，继续上举，两掌自耳后举至头顶上方，掌心相对，与肩同宽，目视远方。呼吸 9～18 次。

**怀中抱月** 接上式，两臂平行下落成前平举，掌心相对，与肩同宽，目视远方。呼吸 9～18 次。

**海底捞月** 接上式，俯身弯腰90度，继而两臂交叉，右臂在外，左臂在内。稍停，舒身立起，同时举臂于头顶上方。继而两臂向下划弧，经体侧，两掌变拳收于腰间。呼吸 9～18 次。

**犀牛望月** 右势：接上式，右拳自腰间向右划弧伸出，随即屈肘收肩，摆拳于头顶上方，手心向外，头向后转，目光穿过左肩，意注右脚跟。呼吸 9～18 次。左势：姿势同上，左右方向相反。

**凤凰展翅** 两拳变掌自腰间向前平穿，掌心向上，随即外展成一字形，掌心斜向前上方，目视远方。呼吸 9～18 次。

**金鸡独立** 右势：接上式，两臂不动，身体左转约45度，左腿屈膝提起，成金鸡独立式，足背略绷，目视远方。9～18 次。左势：姿式动作同上，唯左右相反。呼吸 9～18 次后，右腿落下，两脚与肩同宽，两拳收于腰间。

**夜叉探海** 右势：接上式，右脚尖外展45度，身体随之右转，并俯身前探，同时向后抬起左腿，膝微屈，两拳变掌，自腰间向前下方推出，虎口相对，目视前上方。呼吸 9～18 次。左势：同上，唯左右相反。

**乌龙潜洞** 两手半握拳置于背后，拳眼分别贴住左右腰眼，其他要求同预备式。呼吸 9～18 次。

**收式** 采气合足：收两拳于腰间，两脚跟不动，脚尖内扣，然后脚尖不动，两脚跟同时内叩。如此反复2～3次，成两脚并立。扭转乾坤：接上式，以腰为轴，身体左扭，头随之后视。还原，再向右扭身，反复36次。前翘后颠：接上式，随着吸气，两脚尖同时翘起，随之柔力落下，并同时提起两脚跟。然后，两脚跟落地，使身体一震，同时呼气，反复3次。最后，搓热双手，浴面，搓耳及颈后，轻轻拍打胸腹部，收功。

注意事项

（1）本功采用顺腹式呼吸法（吸气时小腹外凸，呼气时小腹内凹）。吸气时默念"吸——"，呼气时默念"呼——"。呼吸要深长、细、匀，意念宇宙天地之精华——气，随吸入之气沿身体前正中线降至丹田，呼气时携带废浊之气排出体外。

（2）练功地点宜选择安静而且空气清新的地方。

（3）练功时应宽身松带，过饥过饱均不宜练功。

（4）功中有唾液生成，古称"金津"、"玉液"，要分3口咽下，以意送入丹田，不要吐掉。

（5）练功期间肠鸣、虚恭增多，为正常现象，不必理会。

（6）"金鸡独立"、"夜叉探海"两式可根据身体情况选练。"乌龙潜洞"一势，每次收功前必练。

## （十七）三焦运气功

三焦运气功属于静功功法，它是依照将人体主要脏器划分为上、中、下三焦的中医理论，使气功运气过程依上、中、下的次序，对诸脏器分别反复给予主宰的调节作用，从而达到强身健体，益智延寿的目的。

### 功法

**调身**　修习三焦运气功取站、坐、卧姿均可。但因站、坐姿式练功总有一部精力用于维持身体平衡和久持，就使得一部分神经和肌肉不能放松。因此，以仰卧式最好。

体位端正，略为垫高头部，两脚相距1尺左右，双手分别置于躯体两侧，着衣宜宽松，并依一、二、三线次序放松。

**1. 一线（躯体）放松**

自头部耳目开始，顺次沿颈、肩而下，至胸、上腹、腰、下腹。

**2. 二线（手部）放松**

自左右肩关节开始，顺次沿上臂、肘、小臂、腕至手指末端。

**3. 三线（足部）放松**

自左右髋关节开始，顺次沿大腿、膝、小腿、踝部至足趾末端。

在已放松的基础上，可按次序进行第2次放松，以达到进一步放松的要求。第2次放松后，可以感觉到整个身体处于静态之中，躯体、手、足均呈柔软状态，好像全身乏力，无法动弹。这时所能感觉到的，只有自己的思维能力和思想内容，这是气功态的准备阶段。

练功时间以早晨 4~6 时为宜，选择环境寂静，干扰较少的地方。开始可定为 30 分钟，以后逐步减少到 15 分钟就足够应用。

**调息**　三焦运气功的调息最为关键，其呼吸吐纳之术比较严格，并有独特的要求。

**1. 呼吸的基本要求**

①全程闭口，用鼻呼吸；②先吐后纳，缓缓进行，务求均匀；③吐纳务尽，但应适可而止，留有余地，不可强努；④一吐一纳谓之 1 次呼吸，其频率应达到每分钟 5 次左右。

**2. 运气次序始自下焦**

（1）下焦运气：①徐徐呼尽肺气，再徐徐吸入肺气，使胸部隆起；②呼气使胸部下降，接着即行吸气使下腹部隆起，称之为下腹部第 1 次隆起；③维持下腹部第 1 次隆起的高度，经适当呼气，再吸气使下腹部作第 2 次隆起。此时下腹部隆起较第 1 次为高，相应地胸部必然再行下降；④维持下腹部第 2 次隆起的高度，经适当呼气，再吸气使下腹部作第 3 次隆起。此时，下腹部已达峰值高度，不必再要求提升。

此过程中，下腹部好似气球打气，1 次 1 次打，1 次 1 次鼓，徐徐提高，循序渐进，做到逐步从量变到质变的平和过渡。

（2）中焦运气：①接上功，开始呼气，促使下腹徐徐下隆至一定高度；接着吸气，使气引向上腹部。这是下腹部的第 1 次下降，上腹部的第 1 次上升；②维持下腹部的第 1 次下沉程度，再行呼气，促使下腹部第 2 次徐徐下降至一定高度，再吸气使气引向上腹部；③维持下腹部的第 2 次下沉程度，再行呼气，使下腹部沉至谷底，再吸气使上腹部隆起至最高，达到峰值。

（3）上焦运气：①从上腹部的峰值时，开始呼气，促使上腹部徐徐下降至一定高度，接着吸气，使气引向胸部。这是上腹部的第 1 次下降，相应地出现胸部的第 1 次鼓起；②维持上腹部的第 1 次下降程度，再行呼气，然后接着吸气，使气再引向胸部，促使上腹部做第 2 次沉降而胸部相应第 2 次鼓起；③维持上腹部第 2 次下降程度，再行呼气，然后接着吸气，使气再一次引向胸部，促使上腹部作第 3 次沉降而胸部相应做第 3 次鼓起而达到峰值。

（4）第二次中焦运气（略述）：呼气使胸部下降，吸气使上腹部上升，连续做 3 次，使上腹部达到峰值。

（5）第二次下焦运气（略述）：呼气使上腹部下降，吸气使下腹部上升；连续做 3 次，使下腹部达到峰值。

最后，呼气使下腹部下降至一定程度，使其维持其高度，再经吸气、呼气，使下腹部进一步下降而恢复常态。这是"三焦运气功"的收功阶段，气功态到此结束。

### （十八）化音功

本功是音乐气功中一种较深层的新功法，它通过一定的姿势和纳音、观想、导引，使音乐形象转化为"音气"，采入大脑，作用于全身，以调整机体内生物分子序列，使紊乱的生理机能变成整齐、和谐、平衡和有序化的状态，在精神与物质形成共振态所产生的能量达到质变的过程中，来治病、健身、养性、生慧、延年。

本功法简易、实用、舒适、效显，特别对于爱听音乐的患者更是速效。

### 功法

在安静的室内面北端坐，上身直，头微低，从百会至会阴成一直线，使任督脉顺畅；膝弯90度，双脚平行与肩同宽，使涌泉通达；双目轻闭，使思绪专注；舌尖轻舐上腭，使任督脉连接；右手拇指与无名指相接成圆形封闭圈，其余手指自然伸展；左手掌心向上平托于左胸前；双手停在胸前正中；自然呼吸，做到慢、细、匀。

保持上面姿态，静坐5分钟，此间将一切杂音排除耳外，并缓慢地默念：

徐徐元气融古音，清清水流透全身，

音水通经驱浊气，水音同步合天人。

反复约8~10遍，接着古琴曲《秋水》的美妙声音响起，注意聆听，进而观想自己近似虚无飘渺，与自然界融为一体，音乐如雨露般从百会区进入脑内，并自上而下地按摩、洗涤体内各器官（脑、眼、耳、鼻、口、喉、气管、肺、脾、胃、肝、肾、二阴），通过双膝关节将冲下的浊气、浊物随水流从涌泉穴排入地里。如此往返数遍，此曲约8分钟，转入二曲。

当古琴曲《流水》出现时，观想水流比以前有所加强，（有时在病灶处如瀑布流泻），顺次将体内上述各器官反复冲洗干净，意观每遍都因吸收"音气"的物理能量，而使各器官都更加光滑、明亮、充满活力。此曲约7分30秒。

综上，本功法的三步功，每次共20分钟，音乐结束时即可收功。收功方法是双手合掌搓热，擦面，梳头，顺耳，擦颈、大椎，然后双手左上右下相叠，放在下丹田处，自然深呼吸3次，睁眼。

注：（1）《秋水》、《流水》两首古琴曲有盒带正式出版，如转录，应将两曲相接。

（2）如单独练功，可自己掌握放音开关。

（3）本功每日做两次为宜，每次应间隔6小时以上。

（4）本功亦可有组织地集体组场实施。

## （十九）修真功

修真祛疾功功法简练，性命双修，它以总桩功为基础，每节功自成一体，练功者可根据自身状况（指病情、身体素质）在练总桩功的同时，选配相应一节功法修炼，待病症消除后可循序渐进，从一至九进行修炼，方可修成健康之躯、延年益寿，内可激发潜在功能，外可为他人探病治病。

## 功法

**总桩功** 躯干与大腿成90度，大腿与小腿成90度，两脚自然分开与肩宽，两眼微闭，全身放松，静默片刻。两手搓热，双手重叠轻贴于百会穴，顺逆时针方向各轻揉64次。沿后脑至风池（拇指）、大抒（中指）各压64次，然后划弧从腋下沿背下滑至肾俞，两手掌轻搓上下为1次。意念会阴片刻，提肛，两手重叠贴于小腹（气海），顺逆时针方向轻揉64次，略贴片刻。两手重叠平升至膻中，轻贴，顺逆时针轻揉各64次。一手自然下垂，五指分开采气，一手单指，男左女右，点压承浆、人中各64次，剑指轻揉迎香64次，中指点压印堂64次，两手再次轻搓。然后两手缓提，举过头顶；掌心向下指尖相对照百会，意念百会进气，任气下行驱邪气至涌泉放出。

**分桩功**

**1. 千手佛面**

两手平举至眉，五指自然分开（以下各节相同）；指尖相对，左手逆、右手顺时针轻搓面部64次，意守玄关。

有脑血管、神经衰弱等病应多练此功。

**2. 推山填海**

两手上提至胸前，口吸气，掌心朝内收回有吸气感。掌心向外推气，口呼气。收回推出，反复64次。

有肺气肿、肺炎等应多练此功。

**3. 剑指双交**

两手剑指（中指、食指）尖相交，一轻一重为1次，共64次，意想气由指尖对流从心脏通过。

有心脏病者应多练此功。

**4. 采药细磨**

两手微曲于胸前，掌心相对，上下摩擦，采气64次，然后两手抱球，揉球1分钟。

有消化不良、胃炎等应多练此功。

**5. 秋风扫叶**

两手由胸前平举与肩高，左手指尖吸气向上缓缓举至头顶，同时右手收回向侧外推气，交替反复 64 次。

有肝硬化等应多练此功。

**6. 蛟龙戏水**

两手后抱球，指尖相对，掌心对肾俞，双手缓缓贴肾俞轻揉，顺逆时针方向 64 次，微贴温养片刻。

有肾盂肾炎、膀胱炎、肾结石应多练此功。

**7. 稳坐泰山**

坐式（与总桩相同），两手指尖抓于膝，大拇指尖按于肾经，顺逆时针方向揉 64 次，有身处深山之意境。

糖尿病患者宜多练此功。

**8. 疏通利导**

两手提气上举至肩颈，掌心向下，然后向下压至膝，有压物感，上下为 1 次共 64 次。

有胆结石、风湿等病应练此功。

**9. 静观海潮**

盘腿而坐；双手合十；指尖微贴；静观潮涌，入静入微。

有心血管、心脏病应多练此功。

## （二十）长寿功

### 🈲 功 法

**三里运气法** 坐位，盘腿，正身，腰松直，眼半闭，注视前方，沉肩，将双手内劳宫穴意对双膝足三里穴。开始运气，以鼻吸鼻呼，四吸三呼为一息，公式为：吸吸吸吸，呼呼呼……，末了一个呼较长，气沉意守的穴位，如是松静养神。可意守山根穴或中丹田。每次可练习 30 分钟左右。

**静立运气法** 立位，松静站立，意气合一，百会朝天，眼半闭，沉肩坠肘，十指微曲，含胸收腹，松胯圆裆，膝微曲，脚呈八字形与肩同宽站立。然后开始运气，口微微闭合，气息以鼻出入，吸吸吸吸，呼呼呼，末了一个呼时间拖长，一般气沉涌泉穴，四吸三呼为一息，每分钟以调 15～20 息为宜。

**方步运气法** 立位，姿势如同静立运气法。开始迈步、运气、摆臂，三方面要协调。如先迈左脚，同时吸吸，迈右脚吸吸，再迈左脚呼呼，迈右脚呼……，如是先迈右脚亦同。迈脚时脚跟着地，自由地摆臂，随身体运动而摆动，手指中冲穴对准内劳宫穴。

**仰卧运气法**　仰卧，去枕，两上肢向上伸展，过顶，两手中冲穴相接触，眼半闭视天空，两脚大敦穴相对。开始深、长、细、匀、稳、悠的呼吸，每分钟以10息以下为宜，采用胸式呼吸运气法，一般气沉膻中，并能将气血运转到腹腔。

**侧卧运气法**　采用侧卧位，或左或右，呼吸多为自然呼吸，但稍长、深，以意领气推动真气运行，每一息的频率均能震动全身的五脏六腑，促使五脏蠕动，收功气沉丹田。

**吞咽运气法**　坐位，盘膝，亦可两下肢放于地上，两手心（内劳宫穴）各对准膝盖。舌舐上腭，叩齿36次，舌在口内搅抖5～10次，舌下津满时，分5口咽下，令有汩汩声，每次单练30～60分钟。

**望月运气法**　站立，两脚与肩同宽，扭头向左上看月，左手伸向上，右手同时伸至颌下吸气，呼足气后头手均回到原位，同时呼气，再向右侧照作，共交互5～10次。主要望日月星云。

**二穴运气法**　立位，先用双手中冲穴点在膻中穴，同时吸气，将气吸足，两手向后转，外劳宫穴各对准肾俞穴，同时呼气，如此反复，每分钟不超过10次。

**双天运气法**　立位，先右脚向前迈半步，两上肢同时上伸，掌心向上，身体后仰，重心在后腿，前腿虚步，观天同时吸气。吸足气后收回，上肢还原，同时尽量呼气，要呼尽。再换左脚照作，如此反复，5～10次。

**入地进云法**　立位，两脚站立与肩宽，轻握拳，掌心向后，蹲下，同时呼气，气沉下丹田，两手尽量向地伸出，但不能接触地。

## （二十一）松静气功

### 功 法

**1. 姿势**

坐或站。

**2. 放松**

全身都要放松，无丝毫约束，自己感到非常舒适。先从上身开始放松。头部放松（头宜正直，虚灵顶颈，下颏内收）。两肩放松（垂肩坠肘），胸部放松，腰部放松，腹部内收，腰微弓，下肢放松（感到不适，可动一动，变换位置）。面带微笑，有助于全身放松。

**3. 入静**

全身放松后，眼观鼻，鼻观口，口观心，心观脐丹田，意念集中到脐，意想呼吸也到脐，所有一切感觉都集中到脐，另外，也可配合守会阴穴。其方法是吸气时意念由肚脐转至会阴，呼气时由会阴返回肚脐，形成意气循环圈，最后专守肚脐。

**4. 呼吸**

采取顺呼吸法，即呼气时膈肌下降，腹肌外凸，呼气时膈肌上升，腹肌回收。练几分钟，休息一会，以免呼吸肌疲劳。呼吸不要急于求成，应循序渐进。呼吸要柔和，自然，逐渐深长，千万不要硬鼓肚子。

**5. 练养结合**

练功的时间，应根据病人的健康情况而定。一般坐式从 30 分钟开始，站式从 15 分钟开始，逐渐延长，以免过劳。练呼吸时要练练停停，或先练后停，也就是练练养养，不发生疲劳。

**6. 收功**

练完气功后，不要急于起身，以肚脐为中心，左转 36 圈（由内向外），右转 24 圈（由外向内），最后于肚脐处收功，再离坐。

**7. 动静结合**

练完气功后，应配合做太极拳、自我按摩、广播操或床上运动，则效果更好。

## （二十二）松静动气功

**功 法**

**1. 姿势**
放松、入静等均同松静气功。

**2. 呼吸**
采用顺呼吸法，即吸气时腹部向前外凸，身体向前微动，呼气时腹部回收，身体向后动，形成一种非常轻松舒适愉快的运动。练 3 ~ 5 分钟后，丹田呼吸改变自然呼吸，运动即停止，改为松静气功继续练功。

**3. 收功**
同松静气功。

## （二十三）四字诀功法

**功 法**

（1）姿式同松静气功。

（2）功法：先排除杂念，身心安定，呼吸调匀，右手握左手，放在脐下，叩齿 36 次，双目随舌旋转。然后舌舐上腭，静心数息 360 次。

（3）待口中津液满时，用四字诀（撮舐闭吸），以意引气，从任脉撮过谷道（提肛门），到尾闾，再徐徐上夹脊中关，渐渐快些，闭目上视，鼻吸后稍闭，撞过玉枕，将目由后往前一转，直转昆仑（头顶），倒下鹊桥（舌舐下腭），分津咽下，过重楼（喉），入离宫（心），而至气海（丹田）。略定一定，再用前法进行 3 次，口中津液分 3 次咽下，静坐一小时左右收功。

（4）收功时，用左右手搓丹田 180 次，连脐抱住。放手时，将衣服围住肚脐，不要风入（古人称此为"养得丹田暖暖热，此是养生真妙诀"）。

（5）然后，将大指背搓热，拭目 14 回，去心火。搓鼻 36 次，去肺火。搓耳14 次，补肾虚。搓面 14 次，健脾。双手掩耳鸣天鼓。

（6）两手徐徐上举，躬腰，连做 3 遍，徐徐呵出浊气 4~5 口，吸清气。双手抱肩晃动数遍。

（7）搓玉枕关 24 下。搓腰眼 180 次。搓足心左右各 180 次。

### （二十四）五脏导引法

### 功法

本疗法共分肺脏、心脏、肝脏、脾脏和肾脏导引法五种。

**1. 肺脏引导法**

正坐，两手按地，缩身曲脊，使身躯向上挺举 3 次。可去肺脏风邪积劳。或可两手握拳，反捶背上，左右交替各 15 次，可去胸臆间风毒。上两法导引时以闭气为佳。导引结束时闭目养神片刻，然后咽液、叩齿 3 次而止。

**2. 心脏导引法**

正坐，两手握拳，左右交替用力冲拳各 30 次；又可以一手向上如托重石；又可两手十指紧紧交叉，以一脚踏于手中，左右交替各 30 次。可去心胸间风邪诸疾。导引时闭气，导引后闭目养神，咽液、叩齿各 3 次而止。

**3. 肝脏导引法**

正坐，两手相叠，按于一侧大腿上，慢慢向另一侧扭转身躯，左右交替各15 次。又可两手十指交叉，置胸前翻掌推出，再覆掌按向胸部，反复 15 次。可去肝脏积聚、风毒邪气。

**4. 脾脏导引法**

坐式，一脚前伸，一脚屈曲，同时两手向后拉伸，左右交替各 15 次。亦可跪坐，两手按地，头部向两侧交替怒目后视各 15 次。能去脾脏积聚，风毒邪气。

**5. 肾脏导引法**

正坐，两手如托石状上举，引动胁肋 15 次。亦可曲肘，手按两膝，左右交替转身各 15 次。亦可两足交替前后空踏数十次。可去腰肾膀胱间邪气积聚。

**注意事项**

（1）本疗法操练时宜量力而行，动作幅度宜由小渐加大，不可骤然用力。

（2）本疗法中凡需闭气之各节，须逐渐锻炼闭气的持续时间，但高血压、青光眼、脑动脉硬化、肝硬化等患者慎用。

（3）本疗法不宜在饱食后即进行，宜在饭后 1 小时进行。

## （二十五）灵剑子导引法

### 功 法

**1. 春季补肝三势**

（1）食后片刻取坐式，两手掩口取热气及津液后，闭气，摩面 30～50 遍，摩面至热极。可使血脉流通，面泽光润，明目，散宿疾。

（2）正坐，两手十指交叉，用力对拉。可治肝中风邪。然后叉手至颈后，头后仰，使颈项与手用力抗争。可祛热毒风邪，治肩疼、头晕目暗等疾。

（3）坐式，手掌重叠，用力按压一侧大腿，左右交替进行，可祛腰间风邪毒气，兼有明目作用。

**2. 季春补脾势**

坐或立式，闭气，两手交替用力作拉弓射雕姿势。可祛胸膈结聚、外感风气及脾脏诸疾。

**3. 夏季补心三势**

（1）坐式，上身左右交替如排山般倾斜。可祛腰背风冷，宣通五脏六腑，补心益智，散脚气。

（2）坐式，闭气，一手按腿部，另一手如托石般上举。可祛两胁间风毒邪气，通和血脉，治心疾。

（3）坐或立姿，两手掌交替向前冲击。可宣散关节滞气，祛臂腕邪气，治心脏风劳。

**4. 季夏补脾势（阴历六月半后应用）**

端坐，舒展两手手指，向上后举，手心向上，同时上身前俯，行 3 次。可祛腰脊脚痹风，疏散膀胱邪气。

**5. 秋季补肺三势**

（1）坐或立式，两手抱后项，先左右旋转身躯，然后前后俯。可治胸背筋骨间风气、肺脏诸疾，宣通颈项经脉。

（2）坐或立式，两手十指交叉举过头顶，向左右拔伸各 10 次。可去关节中风气，治肺脏诸疾。

（3）坐式，闭气，两手握拳，交替用力捶打脚胫 10 余遍，然后叩齿 36 次。可开畅胸膈，去胁中邪气，治肺脏诸疾。

**6. 季秋补脾势（阴历九月十二日后应用）**

坐或立式，闭气，两手交叉于头上，使头与手用力抗争。可治脾脏四肢疾病，去胁下积滞风气、胸膈邪气。

**7. 冬季补肾三势**

（1）坐或立式，两手十指交叉，两脚交替踏叉手中。可治腰脚拘急、肾气冷痹、脚手风毒邪气、膝中疼痛等。

（2）坐式，两手挽同侧脚趾。可治脚痹诸风、肾脏诸毒气、远行脚痛。

（3）坐式，一手托同侧膝部，另一手抱头，身躯前俯，使膝近胸，再挺直，左右交替进行。可祛骨节间风邪，宣通血脉，治膀胱、肾脏诸疾。

**8. 季冬补脾势**

坐或立式，两手极力向上拔伸 15 次。可去脾脏诸疾不安。

**注意事项**

（1）本疗法除注明"闭气"外，其余各节亦可闭气为之，但闭气时间须逐渐延长，不可强忍。高血压、青光眼、脑动脉硬化、肝硬化等患者慎用。

（2）各节动作幅度须由小渐大，不可用力过猛。

（3）本法可一年四季按月顺序选练，以保健防病；同时各势多有其相应的适应证，也可不按季节，针对病情选练一至数节。如目疾可选练第 2 势、第 3 势，胸胁气滞可选练第 4 势、第 6 势、第 9 势、第 11 势、第 12 势，腰背痹痛可选练第 5 势、第 8 势等，全可据基本内容类推。

## （二十六）分行外功

### 🔲 功 法

**1. 心功**

心功是本疗法各节功法的基础，操练者站、坐、卧式随意，只须冥心绝想，排除杂念，无情无欲，精神内守。

**2. 身功**

为坐功对身形之要求，须贯穿于本疗法各节中。盘坐时，一足跟抵住会阴处；平坐时，臀部仅 1/2 ~ 1/3 坐着，外生殖器不得碰着所坐处。凡坐时，上身宜保持端正，含胸拔背，不可倚靠倾斜；坐功毕，不可即起，须缓缓舒放手足，待热气稍散方可起身。

**3. 首功**

操习者取坐式。

（1）两手掩两耳，五指置脑后，以食指压中指上，然后用力滑下弹击脑后 24～36 次，使耳中咚咚作响，谓之鸣天鼓。可祛诸风邪气。

（2）两手向一侧扭转颈项，肩臂随之而转，左右交替各十数次，可治脾胃积滞。

（3）两手十指相交叉，抱项后，面上仰，使叉手与颈项用力拮抗，可治肩痛、目昏等症。

**4. 面功**

习者取坐式。以鼻慢慢吸气，闭气不息，同时两手掌对搓至热，按摩面部，随面部外形高低上下按摩周到，以口慢慢呼气，唾口中津液于掌中。再以鼻吸气，两手和津液搓热后，闭气不息，再摩擦面部数次。久练本节，可使容颜光泽，不生皱斑。

**5. 耳功**

（1）习者取坐式。两手按两耳廓，上下摩擦数十次。可增进听力。

（2）习者取平坐式，伸一足，屈一足。两手侧平举，两掌竖立，掌心向外，然后两手向前如推门状，同时头颈向一侧后顾，左右交替各 7 次。可治耳鸣。

**6. 目功**

（1）每睡醒时暂不睁目，用两拇指背对搓至热后，揩目 14 次，以意转眼球顺逆时针方向各 7 次，再紧闭双眼片刻，突然双目大睁。可防治目疾。

（2）习者坐、卧或站势随宜。两手拇指屈曲，以大拇指第二关节处突角重按两眉后侧小穴 27 次，再以手摩两目、颧上及旋擦耳朵各 30 遍，两手向上，指肚经两眉中间至额头沿发际摩至脑后，反复 27 次。同时，口中有津液即咽下，次数不论。久练可使耳聪目明。

（3）坐、立、卧式随宜。以鼻慢慢吸气，极满后闭气，同时以手指按两目内眦，自觉气通即止。常行此功可增进视力。

（4）跪坐，两手按地，用力回头向一侧后视，左右交替各 5 次。可除胸胁风邪，兼去肾脏邪气。

**7. 口功**

（1）一般练功中以闭口为主（以口吐气除外）。

（2）睡眠时，亦须闭口，以使真气不致自口逸失，邪气不致从口而入。

（3）晨起，须开口微微呵出浊气数口，并以鼻吸清气而咽之。

（4）凡当口中焦干，口苦舌涩，咽下无津，或吞咽疼痛，不能进食等热证，宜大张口，呵气十数次，并鸣天鼓（见"首功"）9 次，以舌搅口腔，生津而咽之，再呵气、咽津，反复进行，直至喉中津液清润、热退脏凉而止。

（5）当口中津液冷淡无味，心头自觉水汪汪等脏寒之证，宜吹气以散寒温脏，直至口中和而有味、寒散脏暖而止。

### 8. 舌功

端坐，舌舔上腭，候津液生，再以舌搅口腔至津液满口，鼓漱 36 次，分作 3 口缓缓咽下，咽下时喉中须汩汩有声，并意想咽下之津液灌溉五脏。

### 9. 齿功

（1）经常叩齿，每次叩 36 遍。可安神固齿。

（2）凡小便时，须闭口咬紧牙关。可除齿痛。

### 10. 鼻功

（1）取坐式，以两手拇指背对搓至热，然后揩鼻上 36 次。具有润肺之功效。

（2）两目轻闭，微露一线光，注视鼻尖，呼吸自然，排除杂念，一心数呼吸之出入。

（3）每晚睡前俯卧，不用枕，屈膝，两小腿倒竖，足心向上，以鼻吸清气 4 次，又以鼻出气 4 次，出气时迅速而有力，出气末又微微回吸。可治身热、背痛症。

### 11. 手功

操习者取坐或立式。

（1）两手十指相交叉，上举过头顶，再下按项后，凡 24 次。可除胸膈邪气。

（2）一手直伸向前，另一手屈向后，如挽硬弓状，左右交替进行数次。可除臂腋邪气。

（3）两手握拳分别捶击臂膊及腰腿，又反手捶背，左右各处皆捶 36 次。

（4）两手握固（拇指屈于掌心，余四指盖握其上，如婴儿握拳状），屈肘向后拉牵，头颈随肘后拉向左右交替扭转，左右各作 7 次。可治身上火丹疙瘩疮。

（5）两手握拳，左右交替用力冲拳各 7 次。可除心胸风邪。

### 12. 足功

（1）正坐，两腿伸直，俯身低头，两手用力扳足底，作 12 次。

（2）高坐垂足，两足跟相并，足尖扭向外，再将两腿内扭，使两脚足尖相触，两脚跟分开，一外一内为 1 次，共行 24 次。

（3）盘坐，以一手握脚趾，另一手擦脚心涌泉穴区至热后，再转动脚趾数次，左右交替进行。可除湿气，令步履轻捷。

（4）一足跪坐，两手向后按支撑，另一足用力伸缩，左右交替各 7 次。可治股膝肿胀。

（5）两手握固，左足前踏，同时左手前摆，右手后摆；右足前踏，同时右手前摆，左手后摆，如此徐徐而行进数十步。可除两肩邪气。

### 13. 肩功

（1）坐或立式，两肩连手作前后向转动，可先左转，后右转，亦可左右同时转。两侧各转 24 转。

（2）坐或立式，调息守神，以左手擦脐部 14 遍，右手擦同样遍数，再先左后右擦肋各 14 遍。然后以肩连手臂摆摇 7 次，咽气下入丹田，握固两手，屈足侧卧。可防治梦遗。

### 14. 背功

立式，两手按立平面，缩身曲背，拱脊向上挺举 13 次。可除心肝邪气。

### 15. 腹功

（1）两手相叠按摩腹部，以脐为中心，先顺时针方向由小至大转圈摩，再逆时针方向由大至小转摩。同时缓缓行进百步而止。

（2）坐、卧或立式，闭目，以鼻慢慢吸气，吸满后闭气不息，同时存想丹田之火从下而上烧遍全身，然后开目缓缓吐气。

### 16. 腰功

（1）坐或立式，两手握固，支撑于两胁，双肩摇摆 24 次。可除腰肋痛。

（2）坐式，两手对擦至热，以鼻吸清气，慢慢以鼻出气，同时以热手摩擦背下软腰精门处，左右各数十次。

### 17. 肾功

（1）坐式，一手兜揉阴囊，另一手揉脐下丹田，左右交替各 81 次。

（2）临睡前，坐于床，垂足，宽衣，两手对搓至热，以鼻吸满气后，闭气不息，舌舐上腭，两目内视头顶，提肛（如忍大便状），同时两手摩擦两肾俞穴区，左右各 120 次。能生精固阳，治肾虚腰痛、尿频等症。

### 注意事项

（1）本疗法各节导引动作操练时，应用力适度，动作幅度宜由小渐大，不可用拙力。

（2）本疗法各节中，凡需闭气之项目，高血压、青光眼、脑动脉硬化及肝硬化等患者慎用。

（3）本疗法一般不宜于饱食后即练，至少须在饭后半小时之后进行。

## （二十七）五禽戏

🔲 功 法

**预备姿势** 面朝南，两脚并拢直立，两臂自然下垂，眼平视正前方。

虎 戏

**1. 虎窥**

（1）左脚提起向左前方迈一大步，屈膝半蹲，右膝伸直，成左弓步；同时上体前移，两臂微屈，两手成虎爪状，沿身体两侧向上、向前下按在左膝两旁；眼视正前方。

（2）上体缓缓右转，再转回。目光随转体向下、向右、向后、再向前扫视一周，好似出洞的猛虎寻找食物。

（3）右脚向前迈一大步成右弓步。重复（1）和（2）动作。

要领：要表现出虎的威猛。提膝要高，落步要轻灵。提膝时吸气，两手沿足厥阴肝经上提，落步时呼气，两手经胸前下落。下按时，意贯虎爪，力达指尖，上体竖直，颈随体转，目光炯炯，虎视眈眈。

功能：疏肝理气，疏筋活络。主治胸胁胀满，烦闷不适，目赤头痛，腰膝酸痛，四肢无力。

**2. 虎抓**

（1）两臂屈肘徐徐上举，手与头高，掌心朝前；同时身体缓缓后坐，重心坐在左腿上。左腿屈膝，右髋前送腿伸直；眼视正前方。

（2）右手徐徐从体前下落，向后上划弧至右肩外侧，肘微屈，同时左手向右下划弧至右胸前；上体竖直，重心前移至右腿，右腿屈膝，左腿屈膝收至右腿内侧，脚尖点地成左丁步；眼视右手。

（3）右脚蹬地，左脚迅速向左前方跨出一大步，屈膝成左弓步；同时左手经体前向左下方猛抓，掌心朝后下方；右臂屈肘上提，向前下方猛抓；上体左转，略向前压，好似猛虎向前抓住食物状，眼视右手。

（4）以下动作同（1）、（2）、（3），唯左右相反。

要领：两臂上举吸气，同时伸展躯干。右脚蹬地有力，跨步、下抓，转体协调一致，此时呼气。动作先柔后刚，刚柔相济。

功能：调和阴阳，疏通任脉。主治少腹冷痛，囊缩阴冷，痛经带下，四肢厥冷，胸胁疼痛。

**3. 虎扑**

（1）上体左转90度。右腿屈膝半蹲，左脚迅速收至右脚内侧，脚尖点地，成左丁步；两手随转体收至左膝前；眼视前下方。

（2）上体缓缓抬起后仰，送髋挺胸；同时两手顺大腿两侧上提至腋下；眼视前下方。

（3）左脚向左前方迈一大步，右脚随势跟上，成左弓步；同时两手向前猛扑，略低于膝；眼视两手。

(4) 以下动作同（1）、（2）、（3），唯左右相反。

要领：虎扑时应轻灵敏捷，先柔后刚。上体抬起时深吸气，向前猛扑时快呼气、气由丹田发出，同时发声，以声摧力，力达指尖。

功能：滋补肝阴，平肝潜阳。主治胸胁苦满，心烦易怒，口苦咽干，目涩羞明，崩漏带下，肢体震颤。

**4. 虎扎**

（1）上体右转90度，左脚贴地顺势前移，屈膝半蹲，右膝伸直，成左弓步；同时左手向上、向右弧形横扫至体左侧前，右臂屈肘，右手上提至左胸前，两掌均五指伸展张开；眼视左前方。

（2）身体后坐沉髋，右腿屈膝全蹲，左腿成仆步；两手向上、向右划立圆半周至肩前；眼视右手。

（3）上动不停，身体重心前后移动，弓仆步变换，两手同时顺时针划立圆一周，再重心前移；左腿直立，右腿屈膝上提；眼视左手。

（4）上动不停。右脚向左落步，左脚向左跨一大步，屈膝半蹲，成左弓步；两手再顺时针划立圆一周，向前猛扎，眼视左前方。

（5）身体向右后转90度。右腿屈膝成弓步、左膝伸直，两手向右横扫半周；右臂伸直，左臂屈肘，手收至左胸前，眼视右前方。

（6）以下动作同（2）、（3）、（4）。唯左右相反。

要领：手臂划立圆与弓仆步变换协同，两掌向前时成弓步，向后时成仆步，仆步时脚跟不得离地，手上提时吸气，下降时呼气。十指伸直如钢针，伸扎要猛。

功能：平肝泻火，调畅气机。主治情志抑郁，胁痛乳胀，失眠多梦，腰膝酸软，肌肉瞤动。

**5. 虎旋**

（1）右腿挺膝直立，左腿贴地移至右腿左前方，成左高虚步；右手向上划弧至头上方；左手下落至右髋前；眼视正前方。

（2）上动不停。身体向左后旋转135度，重心移向左腿，左腿直立踏实，右脚随转身，后跟提起；同时右手在头上方，向左、向后、向右、向前顺时针平绕一周，再向下划弧经体前落至左髋前；左手向左、向上划弧至头上方；眼视正前方。

（3）上动不停。重心缓缓下落，两腿交叉，右腿在下，屈膝全蹲，成左歇步；左手向右、向下、再经体前向左上划弧至身体左侧，臂内旋，翻掌朝上，略高于头；右手向左、向上经头前屈肘右拉至右额前，两手似拉弓射箭状；眼视左手。

（4）身体向右后转 135 度。右腿挺膝直立，左腿伸膝，前脚掌着地，成左高虚步；左手向上划弧至头上方，右手下落至右髋前；眼正视前方。

（5）以下动作同（2）、（3）唯左右相反。

**要领：**两臂交叉旋转幅度要大，动作舒展协调，肌肉放松，表现出凯旋之时，心情舒畅，喜气洋洋。身体直立时吸气，下坐时徐徐呼气。

**功能：**协同肝胆，调整阴阳。主治疝气带下，月经不调，腰酸腿软，肌肉拘急，便秘腹胀。

## 鹿　戏

### 1. 鹿兴

（1）身体左转 180 度。右腿挺膝直立，左腿屈膝上提，脚尖朝下，成右独立式；同时两手下落至两腰侧，再徐徐上举过头，成鹿指（中指，无名指屈，其余各指伸直张开），眼视正前方。

（2）上体前候，左转 90 度。左脚向前落步，挺膝踏实，右脚尖点地；同时两臂屈肘下落，大拇指架于头顶两侧，成鹿角状；眼视左后方。

（3）身体右转 90 度。左腿挺膝直立，右腿屈膝上提，脚尖朝下，成左独立式。两臂伸直，上举过头；眼视正前方。

（4）以下动作同（2），唯左右相反。

**要领：**独立要稳，脚趾屈勾抓地。两臂上举吸气，神态舒展昂扬。落步回头眺望呼气，躯干和后腿成一直线，颈部尽量后拧，眼要斜视。

**功能：**补益肾阳，强壮命门。主治形寒肢冷，腰膝酸软，阳痿不育，遗尿失禁，耳鸣眼花。

### 2. 鹿伸

（1）左腿屈膝上提，脚尖朝下，右腿挺膝直立，成右独立式；右臂伸直，手成鹿蹄状（五指虚捏，大拇指压在中和食指的指甲上），左手成鹿蹄状经头前下落至右肩前；眼视右手。

（2）右腿屈膝全蹲，左腿向左落步，伸直平铺，成左仆步；左手经体前向左下方徐徐伸至左膝旁；眼视左手。

（3）重心前移，左腿屈膝半蹲，右膝伸直成左弓步；左臂前伸外旋，使掌心向上，手向左、向后平绕，此时重心后坐成左仆步，手再继续向右、向前平绕，前伸至左膝上方，恢复左弓步；眼视左手。

（4）以下动作同（1）、（2）、（3），唯左右相反。

**要领：**前伸之手平绕圈时，以腰领肩，以肩为轴，沉肩、垂肘、松腕，腰、腿、臂动作协调一致。提膝时吸气，重心下降时呼气。

**功能：**补肾纳气，清心安神。主治息短气喘，虚烦不眠，心悸健忘，遗精滑泄。

**3. 鹿跑**

（1）重心前移。右腿挺膝直立，左腿屈膝上提，脚尖朝下，成右独立式。左手向上、向前划弧，落至左膝外侧，掌心朝后；右手向下、向后、向上、向前划弧，落至左胸前，掌心朝下；眼视前下方。

（2）左脚向前落步，屈膝半蹲；右膝伸直成左弓步。同时左手继续后摆至左髋后，掌心朝后；右手继续前伸至右肩前，掌心朝下；眼视前方。

（3）以下动作同（1）、（2），唯左右相反。

**要领**：两臂以肩为轴，前伸后摆，动作连贯，两腿配合协调，表现出鹿的轻捷舒展，自由奔放。

**功能**：补肾固摄，填精益智。主治发育迟缓，成人早衰，健忘恍惚，足痿无力，体弱不孕。

**4. 鹿触**

（1）左脚向前落至右脚内侧，脚尖着地，两腿屈膝半蹲，成左丁步；右臂屈肘，握拳上举至头右上方，左臂屈肘，握拳下落至左肩前；眼视左前方。

（2）左脚迅速向左前方踏出一大步，成左弓步；同时两手握拳用力向左前方冲击，两拳心相对；眼视左前方。

（3）以左脚掌为轴，身体左转270度。随转体右脚向前落至左脚内侧，脚尖着地，成右丁字步；两臂屈肘，左手架于头左上方，右手收至右肩前，拳心相对；眼视右前方。

（4）动作同（2），唯左右相反。

（5）此动作同（1）。

（6）此动作同（2）。

（7）以左脚掌为轴，身体右转90度。右脚收至左脚内侧，脚尖着地，两腿屈膝半蹲，成右丁字步。两臂屈肘，左手架于头左上方，右手收至右肩前，拳心相对。眼视右前方。

（8）此动作同（2）、唯左右相反。

**要领**：以腰为轴四面环转抵触，动作灵活连贯，转体、踏腿、头顶、拳抵等动作要轻快有力，体现出鹿的灵敏矫健。拳抵时，身体尽量前伸；与后面腿成一直线。屈肘握拳时吸气，冲顶时呼气。

**功能**：强腰补肾，舒筋健骨。主治精神不振，肩臂酸痛，肾虚腰软，闪腰岔气，四肢无力。

**5. 鹿盘**

（1）右腿直立，左脚向前落至右脚前，成高虚步；左臂屈肘，肘尖贴靠左腹，拳下落至左肩旁；右臂屈肘上举，拳架于头右上方；眼视左前方。

（2）重心前移。左脚外展踏实，膝略屈；右脚向前经左脚内侧蹚地而过，脚尖略内扣，两脚掌依次沿圆走八卦步，共 8 步一周；身体竖直，眼视左前方。

（3）走完 8 步，以两脚掌为轴，身体左转 90 度。两腿屈膝交叉下蹲，左脚踏实，右腿跟离地，成左歇步；眼视左前方。

（4）以下动作同（1）、（2）、（3），唯左右相反。

**要领：**八卦步要匀速走在圆弧上，走转时两膝适度弯屈，身体下坐，使力量贯注两腿，脚尖扣摆转换，前进如蹚泥状，全脚掌平落地面，五趾抓地。眼视圆心，心静体松，神情自然。

**功能：**调整阴阳，泄浊升清。主治虚烦失眠，头晕耳鸣，腰膝酸软，尿赤尿浊。

### 熊 戏

**1. 熊晃**

（1）接上动作，以两脚掌为轴，身体左转 180 度，上体缓缓前屈，重心落至左腿；左腿屈膝半蹲，右腿屈膝向后提起；两手握空拳成熊掌，随体向左后下落至左脚外侧，左手摸左脚跟，右手摸左脚尖；眼视左手。

（2）上体缓缓晃至右前方。右脚向右前落步，屈膝半蹲，右腿屈膝向后提起；两手随晃体落至右脚外侧，右手摸右脚跟，左手摸右脚尖；眼视右手。

**要领：**左右晃动要缓慢沉稳。两臂自然放松下垂，随晃体左右摆动，眼随两臂摆动，带动颈部运动。左晃时吸气，右晃时呼气。晃动次数可重复进行。

**功能：**健脾助运，和胃消滞。主治脘腹胀满，食少纳呆，肢体困重，呕吐吞酸，大便秘结。

**2. 熊推**

（1）接上动作，左脚向左外展落下，上体向左转抬起，重心坐于右腿，左腿屈膝，或后坐步；两手随转体经膝前徐徐向上提至两肩前，距离同肩宽；眼视正前方。

（2）上体竖直，重心渐渐前移。右腿后蹬伸直；左腿屈膝半蹲，成左弓步。同时两手向前推出；眼视正前方。

（3）两手再收回推出 3 次，动作同（1）、（2）。

（4）身体渐渐右转 180 度，重心坐于左腿，左腿屈膝，脚尖内扣，右脚尖外展，成后坐步。两臂屈肘收至两肩前；眼视正前方。

（5）此动如（2），唯左右相反。

（6）两手再收回推出 3 次，动作如（4）、（5）。

**要领：**臂和腿的屈伸要同步协调。重心的前后移动要注意胸腹的齐进齐退，不先不后，使身体保持中正，不能前俯后仰。推按用内劲，要沉肩，垂肘、坐腕，意随掌行，两掌收回时吸气，前推时呼气。

**功能：**健脾益气，强壮肢体。主治纳减腹胀，少气懒言，四肢倦怠，面黄消瘦，大便溏薄。

**3. 熊靠**

（1）接上动作，身体左转 90 度。右腿直立，左腿屈膝上提，脚尖朝下，成右独立式；两手同时徐徐划弧由前向下按至右腹前；眼视左手。

（2）左髋外展，脚向左前落步，脚尖朝前，屈膝半蹲；右腿屈膝半蹲，脚尖内扣；同时两臂屈肘向后、向上、向前徐徐划弧。左臂外旋落至左腿上方，拳心朝右，略高于肩；右前臂横于体前，手落至左胸前；眼视左手。

（3）以下动作同（1）、（2），唯左右相反。

**要领：**提膝要高，吸气；落步要稳，呼气。用肩背部模仿熊向前挤靠大树，身体保持正直。肩与髋、肘与膝、手与脚分别在一垂线上。

**功能：**健脾活血，通脉止痛。主治腹胀纳呆，肩背酸痛，胃痛腰痛，胁肋疼痛，肢体麻木。

**4. 熊行**

（1）接上动作，身体右转 90 度。两臂屈肘，拳面相对；两手向下，经体右侧后再向后、向上、向前划立圆一周；身体再左转 180 度，两手继续向下，经体左侧再向后划立圆半周，两拳落至左胸前；同时左脚提起，脚尖外展向右前落步，重心落至左腿；右膝伸直，后跟离地，两腿交叉，左腿在前；眼视两拳。

（2）两臂屈肘继续向上、向前、向下，经腹前再向左右摆动，两拳落于右胸前，拳面相对；同时右脚提起，脚尖外展向左前落步，重心落至右腿；左膝伸直，后跟离地，两腿交叉，右腿在前；眼视两拳。

**要领：**行进速度缓慢均匀，步法稳健。两臂摆动，以肩为轴，幅度要大，在立圆上进行，肩宜松沉。身体转到正面时，重心居中，两臂上摆，脚提起，徐徐吸气；身体转到左或右时，重心前移落步，两臂下摆、缓缓呼气。全身要协调一致，可重复行走数步。

**功能：**健脾疏肝，消积导滞。主治胸胁胀痛，腹胀纳少，肠鸣矢气，腹痛泄泻，呃逆嗳气。

**5. 熊攀**

（1）接上动作，左脚向前上步，右脚尖内转，两腿自然站立与肩同宽；两手下落至两髋前，拳心朝里；眼视正前方。

（2）两拳经体前上举至头上方，与肩同宽；挺胸抬头；眼视上方。

（3）两臂屈肘，两手用力慢慢下拉至胸前；徐徐离地提起，如引体向上动作；眼视正前方。

（4）脚跟慢慢落地，两膝伸直，上体前屈；两手下落触摸脚尖；眼视下方。

（5）上体徐徐抬起，恢复自然站立姿势。

要领：两手上攀时，身体尽量伸展，慢慢吸气；两手下落时，身体尽量前屈，膝伸直，徐徐呼气。

功能：健脾补虚，益气升提。主治脘腹重坠，头晕目眩，气短乏力，久泄脱肛，子宫下垂。

**猿 戏**

**1. 猿转**

（1）身体自然站立后，右转180度。右脚向左后方跳一步，重心落至右腿，左脚收至右脚内侧，脚尖着地，两腿屈膝半蹲，成左丁步。同时右臂屈肘，右手成勾手（五指撮拢，屈腕）收至右耳旁；左臂屈肘，左勾手收至左腰侧，眼视左前方。

（2）左脚向左前方跳一步，重心落至左腿，右脚收至左脚内侧，脚尖着地，两腿屈膝半蹲成右丁步。同时左手上提至左耳旁；右手下落至右腰侧，眼视右前方。

（3）下动作同（2），唯左右相反。

（4）左腿屈膝上提、脚尖朝下，以膝关节为轴，逆时针划两个平圆。同时头部左顾右盼2次，眨眼4次。

（5）左髋外展，脚向左落步。

（6）以左脚为轴，右脚绕左脚扫转一周，身体向左、向右快速旋转一周，两脚分开，屈膝略蹲，重心落于两脚间。两臂屈肘夹胸，两手分别收至左右胸侧。再以腰为轴，上体快速左右抖动数次，如狮子抖毛动作。眼视正前方。

（7）左脚向左前方跳一步，重心落至左腿，右脚收至左脚内侧，脚尖着地，两腿屈膝半蹲，成右丁步。左手上提至右耳旁；右手收至左腰侧。眼视右前方。

（8）以下动作同（2）、（3）、（4）、（5）、（6）。唯左右相反。

要领：仿效猿猴活泼机警的神态，跳步要轻盈灵活，身体旋转要快速。转膝、盼望、眨眼要同时进行。上体左右抖动，以腰发力，带动两臂前后活动。每跳一步为一次呼吸，起吸落呼；转膝时吸气，抖毛时呼气。

功能：补益心气，通利血脉。主治心悸气短，面色㿠白，神疲体倦，头晕健忘，失眠多梦。

**2. 猿采**

（1）接上动作，右脚向右前方跳一步，上体略右倒，重心落至右脚，左脚收至右脚内侧，脚尖着地，两腿屈膝半蹲，成左丁字步，右手上提收至右耳旁；

左手收至左胸前。眼视左前上方。

（2）左脚向左前方跳一步，蹬膝伸直，上体向左前倾，右腿后伸平举，或平衡式。同时右手向前平伸屈腕速采，左手自然摆至身后，稍高于肩。眼视右手。

（3）左腿蹬地，右腿下落向右后跳回，上体竖直，左脚收至右脚内侧，脚尖着地，两腿屈膝半蹲，成左丁字步。右臂屈肘，手收至右身旁，掌心朝上，如托桃状，左臂屈肘横于体前，手掌捧托在右肘尖下。眼视左前方。

（4）两手成托肘捧桃状，两脚向左后逆时针绕圈，共跳3步，眼视左前方。

（5）右脚前伸落步，膝微屈，左腿屈膝后坐，重心落至左腿，成后坐式，同时两手下落收至两腰侧，眼视右前方。

（6）重心前移。右腿直立，左腿屈膝上提，脚尖朝下，成右独立式。同时两臂外旋，掌心朝上，两手从腰间向上徐徐托起，高与头平。眼视右前上方。

（7）以下动作同（1）、（2）、（3）、（4）、（5）、（6），唯左右相反，逆时针改为顺时针。

要领：摘采之前，眼睛先要注视前上方，好似发觉树上有蟠桃，摘采收回要快速敏捷，身体前倾要保持平衡，捧桃跑跳要有节奏，神情快乐活泼，呼吸自然。

功能：养心补脑，开窍益智。主治头目眩晕，神疲健忘，精神抑郁，智能低下，四肢厥冷。

**3. 猿摩**

（1）右脚向右前方跳一步，左脚收至右脚内侧，脚尖着地，两腿屈膝半蹲，成左丁步。两臂下落屈肘，两手半握拳，用十指关节隆起处沿腰脊两侧上下摩擦20次。同时伸颈抬头，张嘴上下叩齿，眼睛向四方窥视。

（2）此动作同（1），唯左右相反。

要领：两手上下摩擦腰脊两侧，以肾俞穴为主，摩擦幅度要大，力量由轻到重，速度由慢到快。摩脊、窥望、叩齿同时进行。呼吸配合按摩脊上下进行，也可自然呼吸。

功能：交通心肾，调和气血。主治心悸健忘，虚烦不眠，头晕耳鸣，腰膝酸软，四肢麻木。

**4. 猿挠**

（1）右脚提起向左前方落步，全脚掌着地，左脚在后，脚跟离地，两腿屈膝全蹲，成左歇步，上体略左倾，左手屈腕，五指并拢，掌心成凹形，向前上举，大拇指侧贴靠前额部，掌心朝下；右手成勾手收至右腰侧。眼视右前上方，眨眼3次。

（2）上体左转略右倾。左臂内收，腕屈外旋，大拇指倒贴靠前额部。眼视左前上方，眨眼 3 次。

（3）上体右转略左倾。左臂外展，腕屈内旋，大拇指倒贴靠前额部。眼视右前上方，眨眼 3 次。

（4）左手下落，两手用指尖在右腰侧上下挠痒，低头眼视两手。

（5）上体略右倾。右手上举，五指并拢，掌心成凹形，大拇指侧贴靠前额部，掌心朝下，左手成勾手收至左腰侧。眼视左前上方。

（6）以下动作同（2）、（3）、（4），唯左右相反。

（7）两手上举至头后，用食指和中指依次揉掐穴位，颈部大椎、头顶百会、眉间印堂、鼻下人中、唇下承浆、胸部膻中。

**要领：**要表现猿猴的活泼好动，即使坐着时也不安定。左右窥望，眨眼要敏捷。揉掐的穴位均在督脉和任脉上，部位力求准确。

**功能：**开窍醒脑，养心通脉。主治神志昏蒙，反应迟钝、心悸怔忡，胸憋闷痛，口唇青紫。

**5. 猿吐**

（1）接上动作，身体起立，含胸拔背收腹。左脚向左前上二步，两脚左右分开站立与肩宽，膝微屈。两手成勾手下落至髋前，掌心朝里，眼视正前方。

（2）两手背相对沿身体中线缓缓上提，鼻子徐徐吸气，当手提到头上方时，气已吸满。眼视两手。

（3）两臂外旋，两指尖翻转朝上，手背相对，徐徐下落，同时身体渐渐前屈，边落边呼气，口念祛病六字诀，即呵、呼、嘲、嘘、嘻、吹六字，每呼吸一次念一字，共 6 次。眼视两手。

（4）身体起立，恢复（1）式。

**要领：**两手上提时吸气，下落时呼气，呼吸要匀长深细，呼气时配念六字，发音和不发音均可，但口形必须相合，意念必须相随。

**功能：**清心泻火，宁心安神。主治心烦失眠，面赤咽干，舌燥口渴、目赤头痛，尿赤涩痛。

**鸟 戏**

**1. 鸟伸**

（1）接上动作，左脚向右后方退步，以两脚掌为轴，身左转 180 度，重心落至左腿，左腿挺膝直立；右腿在后伸直，脚尖着地。两手成兰花指（大拇指内收，食指和小指上翘，中指和无名指向下）。右手经体前上举过头，臂撑直，掌心朝上；左手下落至左髋后方，臂后伸，掌心朝后。眼视正前方。

（2）两臂同时向前立抡一周。上体前屈，两腿屈膝。右手下落摸脚尖，左手后抬，掌心朝上。眼视右手。

（3）左腿挺膝蹬直，右腿伸膝后抬，脚掌朝上；抬头、挺胸、塌腰；两臂伸直后摆，掌心朝上，成燕式平衡势。眼视正前方。

（4）上体抬起。右脚下落至右前方，挺膝直立，重心落至右腿；左腿在后伸直，脚尖着地，同时左手经体前上举过头，臂撑直，掌心朝上，右手下落至右髋后，掌心朝后。眼正视前方。

（5）以下动作同（3）、（4），唯左右相反。

**要领**：两臂上撑后推，拔长两肩，并深吸气，向前立抢幅度要大，松肩舒腰，徐徐呼气。平衡要稳，保持数秒，同时将气吐尽。

**功能**：宣肺理气，通经活络。主治咳嗽痰多，胸闷胁痛，气短息促，肩背酸痛，腰酸腿软。

**2. 鸟倾**

（1）接上动作，左脚下落，向前上步，膝挺直，重心落至左腿；右腿在后伸直，脚尖着地。两臂同时下落，再向体侧平举，掌心朝下。眼视正前方。

（2）上体前倾左转。两腿交叉屈膝全蹲，左脚在前，全脚掌着地，右脚跟离地，成左歇步。同时右手向下、向左划弧半周至右额前，掌心朝外；左手向右、向下、向后划弧半周至体后，略低于肩，掌心朝上。眼视左手。

（3）以下动作同（1）、（2），唯有左右相反。

要领：两臂平举，轻松柔和，同时吸气。歇步下蹲，两手成一斜线，前手高、后手低，转头拧腰往后看并呼气。

功能：补益肺气，疏理颈项。主治神疲少气，咳喘无力，声音低怯，颈项强直，落枕斜颈。

**3. 鸟起**

（1）接上动作，右腿挺膝直立，左腿屈膝上提，脚尖朝下，成右独立式、两臂屈肘下落，两手收至腰侧，掌心朝后。眼视正前方。

（2）右腿独立，左腿向前平伸，高与髋平。同时两手背相对向前平伸，高与肩平，掌心朝前。眼视正前方。

（3）重心前移。左脚前伸下落，挺膝直立；右腿屈膝后抬，脚尖朝下，两手左右分开，肘微屈外旋，掌心朝下，以侧平举。眼视正前方。

（4）左腿屈膝下蹲，右脚尖点地。两手同时下按，手与腰高，掌心朝下。眼视正前方。重复（3）、（4）动作3次。

（5）以下动作同（1）、（2）、（3）、（4），唯左右相反。

**要领**：手足向前平伸同时进行，单腿独立要稳。两臂左右分开时吸气，两手下按时呼气，要求沉肩，垂肘，掌根部着力，姿态轻松。

功能：宣肺化痰，宽胸理气。主治咳嗽痰多，胸闷气促，体虚易怒，肩臂酸痛，四肢困重。

**4. 鸟翔**

（1）接上动作，左脚向左前方上步，屈膝半蹲，右膝伸直，成左弓步。两臂屈肘，两手经腰侧，再手背相对向前平伸，掌心朝外，高与肩平。眼视正前方。

（2）重心渐渐后移，坐于右腿，右腿屈膝半蹲；左脚蹬地，徐徐伸膝。同时两臂向左右平拉，肘微屈，掌心朝后，高与肩平。眼视正前方。

（3）以下动作同（1）、（2），唯左右相反。

要领：两臂前伸与前弓步动作一致，配合吸气；两臂左右拉开，转腰沉髋，气沉丹田，徐徐呼气，如雄鹰凌空盘旋。

功能：益肺宁心，养阴安神。主治干咳少痰，咽干舌燥，五心烦热，潮热盗汗，胸胁胀痛。

**5. 鸟落**

（1）接上动作，左脚上步，落至右脚内侧，前脚掌着地，两膝微屈站立。两臂外旋，同时下落，两手在腹前交叉，左手在外，眼视两手。

（2）左腿屈膝上提，脚尖朝下，成右独立式，两臂经体侧向上平举，掌心朝下，略高于肩。眼视正前方。

（3）左脚下落，两腿屈膝下蹲。同时两手在体侧徐徐下落至腹前交叉，左手在外。眼视两手。

（4）以下动作同（2）、（3），唯左右相反。

（5）两手交叉在体前上举至头上方，掌心朝上，同时左腿屈膝上提，脚尖朝下，右腿伸膝直立，成右独立式。眼视前上方。

（6）此动作同（3）。

（7）此动作同（5），唯左右相反。

（8）右脚落地，两腿屈膝全蹲。两手左右分开经体侧下落摸脚外侧。眼视前下方。

要领：两臂上举吸气，下落时呼气。动作幅度要大，轻松自如。手足变化要协调一致，同起同落。

功能：补气敛肺，益气固表。主治久咳痰少，动则气喘，自汗盗汗，神疲少气，体虚易怒。

**结束姿势**

上体抬起，两腿伸直并步站立，两臂自然下垂，眼平视正前方，恢复预备姿势。

## 二、健美减肥功

### （一）玉蟾吸真功

🈴 功 法

坐在约高 1～1.2 尺（按身体高度选择）的凳或椅上，使小腿与大腿成 90 度或稍小于 90 度，足着地。双膝与肩同宽，男子右手握拳，左手抱在右拳外（女子左手握拳，右手抱在左拳外），将肘放膝盖上，上身稍前伏，低头，将拳握的拳口垫在额头，双眼微闭，全身放松，一切以舒适自然为宜。

待上述姿势调整好后，调整意念，使思想意识、神经系统进入松静状态。为此可先叹一口气，如同疲劳后全身瘫软状。继而尽情想象自己一生中最愉快的美好的事，使精神达到心旷神怡。如此 1～2 分钟，身心便会进入怡然自得的状态。

以上意念调整完毕，进入主要练功阶段，思想完全集中到呼吸活动上，避免受一切外来事物、声响的影响，要雷打不动。先随意吸一口气入腹部，然后用嘴徐徐呼气，呼气应细细地、慢慢地、均匀地吐，吐时全身随之放松，让气从小腹吐出，应感到腹部渐渐变得松软，待气徐徐吐完，再慢慢吸气，吸气也要细、慢、均匀。随着吸气，小腹四周逐渐鼓胀饱满，待饱满到一定程度，便保持这个吸气状态，使呼吸停顿 2 秒钟左右，然后来个短吸，短吸后立即将气徐徐吐出。依此呼吸方式——呼、吸、停 2 秒、短吸，又呼、停 2 秒、短吸，如此循环不已。整个呼吸过程，胸部没有起伏，只有腹部一瘪一鼓，犹如青蛙呼吸时肚子一鼓一瘪一样，故称玉蟾吸真功或青蛙功。

在此练功过程中应注意吸气的饱满程度。吸气的饱满程度因人而异，必须酌情掌握，否则易出偏差。通常，内脏出血、内脏手术后不满 3 个月者，禁练收功。有心血管和消化系统等各种严重疾病患者，吸气仅一二分钟饱满即可，切忌着意用力。妇女月经期练此功后，若血量增多，可酌情吸气达一二分或三分饱满或暂停练此功，以莲花座功来替代个别人练后月经期提前，亦可照上述办法处理。除以上种种必须禁练或慎练者外，绝大部分健康人和一般慢性病患者，练此功吸气可达八九分饱满程度，但这八九分饱满是徐徐吸入慢慢充盈的，而非腹部肌肉故意用劲所致。

上述功法练 15 分钟左右便可收功。收功时注意不要立刻睁开眼睛，否则会有头晕不适感，要先闭着眼慢慢将头抬起，双手举在胸前，合掌相搓 10 余次，继而用两手手指干梳头若干次，随后再睁开眼睛。睁开眼后，双手握拳举起伸伸懒腰，深吸一口清凉之气，这样会感到眼目清亮，精神倍增。

**注意事项**

此功在减肥期间每天须练功 3 次，每次 15 分钟左右，可在原用餐时间进行，亦可在其他时间进行，练功时应尽量找安静的环境。

## （二）莲花座功

## 功 法

本功法采用坐式，凳、椅要求与玉蟾吸真功相同，亦可盘腿坐练习。坐时将两手相叠，掌心向上，置于腹前大腿上，男子右手置左手之上，女子相反。身子不靠椅背，腰微微伸直，含胸拔背，下颚微收，双目微闭，眉宇舒展，舌尖轻轻舔着上腭（上牙膛），全身松而不懈，舒适自然。

待全身调整停当再调整意念。先叹口气放松全身，继而想一生中最愉快之事约一二分钟，使自己抱着怡然轻松的心理状态投入练功。

随后将意念完全集中于呼吸的调整，不要受外界任何影响。此功呼吸调整分 3 个阶段：

第一个阶段是指挥和调整呼吸，有意识地将呼吸调整得深、长、细、匀，又十分自然。呼吸采用自然呼吸，胸腹部没有明显起伏。初练时可静静听自己的呼吸声，进而渐渐达到呼吸无声，而且达到深、长、细、匀。这一阶段约 5 分钟左右。

第二阶段在指挥调整呼吸的基础上，变为只指挥呼，不指挥吸，呼时全身放松，吸时任其自然不予理会。呼时亦应达到无声和深、长、细、匀。时间也在 5 分钟左右。

第三阶段呼和吸都不去指挥和调整，从有意识地指呼吸，变成无意识地随其自然，任其深浅粗细都不去理会。但这不是说意识中没有呼吸，而是始终感觉到呼吸的存在，使之若有若无，似守非守，恍恍惚惚，绵延不断。若此时杂念渐起，也不必在意，要以"我心似洪炉，一切杂念来了都会化尽"自慰，渐渐又会自然回到意守呼吸的状态。此阶段约 10 分钟左右，慢性病患者 20~30 分钟或 40~50 分钟更佳。

此阶段过后即可收功，收功与玉蟾吸真功收功法完全相同。

此功每天练 3 次，在练完玉蟾吸真功后练，也可在早起、睡时单练，练时环境务必安静，要全神贯注。

玉蟾吸真功与莲花座功对消除疲劳，增加新陈代谢和治疗众多慢性病均有好处，因此，可作为独立功种，作为强身健体的功法，与其他功一起练或单独练都可以。

### （三）玉蟾翻浪功

🌀 **功法**

身体平卧在床，双腿弯曲，脚平放在床上，大腿与小腿成90度，一手放在胸上，一手放在腹部，然后开始运气。

吸气时挺胸收腹，呼气时缩胸凸腹。缩胸凸腹时要把腹部凸得尽量高，但不要过分用力，过于用力会造成肌肉疲劳拉伤，如感觉胸腹不适，应停练几天再重练。

此功胸腹起伏形若波浪翻动，故称玉蟾翻浪功。呼吸之快慢与平时呼吸速度相近，若速度过快时个别人练后有头晕感，可酌情变缓，使之逐步适应。

此功除卧式外，还可站立、端坐、行走、骑车时练习。

玉蟾翻浪功仅在饥饿时练，"何时饿，何时练，不饿不练"，或在每日三餐前练，练后无饥饿感便可少食或不食。如果一天出现多次饥饿，则每饿即练，如果练到后来整日无饥饿感，则可不再练玉蟾翻浪功。通常每次练40次，一般绝大部分人可消失饥饿感；若仍有饥饿感，再加练20次，若仍有饥饿感，可坚持一二天，饥饿感便可减弱或消失。极个别人在练60次后仍有强烈饥饿感，并有一些不良反应，则说明此功对他暂不适用，或练功不得法，不要勉强，应停练此功。

### （四）瑜伽减肥术

🌀 **功法**

**猫伸展功** 跪式。双足背、足趾贴近地面，臀部坐在脚跟上，双掌心置于大腿上，然后向前弯腰，两臂伸向前方，使掌心平放在地面上，遂成四肢着地位（腕膝位）。接着，躯干重量放在双手双臂上，肘部伸直，再吸气抬头，脊柱挺向地板，屏息，数1～3。最后呼气，低头，拱起脊柱，屏息数1～3，同时收缩腹肌。本功有增加脊柱活动度，减少腰部的脂肪，增强妇女生殖系统功能的作用。

**山立功** 站立。身体站直，双足并拢，足趾向外伸展，双手臂垂于身体两旁，手掌向内，挺胸收腹，做大腿股四头肌静力性紧张收缩，使髌骨向上收缩放松。注意体重重心应放在两足足底上。本功可帮助学会正确站立姿势，防止脊柱畸形，保持人体正常健美姿势。

　　**单竖脚功**　仰卧位。两上肢放在身旁，掌心向下。吸气，右下肢缓慢抬起，至 90 度时，足趾向上前伸。维持 2 秒钟，呼气，放松足趾，右下肢缓慢还原位。还原时注意双膝要并拢，伸直。再按上法换左下肢抬举。本功有增强下肢、腹部及下背部肌肉的作用，对骨盆及髋关节也起作用。

　　**双竖腿功**　仰卧位，双手放于体侧，手心向下，两下肢靠拢，吸气，双上肢举至头后方，掌心向上，呼吸几次，第 3 次呼气时，两下肢缓慢抬起在离地 30～60 厘米时，伸直足趾，维持此姿势几秒钟，自然呼吸。此时腹部及上腹部会有紧张感。呼气，两下肢抬起，在离地 60～90 厘米处，伸直足趾，维持这个姿势几秒钟，自然呼吸。呼气，两下肢抬起至 90 度，维持这个姿势，时间可稍长些，自然呼吸，呼气还原。休息几秒钟后再重复上述动作。注意两膝应伸直，两下肢放下时应缓慢。本功可强壮腹部肌肉与器官，对便秘、胃胀有效，可减少腹部的脂肪。

　　**手臂花环功简易功**　站立。背挺直，双足并拢，足底平贴于地面。双前臂平举并下蹲，如足底不能平贴地面蹲下，则足跟可略起。双臂下垂，双手支撑于地面保持身体平衡，足根轻轻上下弹动，还原于直立位，双臂垂下。本功对增强腹部肌肉及器官有益，有助于治疗消化不良、便秘。

　　**拱背升腿功**　仰卧位，先做双竖腿功。两手滑动移至臀下，掌心向下，让两前臂和两肘在下背部尽量靠拢，两前臂撑于地面。呼气，拱起背部，伸直颈项，使头向后头顶落在地板上，呼吸 2～3 次。边呼气，两下肢抬举至离地面 30～60 厘米，伸直足趾，自然呼吸，维持此姿势 15 秒。注意两膝两足尽量靠拢。呼气时，缓慢地将双下肢回放地面；吸气时，头顶姿势还原，两臂放回至身侧，掌心向上，休息 30 秒。把两手掌放在身旁，在伸直两前臂姿势下，按上法进行练习。本功能强壮颈项肌、脊柱活动度、膝部及腹部肌肉，有助改善腹部内脏消化系统和甲状腺的功能。

　　**注意事项**

　　（1）修练时间最好在早晨，在空气新鲜、宁静的环境中进行。户内、户外均可进行。

　　（2）练各种动作时，不要超过个人所能耐受的运动量。

　　（3）不宜在饱餐后马上进行修练。

　　（4）用鼻呼吸。

　　（5）动作均应缓慢进行。

　　（6）衣服应宽松，以免妨碍动作的完成。

　　（7）修练前将大、小便排空。

　　（8）修练时可睁开眼睛或微露眼睛。

（9）可根据自己体力，选用几节修练。

## （五）龙门健美减肥功

本功法为武当龙门派在庙道人习武延年所用，是武当悟性气功的重要组成部分，能调节体型肥瘦，并有疏通经络，调和气血，舒筋健骨，润肤健美，活血清神，益智长寿等功效，尤宜于老年肥胖者减肥延年之用。

### 功法

**力推华山** 自然站立，两脚与肩同宽，两臂侧平举，向胸前汇合，掌心向内，十指相对，翻掌使掌心向外，曲肘、内收，两肩紧收，吸气收腹；然后以千斤之力向前推出，呼气挺腹。反复做 4 次（一收一推为 1 次）。收功时两掌心向上，张臂扩胸后沿胸前下落至身体两侧。

**孔雀夹翅** 自然站立，两臂侧平举，左右交叉叠于小腹前，两掌超过两腿，用劲夹紧，吸气收腹，收髋提肛；然后向前弯腰，两臂后展成斜形，意想孔雀展翅开屏，挺腹呼气，放松各部分肌肉，意念使外气入劳宫达丹田。做 2 次，收功同一式。

**猛虎出洞** 自然站立，两臂与肩平，提左腿成金鸡独立式，两臂从胸前上举，过左腿膝关节上，十指成虎爪形。右手向左胸前上甩至头顶，以手掌盖于百会穴，同时左手向下甩至右背外劳宫穴紧贴右肾俞穴，两手劳宫穴同时向百会、肾俞穴贯气 3 秒钟，自然呼吸，使百会与肾俞上下贯通。然后左右换手，动作如前，各做 2 次，收功时两臂自然下落。

**夜叉探海** 自然站立，两臂前平举，吸气收腹，翻掌使手心向上，分别向左右后分开，掌心仍向上。肱二头肌外凸，提脚跟，悬裆提肛；呼气时脚跟落地，两臂恢复成侧平举，反复做 4 次。收功时两臂自然落下，再从体前慢慢上抬，掌心向上，捧气至前平举后翻掌，缓慢下来。

**大圣登天** 自然站立，两臂前平举，两臂向上伸直，意念直达天空，同时两脚跟提起，吸气收腹，伸拔身体至极限；两臂下落时呼气，身体下蹲，两手掌劳宫穴护住膝眼，贯气 3 秒钟，各做 4 次。收功时两臂侧平举，张臂扩胸，沿胸前下落成自然站立状。

**推窗揽月** 自然站立，左脚向左前方跨出一大步，成左弓步丁八字形，两臂左右平揽，右手在上，中指对准左臂曲池穴上方，左手大拇指对准右乳正中，吸气收腹后两臂左右分开，置于左右腰部，再向前推出呼气，意念推窗见明，伸臂欲揽住。而后右脚跨出，两臂动作如前，反复做 4 次，收功时右脚收回成自然站立，两臂侧平举，张臂扩胸，沿胸前下落。

**霸王举鼎**  自然站立，左脚向前跨出一大步成弓步，左手握拳放于左腰部吸气收腹，右手臂上举至肩，握拳，猛力上举，意推举千斤之鼎，呼气；右手放下置于右腰部，跨出右脚，左手动作如前，反复做 4 次。收功时两臂于胸前下落。

**纯阳踏雪**  自然站立，两臂侧平举，提右脚成金鸡独立式，右臂至右侧髋骨内侧翻掌，掌心向下沿髋骨划弧形至右腰部，意念踏雪而行，飘逸自如。右脚落地提左脚，左手动作如前，反复做 4 次，收功时两臂侧平举后沿胸前下落。

**双狮戏球**  自然站立，两臂曲肘沿胸前捧气至肩平，吸气收腹，左弯腰，掌心向上，右臂内弯沿右胸部外转意念托一气球，上举至头顶转下，放于右腰部，呼气；左手动作如前，反复做 4 次；收功如前。

**济公醉舞**  自然站立，两臂侧平举后护于丹田，自然呼吸，右脚向右前方踢出，左手向左侧提起；左脚向左前方踢出，右手向右侧提起。反复共 12 次。收功两臂侧平举沿胸前下落成自然站立。

以上功法各有所侧重，对肥胖而伴有慢性气管炎、哮喘等呼吸系统疾病者，除全套功法练习外，着重加练力推华山一节；对肥胖而伴有腰肌劳损、关节炎及肩周炎的患者，可加练猛虎出洞一节；对肥胖伴有生殖系统疾病，如男性阳痿、早泄、遗精、不育等，女性月经不调、带下、不孕、阴冷、子宫脱垂等，可加练夜叉探海一节；对肥胖伴有颈、腰椎、肩肘关节疾病，如炎症、肌肉劳损、骨质增生等症者，可加练大圣登天一节；对四肢脂肪堆积明显者，可加练推窗揽月一节；对肥胖而年迈体弱，慢性疾病缠身及欲求长寿延年者，可多练济公醉舞一节。

## （六）丰乳功

### 🔄 功 法

**提神功**  直立。双臂放松，左右平伸与肩齐，手掌向上。缓缓吸满气，挺胸。闭气，屈肘向后，肘稍低于肩，不要夹肋，尽量挺胸。然后左右转身，尽量速度快些，最后双臂下垂放松，缓缓呼气。

**自导功**  盘腿而坐，双手放在膝上。挺胸抬头、沉肩收腹，双眼微闭，视而不见，舌舐上腭，双唇微启（似离非离）。将气通过意念引至乳房。乳房松大欲缩紧者，则通过每次呼气，以意随气将乳房一次次地向中心缩紧。如果是乳房细小欲增大者，则通过每次吸气，以意随气将乳房一次次的向四周扩张。每次练习 6 分钟。

**吸引功**  盘坐式。脱去内衣使乳房裸露，双手掌轻放在乳房上，第三、四掌指关节的手心处贴在乳头上，五指分开随乳房的曲线呈抱球状。手指不要捏住乳房，只要有将乳房向前提拉之感觉就行。

吸气时，乳房尽量挺出。闭气时要产生乳房粘住手的感觉。然后，轻轻将气呼出，要保持乳房粘住手的感觉。每次练20遍，直到感觉乳房鼓胀为止。

**揉气功**　盘坐式。双手掌向乳房，距离3厘米左右。把气通过咽喉、双臂引向双手掌，使手掌微微发热，自觉有气从手掌发出射向乳房，然后慢慢转动手掌，用气对乳房进行按摩。手掌转动的直径以超出乳房底部直径1厘米为好，手掌的转动，逐圈缩小，最后绕至乳头。稍停，即又开始第2遍的转动，每遍时间为1分钟，每次练功以10遍以上为好。

**提升功**　站立式或盘坐式。专门提升下垂乳房。

在胸前乳谷（双乳峰之间）前方10厘米左右位置合掌，合掌时双肘张挺展开，视线斜向上方。挺胸翘首在6秒钟内吸满气，合掌时尽量用力，肩臂自会发抖，将气稍稍停留于乳房上部，然后用6秒钟时间把气徐徐呼出，气归于乳房下部。下次吸气时用气将乳房上托，呼气时又归于乳房下部。每次时间均为10秒钟，包括停气的2秒，但尽可能超过10秒钟。每次练功以14遍以上为好。

此功关键在左右肘至臂合成"一"字型，并一定要用胸式呼吸。此功可使胸肌收缩，提升乳房。

**桥功**　身体仰卧，双手伸直平放，屈膝。双脚掌靠近臀部，双手撑着腰部，用脚趾使劲蹬，同时双手用力把腰挺起。把头向后仰伸，吸气、挺胸。将气由督脉引向会阴部，稍稍停留后，再将气用意引至乳房，在乳房内进行上下起落式的运动。维持此姿势10~20秒钟，然后复原，共做5遍。

此功主要使胸腔内脏舒展，促进乳房等器官的血液循环。

**鱼功**　坐在床上，伸腿，先将一只脚收至臀部，再将另一只脚放在前一只脚的大腿上，脚掌朝内，盘成十字。然后双手后撑，慢慢向后弯腰，尽量使头顶着地，双手移至头后，挺腰，闭吸（即吸气后闭气）一小会儿，然后均匀平稳呼吸。身体放松，守功几秒钟，然后慢慢还原，呼气。重复2~4遍。休息，深呼吸，意守乳房和心脏。

此功可增大胸肌。

**十字功**　坐式、立式均可，也可坐在双脚后跟上。一只手从下往上搭背，另一只手从肩向下搭背，两只手在背后勾在一起，用力拉紧，使肌肉微痛。几秒钟后换手对接。重复2~3遍。要求呼吸平稳，均匀。

此功可使胸肌发达，乳房坚实有力，富有弹性。

**抖功**　坐式、立式均可。脱去内衣使乳房裸露。两肩放松，双臂自然下垂，全身放松。含气于胸，但不要用力造成气憋。上身向上一跳一跳，使乳房不断地向上抖动。但要感觉是气把乳房向上抛，乳房向下掉的时候，也要用气将乳房托住。

**收功** 躺下仰卧，将气意守关元穴。

关元在脐下 3 寸，腹正中线处，位于女性子宫底部，气功可改善此处血液循环，促进女性激素的分泌，是女性美的原动力，可增加乳房健美丰满。

## （七）玉容功

美好的面容是每一个健康人都希望的，玉容功长期锻炼后，可以使您美貌动人。

### 功法

首先要全身放松，全身放松后，您就可以慢慢地渐渐地忘掉自己的形体，想象自己来到了一片美丽的草地上；草地上散发着清新的气味，还有鲜花围绕在你的周围，鲜花也时不时地发出幽香。蓝天很高、很洁净，只有几朵白云在空中飘游。你渐渐地放松，全身心都仿佛置于一种白云般的飘浮感中，觉得自己的头顶仿佛有一根无形的丝线拉着自己上升。在这美好的幻想之中，你大约要用去 15～30 分钟时间。当然，这也可视你自己的时间多少而定，如果感觉良好，5 分钟也可以达到完全放松，心境平和的状态。

现在又开始将意念回到自己的身体上，这一过程要尽可能缓慢，眼睛仍不要睁开。意念渐渐地集中在面部上，然后分两个步骤练习：

（1）初练气功的朋友，首先要进行这一步的训练。想想远方轻轻地吹过来一阵阵的微风，脸上的汗毛已经感觉到了微风的拂煦，整个面部都有一种微微的凉风扫过，这种感觉非常轻微，意念仍然放松，自己仍置身在美好的大自然中。

（2）当已经能感觉到自己的面部有一些凉丝丝的感觉后，就可以做这一步的练习了。当然，练习过各种气功，能够自如地感觉到气的存在的朋友可直接进行这一步的练习。想想整个面部放松，面带微笑，眼睛微闭，仿佛看见一个美丽的你，年轻的你在微笑。然后开始注意你的呼吸。想想你面部的汗毛孔全部张开，你开始慢慢地吸气，吸进去的气不仅是从鼻子进入到小腹部，而且还从面部的汗毛孔中深深地向身体内下沉至小腹部的丹田处。这时，再加一个意念：你吸进去的气全是天地之精华，是鲜花的幽香，是青草的清香，是蓝天白云中洁净的空气，是星星、月亮、太阳的灵气。注意，吸气一定不要太猛，要细细地慢慢地吸。现在开始呼吸。意念想着，平时面部积聚在汗毛中的污垢全部从张开的汗毛孔中流了出去，身体中的污浊之气也都从面部释放出去。这样一吸一呼，约 15 遍左右。这时的感觉是脸上的汗毛孔全张开了，好像有一点汗津津的感觉，脸上发皱、发紧，甚至有点发麻的感觉。不论怎样，只要整个面部的皮肤感觉与正常情况下的不一样，就说明已经有了效果。如果此时感到头部有点发晕，这说明呼吸时太猛了，要注意调整呼吸。不过，在练功结束时，这种头晕现象就会消失。再静静地体会一下面部的感受，此时可不注意呼吸，保持此种状态 30～60 秒钟。

收功。将双手搓热，盖在双颊及眼睛上，反复9次。

闭紧嘴唇，上下嘴唇吮吸，用舌头舔上下牙床，片刻，津液满口，吐在手上，涂在自己的面部上，然后进行按摩。

按摩的步骤如下：①轻轻地前后左右晃动头部数次。②手掌在额头上从下往上按摩9遍。然后又用手指（食指、中指、无名指）在额头中部向两眉方向按摩9遍。③用手指尖沿鼻梁向下方按摩9遍。④沿鼻梁下端绕鼻翼至嘴唇上方，做圆形按摩。⑤用双手中指轻轻绕眼睑做从内眼角至外眼角的按摩，反复9遍。⑥用中指压在外眼角，按摩片刻。然后在下眼睑承泣穴压摩片刻。最后再用手指在外眼角鱼尾纹处下按摩9遍。⑦将搓热的手掌压在下颏部，由下方往上方轻轻地转动按摩。⑧用食指尖在嘴的四周做旋转按摩。

做完所有这些动作后，用手指肚轻轻地叩击面部。然后，仰起脖子，用食指、中指、无名指由下至上，由中央向两侧按摩一下颈部的皮肤。最后用手指轻轻搓几遍耳朵。再双手交叉互相搓搓手臂、手指。收功后，起立，双手从两侧抬起，伸到最高处，自然放松地从胸前垂落，然后将双手置于小腹上。男性左手在里，女性右手在里。

意念。当手自然垂落时，想想全身如同淋浴般，水沿着自己的头顶穿过身体的内部直落到地面上。此时，头脑清醒，精神状态良好，原先的头晕应全部消失。如头还有发晕、发沉的感觉，可以重复多做几次手抬起、垂落的动作，尤其注意要施加淋浴的意念。

**注意事项**

（1）如果眼角、额头、嘴角已有皱纹的话，在意念中要加"散开皱纹"或"去掉皱纹"的意念，同时在按摩时多压一会儿，约压5秒，这样反复多做几次。

（2）如果面部皮肤较粗糙，且上有各种色斑，在搓面前一定要注意将练功后的唾液涂抹在脸上，同时意念要想到：自己涂抹的是一种除去色素沉着斑点的最好药物，擦上后，皮肤自会光滑洁白。唾液在吐出之前一定要用舌在齿内齿外多搅拌几次。

（3）如果长有痤疮（青春痘）或各种顽固的小疱疹之类的疙瘩，在禅坐时，面部的呼吸一定要意念加重，要让面部皮肤又松又透，真正地感觉到面部呼吸的结果——皮肤发紧，发皱，意念还要加上"治好痤疮"。

## （八）腰腹部减肥柔韧功

🈴 **功法**

**摩腹法**

**1. 预备姿势**

采取静卧式，全身放松。如果身体较强壮，可采用立式。身穿单衣或敞腹。

**2. 步骤**

先将双手搓热，然后双手重叠，男性将左手放在下面，女性将右手放在下面，置于腹上脐处。

然后以脐为中心，在距离其 3 寸处之内做圆周按摩。按摩方向为顺时针方向。按摩时，掌心始终对准肚脐。用力但不是压迫腹部，而是觉得力量已透过皮肉进入到腹中。意念始终在手摩擦的腹部。

**3. 时间**

15～30 分钟，如条件时间允许的话，每日按摩半小时以上，分 2 次做也可以，这样效果更为明显。

## （九）食气减肥功

肥胖病人练一般气功功法和体育锻炼难以奏效，可根据体质情况，在医生、气功师的监护、指导下练习辟谷食气习法。初学可以从减少饮食入手，逐渐过渡到除喝开水外，不吃其他食物。时间以 7～10 天左右为宜。收功后饮食应从少量、流汁开始，逐渐增加饮食量，以至恢复到常规饮食。辟谷可采取短期、多次进行的方法。锻炼有素者，辟谷时常觉精神愉快、步履轻便，体重减轻了，而精力却反而旺盛了。

### 功 法

**食气**　《周易》说："山泽通气"，故需择一有山林花草，空气新鲜流通之地。先调息，练丹田呼吸：吸气时，意念神阙后贴命门，气从肚脐呼出，一呼一吸为 1 息，共作 9 息。再作食气：吸气口微张，闭口漱津 3 次，将气津同时咽下，意送丹田。吞咽 10 次后，作丹田呼吸 9 次，为 1 遍，共 9 遍，即调息 90 息，食气 900 口，每天子、午、卯、酉四时最宜。共计调息 360 息，食气 3600 口。

**服水**　食气完毕，松静正立 1 刻钟，先叩齿，鸣天鼓三通，存思"乾元亨利贞，日月与吾并，水火木金土，五行水德灵"意境。男左女右起始步，左（女右）足上步，右足上步与左足齐，两次为一步，一步唤一个星名：天英、天任、天柱、天心、天禽、天辅、天冲、天芮、天蓬，第五步念三个星名。至天蓬返身步回，一步亦一唤：长生、生助、魔伏、履斗、转天、阳明、成真。3 次往返一杯水。共 3 杯水，9 次自复 108 步。

**食光**　服水完毕，松静正立 1 刻钟，双目垂帘轻闭，舌舐上腭，意想通过双目把日月星天然光能引入丹田，存思身有光明，透彻上下。1 刻钟后，静立或回室内静坐行之，似前双目垂帘轻闭，舌舐上腭，意守丹田，存思"头顶耀射日月光，坐下腾下水火浪，五色祥云脚下踩，天门地户任意游"1 刻钟。诀曰："缩肾提肛闭地户，引水上山开天门，穿水玄关朝神阙，金光万道三才明"。即以意领气绕小周天一周，至肚脐时，意想神阙有金丹一粒，光芒四射，照亮五脏六腑各个器官，5 分钟后收归丹田。叩齿、搅海、鼓漱、咽津、鸣天鼓、搓手干洗脸、下盘若有自发动功出现，让它自动 30 分钟后收功。练功百日后可作辟谷试验，应循序渐进，百日内不宜房事。

## （十）形体健美功

### 功 法

**扭滚**

（1）仰卧，双膝上屈至胸，两臂平肩旁伸。

（2）吸气，双肩紧贴地面，缓慢将臀部转向右方，尽量使双膝靠近地面，同时把头向左转。呼气，回复到中央，不停顿地吸气并转向另一侧。如此反复25 次。

**骨盆上举**

（1）仰卧，双臂放在身旁。屈膝，脚平踏地面，双脚分开约 30 厘米。

（2）吸气，收缩臀部肌肉，将臀部缓慢上举。逐渐使下背部、中背部和上背部离开地面，直至只用肩沿支持住。保持这个姿势几秒钟。呼气，缓缓复原，至感觉到所有的脊椎全部伸直，如此反复 5 次。

**后举腿**

（1）俯卧，双臂放在身旁，掌心向下。一边面颊贴地，双腿分开约 15 厘米。吸气，收缩臀部肌肉。

（2）脚尖伸直，把右腿上抬 15 厘米，停留 1 秒钟，缓慢下放，骨盆要一直紧贴地面，抬腿重复 50 次后再做左腿，同样重复 50 次。

**摆踢**

（1）俯卧，屈臂，手前平伸，和肩等宽。让手掌和骨紧压地面，双腿同时上抬 15 厘米。

（2）稳住呼吸，紧缩臀部肌肉，双腿象自由泳那样上下摆动。重复次数，每腿 50 ~ 100 次。

**跪踢**

（1）四肢着地，双手保持与肩等宽，两膝相距 20 ~ 30 米，右腿伸直，上举，离地 30 厘米。

（2）稳住呼吸，右腿上举 25 次，换左腿，也上举 25 次，如此反复 25 ~ 50 次。

拱踢

（1）四肢着地，吸气，体上屈，使前额靠近双膝，提起右膝，迎向前额。

（2）呼气，收缩臀部肌肉，后拱，抬头，并把右腿伸向上（此时膝部应紧缩，以防拉伤）。然后不停顿吸气并使前额跟右膝互相靠拢。接着进行下一次踢脚，动作应快速而连续，但不要猛拉。重复次数，每腿 10 ~ 25 次。

折叠

（1）跪姿，手下垂，手心微贴大腿外侧部。

（2）吸气，使躯干和股部保持在一直线上，紧缩臀部肌肉并后仰。保持这个姿势 5 秒钟。吸气，恢复起始姿势。重复 5 ~ 15 次。

这套功法每天锻炼后，要在室内缓慢步行，调整呼吸，使自己平静下来。在心跳及呼吸未复原前，不要坐下。

## （十一）马王堆补气减肥功

### 功法

**起势** 站立，双手斜上举，掌心向上，全身放松；待双臂伸直后，即双手翻掌向下，降至小腹，同时意想气从头顶的百会穴降至气海穴。然后，双手掌心相对，做抱球势。捧于小腹外侧。

**收势** 每节动作做完后将双手落于两大腿外侧。

第 1 节：凝神运目。双手卡腰，放眼向远处眺望，接着眼球上下左右运动。第 1 次：上、下、左、右；第 2 次：下、左、右、上；第 3 次：左、右、上、下；第 4 次：右、上、下、左；第 5 次：左、下、上、右；第 6 次：下、上、右、左；第 7 次：上、右、左、下；第 8 次：右、左、下、上。

第 2 节：四面转颈。按俯、仰、左、右的顺序转颈 9 次。

第 3 节：左右揉球。双手似捧一大的重球，自由揉动 9 次。

第 4 节：推波助澜。左手掌心向上，意想左手持一重球，以右手用力将球推掉。然后，右手掌心向上，意想右手持一重球，以左手用力将球推掉。左右轮换做 9 次。

第 5 节：摆柳护腰。左转腰 9 次，再向右转腰 9 次，同时双臂在身体前后自由摆动。

第 6 节：剑指采气。弯腰，以左手剑指点左脚尖，再移至右脚尖，上体直起，左手剑指抬起，直指左侧上空，意想自然界精气由剑指采入体内，然后换右手剑指反方向做同样动作。左右互换各做 9 次

第 7 节：启门闭户。先收腹提肛吸气，再松腹胯呼气，各做 9 次。

第8节：升降开合。意想双手捧一气球，先用双手举过头顶，再持球蹲下，起立，意想气球变大，双臂同时向体侧伸直，再意想气球变小，双手同时在腹前做抱球状。

**注意事项**

每日练功3次，每次15～30分钟，如能伴随音乐演练，效果将会更好。

## （十二）贯气减肥法

🔅 **功 法**

**姿势** 双脚站立与肩同宽，全身放松，膝微屈，使百会、会阴、两涌泉连线之中点三点在一条直线上，眼皮下垂，一线余光，以下列同一种肢体导引动作及多种意念活动引气下地。

**前、中、后三线贯气**

（1）两臂从体侧上提，举过头顶，两手心照百会，两手掌心向下由体前缓慢下移至小腹前（以下各次意念活动均同时做此肢体导引动作）。意想气从百会左右分为两条线，经左右耳至喉头汇合；再分为左右两条线，沿锁骨下降至双乳，合于肚脐，降至会阴；然后再分开，沿腿内侧下注涌泉；最后入地3尺。

（2）想象有一条管子从百会直通会阴，气在管中自上而下，然后随腿分为两股，从大腿骨髓直达涌泉，再入地3尺。

（3）意想气自百会沿脊椎行至命门，再分为两条线，经左右环跳穴沿两腿的后面下注涌泉，入地3尺。

**前、中、后三片贯气**

（1）意念引气自百会经面部、胸腹、两腿前面直达涌泉，入地3尺。

（2）意想气从百会开始，经过内脏直通会阴，然后分开从两腿下达涌泉，入地3尺。

（3）意想气自百会开始，经后背直达臀部，然后经双腿后面下注涌泉，入地3尺。

**全身贯气** 意念引气从百会经全身至涌泉，入地3尺。

**1. 站桩**

接上式，站立，上肢自然下垂，腿微屈，含胸拔背，舌尖轻舐上腭，头正直，面带微笑。全身放松，轻闭双目。自然呼吸，逐渐达到深、细、匀。意想身体内的脂肪逐渐分解，先从腹部开始，以后逐渐扩展至全身。每次站桩10～30分钟。

**2. 贯气**

同站桩。久练逐渐有小腹充实、内气流动的感觉；在意念导引贯气时，全身各部位会逐渐出现温热、内气流动等气感；在意想气由涌泉排入地下时，涌泉穴会有发热或发烫的感觉，这些均系练功的正常反应。

**3. 收功**

意想全身各部位的气涌入小腹丹田处，默念"我要收功"3遍，搓手浴脸。

## （十三）合掌划圆减肥功

**功 法**

**1. 第1式**

站立，双脚并拢，合掌向左划3个圆，再向右划3个圆，圆的平面与身体横面平行。同时脊柱在腰的带动下左右运动，每次练10分钟。

**2. 第2式**

合掌从内向外划3个圆，然后从外向内划3个圆。圆的平面与身体横面垂直。同时脊柱在腰的带动下前后运动。每次练10分钟。

**3. 呼吸**

采用自然腹式呼吸，划1个圆呼吸1次。

**4. 意念**

意守小腹。

**注意事项**

练功时不宜过饱过饥，一般在清晨和晚饭后1小时各练1次。

## （十四）踏步击腹减肥功

**功 法**

**1. 预备式**

面向南方，松静站立，口目微闭，舌舐上腭排除杂念，意守丹田。

**2. 六合吐纳**

以脐内为中心，呼吸上、下、左、右、前、后之气。吸气时意想气从上、下、左、右、前、后六方源源贯入脐内，呼气时意想脐内1粒金丹光照全身。练15分钟

**3. 踏步击腹**

自由踏步，同时用两手沿食道、胃、肠方向轻轻拍打，意念随手走，练15分钟。

每日早晚各练功30分钟。

### （十五）收腹减肥功

**功 法**

（1）站立，两膝微弯，两脚分开略小于肩宽。上身从腰部向前倾，双手放在两大腿上，手指向内。尽量用双臂来支撑躯干，以便能放松腹部。

（2）深吸入 1 口气，然后慢慢彻底呼出。紧接着用鼻孔迅速喷气 2～3 次。

（3）闭气将腹部向内、向上收，收腹 1～2 秒钟；然后，将腹部肌肉有力地向下、向外推放出去，迅速使腹部恢复原状。闭着气连做 5 次。

（4）然后直立，慢而深地吸气。

（5）休息 30 秒钟，然后重复上述 1～4 的动作 3～5 次。

（6）体弱者亦可坐着练，将两手放在膝盖上。

**注意事项**

此功宜在进食之前、解大便之后，胃肠空虚时练，最好在早晨起床之后练。孕妇、患有心脏病、胃溃疡或十二指肠溃疡的人不适宜练此功。

### （十六）虎式减肥功

**功 法**

（1）跪在地上，臀部坐在两脚跟上，脊柱要伸直。

（2）两手放在地板上，抬高臀部，做出爬行的姿势。

（3）两眼向前直视，吸气，把右腿向后伸展。蓄气不呼，弯屈右膝，两眼向上凝视，保持这个姿势几秒钟。

（4）呼气，然后使右腿尽量挨及胸部。使鼻子尽量接近右膝。同时低头，脊柱弯成拱形。

（5）再把右腿向后方伸展，重做这个练习。做 6 次。

（6）然后左腿同样做 6 次。

### （十七）瑜伽四式减肥功

**功 法**

**蛇 式**

**1. 预备姿势**

身体平趴在地上，一侧面颊贴地。双肘弯曲轻靠身侧。手掌平放双肩外侧缘，指尖与肩对齐。脚跟并拢，脚趾平贴地面绷直，正常呼吸。

**2. 练功步骤**

（1）头部伸直，轻轻向后上方仰起。

（2）缓缓吸气，与此同时，头和胸部向上抬起，肚脐着地，肚脐以上部分离开地面。两腿用力伸直并紧紧靠拢。

（3）然后，眼望天空，屏住呼吸6至8秒钟。

（4）6至8秒钟以后，开始呼气。随之把头放下，用一侧面颊贴着地面。

（5）身体放松，休息6至8秒钟。休息后，再重复上述练习。

（6）每日练习4次。

**3. 主治功效**

（1）本法能以有效的方法活动胸部、肩部、颈部、面部及头部。能增进面部之美。能促进腹部多余脂肪组织的吸收。

（2）蛇式从内部活动整个腹部，可促进胰脏、肝脏和其他消化器官的活动，使其恢复正常功能。是治疗便秘、消化不良、痢疾、胃炎、胃疼以及其他腹部疾病效果最好的样式。同时，能够使脊椎柔韧，医治脊椎疾病或背痛。

**蝗虫式**

**1. 预备姿势**

身体平趴在地上，一侧面颊贴地。两臂伸直放在身体两侧，靠近大腿。双手握拳，拇指与食指一侧贴地。两腿伸直，趾尖靠地面，两脚及脚趾靠拢，整个身体保持一条直线。正常呼吸。

**2. 练功步骤**

（1）甩鼻孔缓慢深吸气，然后屏住气。

（2）慢慢抬起头，头伸直。下巴支撑地面。下巴下面放一块折叠的手巾。

（3）握拳头，两臂和双手绷紧。两腿同时伸直，然后快速抬起。双腿尽管抬高，但以不费力为原则。

（4）双腿绷紧，保持上述姿势5至6秒钟。然后慢慢呼气，与此同时把腿放回地面。

（5）腿接触地面时，头亦放下，以一侧面颊平贴地面，身体放松。如此休息5秒钟，再接上述动作重复这套体式。

（6）每天只练习4次（做完4次蛇式动作后，再进行本式练习）。

**3. 主治功效**

（1）这套体式不仅可以柔韧脊椎，而且对眼睛、面部、肺部、胸部、颈部、肩部及人体上肢都有强健、滋补的作用。

（2）本式可以促进肾、肝、胰及整个腹部活动，对治疗各种腹部疾病有很好的疗效。可治愈便秘、胃炎、消化不良、痢疾、腹泻、吐酸水、胃肠病等。

### 4. 注意事项

凡在练习中双腿抬起困难者，可在数周内每次只抬一条腿。进行单腿练习者，每天要练习6次，其中每条腿各抬3次。

**反弓式**

### 1. 预备姿势

腹部贴地平卧，双臂在身体两侧伸直，一侧面颊贴地，两腿及脚踝并拢，正常呼吸。自膝盖处弯曲两腿，脚跟接近臀部。左右两手分别抓住同侧脚踝。如果双手难以触到脚踝，可改为抓住脚趾。然后牢牢抓住脚踝或脚趾，两膝盖和脚踝互相靠拢。一侧面颊贴地。

### 2. 练功步骤

（1）缓慢而深沉地吸气，然后屏住呼吸。

（2）吸气结束时，头部抬起并伸直。

（3）不需停留过久，便开始向后拉动双腿。后拉时不要过急。做这一动作要注意缓慢、稳妥、柔和。向后拉腿至力所能及的最大限度。这一动作可使胸部、颈部和头部向上抬起。

（4）目视天空，膝盖互相并拢贴着地面。注意，不要使膝盖离开地面。如果可能的话，踝骨也应并拢。屏住呼吸，保持上述姿势6至8秒钟。

（5）呼气，与此同时，头及胸部向地面放下。头部接触地面，用一侧面颊贴地，放开脚踝，使其慢慢地还原至地面，手也放松贴在地面上。休息6~8秒钟，重复上述动作。

（6）每日练习3至4遍。如果有些练习者感到同时抓住两脚踝完成这套体式有困难，建议他们在最初数日每次只抓住一只脚踝练习，动作全部相同，只是抓住一条腿向后弯曲时，另一条腿应贴在地面不动。

### 3. 主治功效

本式可以活动内分泌系统的所有分泌腺。它不仅有减肥的作用，还对关节脊髓、肺部、胸部及腹部疾病颇有疗效，同时对妇科的疾病诸如月经不调，生殖器官病变等有特殊作用。

**犁 式**

犁式在赫德瑜伽体系中占有极其重要的位置，犁式练习共有两种方法，效果相同。

方法一：

### 1. 预备姿势

平躺在地上，身体伸直，全身绷紧，两脚跟及脚尖均并拢。手掌向下，靠近身体两侧。头部和颈部伸直。

**2. 练功方法**

（1）双腿伸直绷紧，脚尖绷直，指向与头部相反的方向。开始吸气，同时两腿向上抬起，一直抬至与身体垂直的位置。吸气与抬脚要同时进行，双手掌保持原位不动。

（2）当腿抬至垂直位置时，开始呼气，同时两腿向头部下放，努力使小趾触及到头部前方所能及的地面。接触点的距离应尽量向前，但要量力而行。停留在力所能及的位置上，身体要保持平衡平稳。呼气完毕后，保持正常呼吸，直至动作做完。

保持这一姿势 8~19 秒钟。注意在练习这一动作的进程中，腿始终要绷紧，两腿不得弯曲。脚趾也伸直。手与两臂贴地也要伸直。

（3）约 10 秒钟后，再把两腿放回原处。还原动作要控制进行，两腿要一寸一寸地向地面平放。重要的一点是还原动作要循序渐进，缓慢平稳。在整个还原动作中，腿和脚趾均要始终绷紧，两腿应如木棍一样笔直。当脚跟触及地面时，整个身体放松。全身放松 6~8 秒，然后按照上述方法再练习一遍，最多增加至 4 遍。经常性地练习 2~3 遍。

方法二：

**1. 预备姿势**

同方法一。

**2. 练功方法**

（1）吸气，同时两手如棍棒一样平行向上抬起。双手伸至头部前方，手背平行贴着地面。吸气与抬手要同时进行。当手触及地面时，开始呼气。呼气完毕，马上吸气并同时拦双腿。抬至垂直位置。

（2）当腿抬至垂直位置时，开始呼气，同时两腿开始向头部前方，手指上端的地面放下，然后让脚趾触及地面。如若脚趾不能触及地面，则应尽己所能，让脚趾尽量向前。呼气完毕后，保持正常呼吸，不得屏住呼吸。做这一动作时，身体要求保持平稳。要求手指、脚趾、膝盖、手臂全绷直。保持这一姿势约 10 秒钟。

（3）10 秒钟后，身体还原。还原动作要特别注意平稳、缓慢、有控制。先使肩胛靠地，其次是肋骨，腰背，再次臀部，最后使大腿、小腿、脚后跟依次着地。

在做还原动作时，双手保持原位不动，脚后跟着地后，双手就如两根平行的直棍一般向上抬起，并放回地面，两手掌贴地。

（4）放松身体休息 6~8 秒钟，再重复几遍这套体式。要求：第一天只练习一遍，数日后，可逐渐增加至 4 遍，最多不得超过此限。

**3. 主治功用**

（1）本式具有独特减肥疗效，可使人体减肥而不致体质衰弱。缩小腰围，去掉人体脂肪，同时能强壮消化系统，活化神经系统，促使人体比例匀称。

（2）犁式尚有特殊的医疗效果。它对人体生殖器官具有滋补、强健、增益精力的功效。它还能够活跃性腺机能。增强性的能力。因此对男子阳痿、女子性感迟钝及性虚弱等病症，均有极大疗效。

（3）练习本式可以活动每一节脊椎，使脊椎功能恢复正常。疼痛得到缓解。

## （十八）意念诱导减肥功

### 功 法

**1. 预备姿势**

两脚平地站立，与肩同宽。两膝微屈，将全身重量均匀地分布在脚掌上。上身平直，双臂半虚半实微夹，可设想腋下夹有一纸球，重了纸球会破，轻了球会掉。

**2. 练功方法**

（1）调整身体：即含胸拔背。双臂放松下垂（腋成虚圆），舌微舐上腭。头部放松，平视前方，面带微笑。

（2）调整意念：双眼微微闭上，将远处的声音收入耳底，意念放在自己的身体上，渐渐集中在丹田处。

（3）调整呼吸：自然呼吸（顺腹式呼吸），尽量深、长、细、匀。

（4）待丹田处有温热感以后，开始采取身体呼吸方式，即用全身的汗毛孔呼吸。吸气的时候，意念汗毛孔全部张开，吸进天地之真气、日月之精华，气深入丹田；呼气的时候想到全身的病气、浊气随汗毛射出，射到天边很远很远的地方；当已经适应这种呼吸，全身感到汗毛孔都张开以后，再加上排出身上脂肪的意念。即吸气时仍同前，呼气时想身上的脂肪均已气化，从汗毛孔排射至天边很远很远处。

以上排射脂肪的练习可进行 3~5 遍。待熟练一些以后可酌情增加几次。

（5）意念从天边很远处收回，仍集中在自己身上。开始想象，自己身上的脂肪已经开始分解成分子，部分脂肪开始从腹部、臀部、腿部分离，渐渐地经过身体排下去，至脚心涌泉穴，脂肪分子开始从涌泉穴涌入地下很深很深处。

注意，这种意念自己可想得细一些，如从腹部开始分解，即可以这样想：

脂肪从腹部开始转变，成为积聚的分子团，这些脂肪分子团过了下腹部，到了大腿根，到了大腿，到了膝盖，到了小腿，到了踝骨，到了脚背，到了脚心，从涌泉穴排出，排向很深很深的地方，再也不会回到自己身体上来了。我的腹部已经平坦了，多余的脂肪排出了。

整个意念过程就是这样，排出的时候要缓慢，可以体会一下脂肪通过每处的感觉。如脚心发热、发烫，则说明已起了作用。

**3. 收功**

意念想到"收功了"渐渐从地下很深很深处回到了自己身上，将全身散布的气用意念引到丹田处。双手置于小腹前。静静体会丹田处有了温热感，身上觉得十分轻松。搓双手，轻用掌心搓几下面部，慢慢睁开眼睛。

## （十九）鹏翔减肥功

此势动作有如大鹏神鸟翱翔长空，故称之为"鹏翔功"，又因动作是两手在体前转动划圆，其轨迹形似连环，又曰"平环功"。

### 🔆 功 法

**1. 预备势**

两脚分开，与肩同宽，放松静立，双膝微屈，挺胸收腹。

**2. 起势**

双手形同抱球，由下而上，抬至胸口处翻掌，左手手心向上，右手手心向下，手心相距约3个拳头（约30厘米），躯干向左转、由左至右来回做到8字（∞）形转动，两手心相对，顺势在体前运转划形，即两个连环的圆。在左侧划圆时，左手领先在上，右手在下同时跟行，运至胸前时，相对翻掌，改为右手领先在上，左手在下跟行，连续划圆各8次，共16次。

**3. 动作要领**

双手划圆时，手指应微屈，上行时，手臂要尽力前伸，后腿相应挺直，精力集中，目光随手转动；转体时，主动收缩小腹，动作协调、柔顺、连贯。体质好可酌情增加运转次数。

**4. 功用**

本功法由于上体全部位的伸屈转动，牵动手掌的商阳、少商、少泽、合谷及肩部的肩髃，风池等穴，故可以防治因肥胖导致的脑溢血、脑动脉硬化、中风、神经性头疼及心血管疾病。更由于动作集中于腹部的气海穴和髋、胯两侧。因而能减少皮下脂肪厚度，消耗脂肪，对男子减肥，尤其是女子产后保持体形美，独具效力。另外，又因身体以腰为轴，右旋转做环形运动，则会从内侧较强刺激腰骨处的肾俞穴和命门穴，可防治肾虚、腰椎病变及坐骨神经痛。

# 下篇 治疗篇

# 一、感冒

## 五行掌捏法

### ⊕ 功 法

（1）预备：宽衣松带，全身放松；轻叩齿 36 次，舌在口内搅动 36 次，分 3 次吞津，以意念送至脐下丹田处，以手指梳头数次，双掌相对搓热，然后干洗面 36 次。

（2）站立，两足平行，与肩同宽，双膝微屈，两臂下垂，屈腕，掌心向上，指尖相对，靠近小腹。

（3）左脚向左前方迈一大步，呈弓步，左臂向左前方伸，掌心向上，五指收拢如捏球状。右臂抬起，向后屈肘垂腕，掌心向下，五指亦如捏物状。屈肘 40 度左右，手置胸前，使肩、肘、手相平。

（4）随吸气，伸左腿，屈右腿，重心右移，臀向后坐。同时左臂屈肘收回，右臂在左臂上方向左前方伸出，两掌相对经过后，双双反掌，左掌向下，右掌向上。同时，暗示清气从拇指经臂内前缘的肺经吸入肺中。

（5）随呼气，左臂向前伸出，右臂屈肘收回，腿也呈前弓后箭，重心移向左前方同"三式"。同时默念"咽"字，暗示浊气尽出，清气沿肺经散至拇指。

（6）如此往复 5~10 次后，再换右臂右腿向右前方迈出。亦往复 5~10 次。

（7）动作要领：动作应缓慢轻柔，躯干前后移动，而胸腰则左右扭转，以扩大肺活量。呼吸时，靠指捏的力量，使大鱼际（大拇指根部掌侧肌群），"太渊穴"（位于桡动脉与腕横纹相交处）等产生气感。两臂尽量屈伸，以宣畅肺气。

适应证：此法具有除痰降气、宣肺解表的作用，可去肺家一切积气。故不仅用于治疗感冒发烧，还可用于慢性支气管炎、肺气肿、支气管扩张、肺结核恢复期等疾病的治疗。

# 二、高血压

## （一）降压功

🔲 功 法

**手足相对提按**

**1. 导引动作**

阖目（以下各节皆同）。两脚分开站立，肩同宽（脚尖稍外撇），体重落于踵，以利放松身体（调体）和调整呼吸（调息）。两臂微屈（腋胁空、肘略外撑），双掌在胯前，手心劳宫穴与足涌泉穴上下相对，双掌连续缓慢、轻柔地上提下按。

**2. 意念活动**

先意守气海，后转念于手心劳宫与足涌泉，体察手足心的气感。

**3. 吐纳方法**

"胎息"（自然呼吸）。要"吐惟细细"，"似有尚有，似无者未真无"，"似有似无，乃至无有无无"。

**4. 要点**

（1）两膝似曲非曲，要曲中求直，膝关节始终保持滑利状态。

（2）要收臀，以腰椎生理性前弯消失为度。

（3）身躯要中正，不偏不倚。以两脚跟连线的中点为一个点，会阴、百会各为一个点，这下中上三点垂直一线，与"真人之息以踵"相呼应。

（4）微微活动手指和足趾的各个关节，微微晃动或摇动或摆动颈椎、胸椎、腰椎和胯、膝关节，以求不偏、不曲、不僵、不直，放松全身的肌肉和关节以调体。

用这种自我检查身躯各部是否放松以及手足是否出现气感的意守方法，收敛、净化复杂多变的意念活动以调心。

"体调、心定，息至也"。调体、调息、调心三者结合，相互为用，"则命为我所自有，可立命"。

（5）双掌缓慢、轻柔地上提下按时，追求气感，可心肾相交（水火相济），以治本；它又是诱导气功锻炼后产生的内气释放于体外，循环回授自身，进行治疗的起步功法，是基础功。可经常反复地操练。

（6）除站式外，根据身体情况，坐卧均可。姿势不限，但以舒适自然为前提。要"会兹（常想），在兹（常练），常惺惺（经常体察和保持气感）"；要勿忘勿助；既不掉以轻心、放任自流，又不执着和去幻想。

**疏通任、冲脉**

接上势。

**1. 导引动作**

两臂下落，由体侧平举至头上，直臂上托（掌心向上）。掌心向里，双掌一上一下（一先一后），经面、胸、腹部的正中线，沿任脉下落，再分置于两脚之上。两臂再上举，双掌上托。但双掌经面部落至胸前时，要左右分开，沿冲脉下落至胯前，然后再分置于两脚之上。

**2. 意念活动**

由体侧举臂至头，意念于两臂由水中擎出，水又顺臂而下。直臂上托时，意想天降细雨。双掌沿任或冲脉下落时，存念于细雨淋浴全身。双掌分置于两脚之上后，意想雨水沿身体流入脚下深井之中。

**3. 吐纳方法**

举臂至双掌上托时，吸气；双掌沿任或冲脉下落，直至分置于两脚之上，呼气。

**4. 要点**

动作要缓慢、轻柔。意念要松静。呼气时，有意，要细长；吸气时，无意，可略短。

这是调体、调心与调息紧密结合，用"武火炼之"，来激发经气，发挥"气由内生，继而外来，外为我用"的功效的初步功。

内气充盈，进而冲荡，由于外气向内，进行调整，有时会促使身体一部分肌肉颤动、关节摇动。这是在"手足相对提按"中，通过自我检查放松程度的主动运动延深之后，过渡到本节"疏通任、冲脉"时，自然发展而成的自发性的被动运动。"阴静极必有阳动"，这是正常现象，勿为之迷惑不安。

"以呼吸之气乘真气，为动静"，对上述出自客观需要而本能地进行自我调节，要任其自然，勿违其规律。如改慢动为快动，改上为下，改左为右等。

"有妙觉（气感）而动，是为真动"，"妄想中，虽生妄动，动既不真，气无作为，徒劳无益"。因而，不能任意追求和主观臆造，否则有害。

**疏通督、带脉**

接上势。

**1. 导引动作**

疏通督脉的动作与疏通任脉动作相同，都是沿身体前正中线下落。疏通带脉的动作，是在疏通任脉的双掌沿身体前正中线下落至脐部，双掌分开，先后交替用单掌（掌心向上），沿腰带处向季胁和身后划弧，各一二次。

**2. 意念活动**

疏通督脉时，存念于细雨通透脊髓，再流入地下井内，潜潜然，滴滴有声。疏通带脉时，存念于双掌在水中划动，似有阻力，觉有冷热。

**3. 吐纳方法**

疏通督脉与疏通任脉的呼吸相同。疏通带脉时，因为导引动作增多，呼气较疏通任、督、冲脉的呼气有所延长。

**4. 要点**

拉长呼气之后，吸气量及其速度，必然要大些和快些，这就加大和加快了利用气的内作用和外作用的力与效。但须顺乎自然。过之则会"期功日增而过，而日减"，往往适得其反，无益且有害。因此，要逐渐体用，自行度量。

**脊柱扭、蛹、摆动**

接上势。

**1. 导引动作**

脊柱扭动，即在疏通带脉的动作中，加上跟随左或右掌向身后划弧的同时，腰肢向左或向右扭动。

脊柱蛹动，即在疏通任脉的动作中，加上跟随双掌由面、胸、腹部下落的同时，脊柱（包括颈椎、胸椎、腰椎和骶椎）由上至下，做波浪形蛹动。

脊柱摆动，即在两臂由体侧平举至头的动作中，加上脊柱由下至上的左右横向摆动。

**2. 意念活动**

扭动，进一步加强两手在水中划动的感觉（局部气感）。蛹动和摆动，似觉身在水中，由于躯干的蛹和摆，身躯的前后左右有水在冲撞、击荡（全身气感）。

**3. 吐纳方法**

与疏通任、督、冲、带脉相同。但由于动作增多，呼与吸必然进一步拉长，因此在扭、蛹、摆动作完成，双掌分置于两脚上之后，可稍为等待，呼吸恢复正常后再练。

**4. 要点**

不要因动作多，而忙于肢体运动，忽略了特定的呼吸方法。

不要因忙于动作和呼吸，而忘掉应有的意念活动。

初学者，可边试练，边体会，循序渐进。全部掌握后，要按要求一气呵成。以求收效和速效。但要忙而不乱，动中求静。

**收功**

接上势。

**1. 导引动作**

双掌交叠，轻抚于脐下 3 寸处的关元穴（掌心向里；男左手在里，女右手在里）。

**2. 意念活动**

意守（返观内视）脐下 3 寸后深处，即丹田。

**3. 吐纳方法**

胎息。

**4. 要点**

一升一降、一开一合，是动静周而复始的表现程序，强调"有生有藏，全凭时机，一动一静，务求圆满顺利"。意守在此，"神返身中气自回"，求得"回阳不漏"，气归丹田。

至于收功时间长短，要从全身停动起（主动与被动的），直至全身气感消失止。不要草率收"兵"；要勿漏勿泄。收功完毕后，开目，稍散步。

**注意事项**

练功时，应松衣带，穿平底鞋、不饥、不饱，选择安静，优美和空气流畅的场所进行。酒后或心情不佳时，暂不练功，妇女怀孕和月经期，勿练。晨间，要空腹练功，并且在功前喝杯温白开水、晚间睡前再练 1 次。经常与辅导员交流练功情况；必要时，请医生临时或定期测血压，做血脂、尿常规、眼底、心电图等项目检查，做到心中有数，以增强练功信心。

## （二）高血压降压功

🌀 **功法**

按松静功站式姿势（脚与肩同宽，屈膝，落胯，收腹提肛，松腰虚腋，含胸拔背，垂肩坠肘，松腕，悬顶，勾腮，舌上舐，目平视轻闭合）站好，安静 3 分钟。

（1）作中丹田开合。双掌从体测向中合拢按于中丹田（脐下 1.3 寸），作 3 个长嘘吸，要深细长匀，双手背相对向外分开 2 尺许，再反转掌心相对，合回至丹田处，作 3 个回合。

（2）作第一段蹲降。双手指尖向下，手心向里，顺胸前外方提至印堂穴处，变为中指相接，贴头部摩至百会穴，右手内劳宫穴对准左手外劳宫穴，重叠按在百会穴上（女性左手在上），轻微缓慢按摩，正 9 转、反 9 转，再 3 按、3 嘘吸；双掌经前额移至印堂穴，两手中指相接，掌心向下，手掌平放，徐徐降至膻中穴时，边嘘气边下蹲，手下降至丹田穴时，变为手背相对，指尖指地下两脚间处，思维想着这个地下点，手降至膝盖时，把气呼出，暂不起立，吸气后稍快站起，手仍为下垂式，作3次蹲降动作。

（3）再作3次中丹田开合。

（4）作第二段蹲降。与第一段蹲降不同处是：双手上提至人中穴时，平掌，手心向下，徐徐蹲降嘘气，当手降至膝部阴陵泉穴处，呼完气，再吸气，起立，作3次。

（5）再作3次中丹田开合。

（6）作第三段蹲降，所不同处是：双手提至膻中穴时，平掌蹲降嘘气，双手指地，当手降到膝部时，呼完气，稍停，吸气，起立，作3次。

（7）收功。再作3次中丹田开合，双手在丹田穴稳一会后，先收手后收脚。

**注意事项**

本功法应在安静条件下做，不要在过饱、过饥或疲劳练。每次做20分钟左右，按病情每天做1~3次。坚持常练，效果显著。但如做得过多可能造成血压过低而致头晕、恶心、无力，这时可将掌心翻转向上作升式，血压即可回升。

## （三）简易降压功

### 功 法

本功法是采用意念导引及"意"、"气"、"体"结合的降压功，具体做法如下：

**意念导引**

（1）平站，两脚分开与肩同宽，全身放松，吸气时意想百会穴有一白色雾状气团，呼气时意想内气由百会经印堂、人中、承浆、膻中、丹田、会阴沿两大腿内侧直达涌泉，在涌泉穴换气后意想气从涌泉呼出，入地3尺。

（2）吸气由涌泉沿两大腿外侧至丹田，呼气由丹田至会阴，吸气再由会阴经命门到大椎，呼气由大椎沿两肩、两肘两腕、两掌心劳宫处，经十指出气。

以上意念活动重复3次，注意呼气下降，吸气上升，当呼吸量不足时可在穴位上换气，切忌憋气。

（3）两手掌心相对，慢慢举直至膻中穴时，掌心向内，劳宫穴对准膻中穴，做3次呼吸，然后掌心向下导引至丹田穴时翻掌，掌心向上由内向外回旋1次。

（4）两手相叠在丹田穴上（男左手，女右手在下）做3次嘘吸，嘘时两下肢微蹬，吸时不动，然后起立。

**降压功**

（1）吸气：两臂自体侧缓缓上提至肩平，掌心向下，同时意想气由劳宫入体，思想安静，默念"静"。

（2）呼气：松肩坠肘，两手掌心相对，两臂由侧向前至与肩同宽，意念"气"由劳宫沿两臂内侧至膻中，默念"松"。

（3）平：自然呼吸，两手掌心向下，松肩坠肘慢慢下沉，同时两膝半蹲，中指尖对准涌泉穴。意念气由膻中下经丹田、会阴至涌泉。

（4）慢慢起立静站片刻。

**注意事项**

以上动作重复每次 15～20 遍，每次约半小时至 1 小时，每天至少练 1～2 次。

## （四）气功降压法

🈺 **功法**

本降压功法是在放松功基础上产生的，分为：降压功和稳压功。

**降压功** 身体取自然站立姿势，两脚分开站立与肩宽，稍内扣成八字，膝微屈，头顶悬，提肛门，胸内含，腋虚圆。两手如下按球状，虎口相对平于丹田（小腹处）。呼吸为鼻吸口呼，也可口吸口呼。吸气时舌舐上腭，呼气时舌体复原。将呼吸调至 8～10 息/分时，开始做姿势导引并配合意念。即：两手阴掌（掌心朝下），指尖稍下垂，缓慢上升至中指尖与膻中穴齐平，此时吸气无意念。随之两手阴掌配合呼气下按至下丹田，此时意念为，有数股清爽之温热水流，自上向下淋浴全身，头脑清醒无比，双目微闭视鼻准。如此反复做 20 分钟，每日 1～2 次；取空气新鲜、安静场所。原发性二、三期高血压患者经临床观察，练功 6～9 次后，收缩压可下降 2.7～5.3kPa，舒张压可下降 1.3～2.7kPa。

**稳压功** 在降压功的基础上待血压降至正常范围（12～18.6/8～12kPa）时，改做稳压功，即站桩功。姿势同降压功，但两手翻转至掌心相对成抱球状。意守下丹田。呼吸仍为每分钟 8～10 息。每日早晚练功各 1 次，每次 30～60 分钟。

此功应每日不缀，持之以恒。

## （五）无极式气功

🈺 **功法**

无极气功站桩姿势是自然站立，身体中正不偏，头正，目正，两眼平视前方，两手下垂，手指松开，中指轻轻贴住"风市穴"，身体自然稍微前倾一些，两膝微微弯些，含胸拔背，腹部放松，胯松开，裆要虚圆，轻轻闭目，自然呼吸守腹中。主要动作如下：

（1）足（脚）。其根在足，先把足摆成四平八稳（两脚平行分开与肩同宽，两足跟平齐，注意不可摆成外八字）。一般站立，足的外侧受力会大一点，但站无极功则要求足的外侧受力与内侧相同，足趾和足跟要自然站在地面上，涌泉穴涵空，先把足趾稍微向内缩，然后再向外伸，使足底务求达到前后左右平衡。

（2）"涌泉"连线的中点，由下向上对正"会阴"，"会阴"再向上对正头顶"百会"（即涌泉→会阴→百会）。

（3）腰。主宰在腰，所以腰应做到松而直，即轻轻放松之后，逐步把腰挺直，腰松了内气才能易于发动。

（4）胯。胯不松不收，肚和臀部自然向外凸，中线就不能对正。因此，要放松胯，故胯要微向内收。使裆自然提起，肚和脐部就自然不向外凸。

（5）含胸拔背。也是松胸，轻轻呼一口气，胸松，背自然拔起。

（6）舌舐上腭，微微闭口。舌尖自然舐上腭，不要用舌头有意顶住上腭。

（7）"百会"虚灵顶颈。就是做到百会朝天，百会朝天，头的姿势才摆得正确。站立，把头稍抬一些（即水平位置似贴在枕头上一样）。

（8）双手自然下垂。初学站桩，双手随其自然放下，待练到一定时间，则要求双手摆正位置，即手指（中指）轻轻贴在"风市穴"处。

总之，要做到松、静、自然。

**注意事项**

（1）无极气功的特点：①动作简单易学；②中正站立，外静内动，无副作用，无偏差；③不受时间、地点限制；④要练就练，要停就停。

（2）无极气功最适宜于肝火亢旺型高血压患者，肝火亢旺型患者多见于身体盛壮或瘦人，性格多急躁，血压升高，尤以收缩压升高为主，波动范围大，情绪激动易恼怒，常常有头痛眩晕、耳鸣、面红目赤、口苦咽干、烦躁易怒、失眠多梦，伴腰酸膝软，或吐血衄血，便秘尿赤，舌质红绛或有瘀点，脉弦细数。

## （六）稳压站桩功

**功 法**

### 1. 基本要领

两脚分开站立，与肩同宽，两膝微曲，膝盖与足成垂直线，上体自然正直，两臂在胸前环抱，高不过眉，低不过脐，两手指尖距离及手心距身体的距离均为30厘米，头顶正直，两目微闭，或向前平视，排除杂念，意守如意事件或美好风光，守涌泉也可。先自然呼吸，逐步达深细长匀的腹式呼吸。

**2. 时间**

一般根据自身体质情况决定。开始时可每次移 5～10 分钟，每天 3～5 次。以后逐渐增加，至每次 30 分钟，每天练功时间达 2 小时。

**注意事项**

在练站桩最初 3 个月里，症状及血压会出现反复，此为正常现象，不要灰心。可以适当减少练功时间，选择一天中症情相对稳定的时候练，重要的是必须坚持。

## （七）贯气降压功

### 功 法

一般取站位，两脚并拢，重心稍前移，放松静立。体弱者可取坐位，坐时勿靠椅背，腰部直伸，大腿水平，小腿垂直。两足平踏地面。两种姿势均要把下颏回收，颈项挺直。头切勿后仰。

准备就绪后，两眼轻轻闭合，暗示自己血压正下降至正常，然后将两手置于小腹前。掌心相对，十指舒张，指尖似接非接，像捧着一个小气球，而后徐徐上升，掌心渐渐对向身体，举过头顶，两手距头顶约 20～30 厘米，掌心对准头顶，意念两掌心发气贯入头顶，深入体内，两手停留三个呼吸长，然后经身前慢慢下降至小腹，意念也随两手从身前下降至小腹。而后再次捧气、贯气。下降时两手由身体两侧下降，意念随之由体侧下降。而后再次捧气、贯气，下降时两手由体侧下降，但意念由身后下降。意念下降时切勿沿体表而行，应以身体内部下降，这是最关键的。这样贯 3 次为一组，可反复做多组，随时随地皆可练习，多多益善。收功时把两手敷于肚脐上静养片刻即可。

## 三、低血压

# 升压功

### 功 法

**1. 起式**

松静站立，双手重叠（男左手在下，右手在上。女右手在下，左手在上）。大指下方的鱼际穴放在肚脐上，手心的劳宫穴正对脐下 1.5 寸的丹田。呼气时舌从下牙龈移向下牙龈，同时吐"嘘"音，双手轻按腹部并屈膝下蹲，臀向后微坐，下蹲至膝头略超过脚尖的程度。然后，舌舔上牙龈，用鼻吸气，双手同时向上伸展。吸气后，再慢慢起立，进行自由呼吸。如此反复进行 3 次，名为"三嘘吸"。然后，双手在丹田处变为手背相对，手指向前（小指在上，大指在下），手掌在丹田水平线外开。开至离胯半尺处停止。手掌划弧，手心向内、向中心线内合，合到两掌指相接后停止。如此开合3次，不配合呼吸，此称为"三开合"。

**2. 正功**

（1）双脚平行站立，两臂下垂，双手微拢，手心向上，中指相接，两手平托在丹田处。意守百会穴。

（2）双手靠近身体，沿任脉上升，同时吸气，提至鼻下人中穴时，吸气止。

（3）两手掌心朝上，从人中穴向两肩分开，然后从身体两侧慢慢下降，同时用鼻呼气。两手再回到丹田，手心朝上，中指相接，重复做9次。

**3. 收式**

重做起式中的三开合、三嘘吸结束。

**注意事项**

（1）此功适宜于低血压者操练，当血压趋向稳定时，需停练。

（2）意守百会穴时，时间不可太长，一般3~5分钟即可。亦可用意从丹田向上导气至百会，进行导引式意守。

（3）"嘘"气时要柔、匀、细、长。

# 四、贫血症

## （一）意通小周天功

**功法**

**1. 姿式**

坐或站。

**2. 功法**

姿式摆好后，眼看前方。待精神安定，收回目光，二目合一。凝神不乱思，目光下降至丹田（脐下1.3寸处），意想所吸之气下行至丹田。当吸气下行时，就以意领气，转过尾闾，循夹脊、玉枕上贯头部至百会穴，略停一会，再乘气外之时，以意领此气下归丹田。气之升降，借助于吸之外气，而实与呼吸内气之升降息息相关。如此呼吸如环，意想督任流通。

**3. 练养结合**

每次练功只能引气转3~5次，不能多转，应以养为主。

**4. 收功**

练完气功后，不要急于起身，以肚脐为中心摩腹，先左转（由内向外）36

圈，后右转（由外向内）24圈，然后离坐收功。

**辅助锻炼**

每次练完功后，应配合做太极拳，自我按摩、广播操或床上运动，则效果更好。

**注意事项**

（1）此功法必须每日坚持练习，才能见功效。

（2）练功时需心意专一，初练者不能很好入静时，可用默念法来制止。

（3）高血压病患者不宜练此功。

## （二）六候功

**功 法**

（1）姿式：站或坐。要求按一般静坐、站桩姿式入静。

（2）六候功法有一定部位，由会阴起子到卯、午为一二三，叫进阳；再由午到酉、子为一二三，叫退阴。也就是说，从会阴（子）至夹脊（卯）、百会（午）叫进阳。再从百会（午）至丹田（酉），回到会阴（子），叫退阴。采用顺呼吸法，后升前降转一回，此时头目上下左右照顾接送。初学此法较难，但熟练后，临机之时，不知不觉、头目上下左右照顾适当，虽不知怎样主持，细心体会，即可明了。渐渐完全出于自然，子卯午酉一吸一呼，一升一降叫做六候。可练3～5次。

（3）收功同"意通小周天功"。

**注意事项**

（1）本功法需每日早晚坚持练习。

（2）初学者不能入静，可用默念法来帮助入静。

（3）高血压患者不宜练此功。

（4）本功法尚可用于防治遗精、早泄、低血压等。

# 五、心脏病

## （一）真气运行新法

此功吸收刘贵珍的内养功，蒋维乔的静坐法，胡耀贞的自发动功，秦重三的站桩功和陈涛的放松功之精华，编制而成。

姿势采用平坐式和自然站式，睡眠前采用卧式，以舒适自然为准，务使有利于得气和入静。

调息分三个阶段进行，即由自然呼吸逐步过渡到腹式呼吸，再发展到丹田呼吸（胎息），以启动和聚积真气，在有内气窜动感时，开始以下作法，即吸气时意念丹田真气直输到病灶（心脏），呼气时意念冠状动脉自行扩张，真气源源输入心脏，周而复始直至收功，练气和运气，都要顺乎自然，循序渐进，不要强行练功和运气。收功前，要把心脏中的真气和散布在机体其他部位之真气，从四面八方汇集到丹田中去，加以收藏而不外泄，叫"引气归田"。

## （二）膻中开合功

膻中开合功是一套古老的动静相兼的导引医疗功法，是一套治疗冠心病的有效功法。

### 🈺 功 法

本功法属组合功法，以古老的铜钟式站桩功为预备功，膻中的升降开合为主动，配合导引操、保健功、自我导引、退火功。

**1. 预备功**

是古老物铜钟式站桩功。两足平行站立同肩宽，头正身直，含胸拔背，沉肩垂肘，双臂向双侧分开，两眼轻轻闭上，形似古庙里的铜钟。

**2. 主功**

膻中的升降开合，是古老的导引医疗功法。整个功法分3个小节段。

第1小段：转肩膻中开合。接上式，翻掌、转肩的同时屈膝半蹲，两手背相合于丹田前，十指用内劲外翘。

保持原姿势，慢慢起立，同时将双臂提至与肩平，手背相对。然后，掌心由外向内翻掌使掌心相对，两臂慢慢拉开舒胸，掌心向前呈侧平举，手指放松。

第2小段：水平膻中开合。接上式，两臂相合，劳宫穴相对，同时屈膝半蹲，两臂呈前平举，手指用内劲。然后两臂慢慢拉开，掌心向前呈侧平举舒胸，同时慢慢起立，再将两臂相合，劳宫穴相对，同时屈膝半蹲，双臂呈前平举，掌心相对，保持原姿势，双臂慢慢自然下落至身体两侧。

第3小段：垂直膻中开合之一：接上式，两臂慢慢结合，手背相对，十指用内劲，垂直于地面，置于丹田前下方，同时屈膝半蹲，保持原姿势，提肩起立，两臂上提，手置于鼻前，然后，两臂微外展外提，两中指相对，掌心向下，置于百会穴上，再经玉枕等穴，两手分别沿颈部慢慢置于下腭前，掌心向下，保持该姿势，屈膝半蹲，然后两手轻轻下按，置丹田前，手指轻轻划弧分开至体侧，同时身体起立。垂直膻中开合之二：接上式，两手臂紧贴臀部的同时，屈膝半下蹲，提肩，慢慢起立，两手背经肾俞贴腰，再经腋下、腋前，绕后脑同时翻掌向上过百会，再经面部至下腭。保持原姿势，屈膝半蹲两手下按至丹田处，慢慢划弧分开，同时身体缓缓站直，两手心朝里放于身体两侧，中指对着裤缝。

**3. 养功**

把手心覆于脐上，男左女右，另一手按在手背上，使真气储存在丹田，促进精气转化。

**4. 保健功**

（1）叩齿：门牙对齐叩击36次，然后大牙对齐叩击36次。

（2）搅海：用舌在口腔里轻轻上下左右旋转，然后把津液慢慢咽下。

（3）摩腹：以脐为中心，双手按顺时针方向按摩。

（4）按摩膻中：右手劳宫穴对在丹田处，左手拇指按在膻中穴，用一指禅手法按揉36次，再换手同上姿势按揉36次。

**5. 自我导引**

右手按在膻中穴，左手按在丹田处。3分钟后交换手的位置，此法用于自疗。

**6. 退火功**

经络拍打法，沿经络走向拍打。

恢复原姿势。

**（三）复心功法**

🔲 **功 法**

练功前，先解去大、小便，休息15分钟，使大脑逐渐安静后，坐于凳上，两腿分开，与肩等宽，两手放在大腿上。整个姿势，要求自然舒适。将口轻闭，舌前部上触上牙龈，下触下牙龈，即搭鹊桥。以意引气从头至脚逐渐下降，肢体也随气的下降而逐渐放松。待气降至脚底涌泉穴时，两眼眯视成一条线，随即轻闭，将意念集中于两眼之间的中点，与闭眼后的意视线合一，同行下达肚脐。当意达肚脐时，轻轻地收腹，将肚脐缓缓地"吸"到在意念上与后腰相贴时，再慢慢地放松腹部，从肚脐绵绵呼出。这就叫"肚脐呼吸"。"肚脐呼吸"的有意动作，只此1次。

收功时，以意引气，绕着肚脐，由内向外，从左向上转36圈，接着由外向内，按相反方向转24圈。意念与气都到肚脐的中心，随即收回腹内，略停片刻后，将肚脐放松收功。

**注意事项**

（1）根据自己病情与体质，每次从 10～60 分钟，逐渐增加。切不可一开始即练很长时间。

（2）排除杂念，当杂念一来，可立即眨一下眼睛以打断杂念。同时眼、耳、鼻、口等感觉，也应忘掉，做到"四门紧闭"。

（3）要有耐心，不要操之过急。

（4）过饥过饱，均不宜练功。

（5）练功期间，应禁房事。

（6）练功后，应散步 10～20 分钟，不可马上便睡。

## （四）松静功

### 功 法

端坐在椅子上，头微前俯，松肩垂肘，十指舒展，两手掌心向下，分别放于两膝；两脚平行分开与肩同宽，两膝曲成直角；两目留一线之缝，宁神调息，入静。用普通呼吸调息 3 分钟，而后配合呼气从头部缓缓放松到中丹田，同时沿着脊柱放松至命门穴，再从肩胛部放松到肘；吸气后，配合呼气，从中丹田与命门穴，放松到腰骶；上肢从两肘放松到两手；再吸气后，配合呼气从腰骶经大腿放松至涌泉穴，并随放松入静，引气下行，意想温暖的淋浴，缓慢冲洗了病邪，全身无病，一身轻松之感；并随身体的放松，呼气时默念"静"，从而诱导精神和心脏的放松，当放松至两脚涌泉穴，意想心脏不适应之病，即将从脚心消失，心脏跳动如钟一样稳定。

收功时意想身体各部气息缓缓地向中丹田集聚，用左手按在脐部，右手掌心贴在左手背，两手同时自脐中心作顺时针方向，由内向外，由小圈到大圈缓缓推转 30 圈，按于心窝部，再反方向推转，止于脐中，然后双手搓热，睁开眼睛，散步收功。

# 健心功

本功法主要用于心律失常。

### 功 法

**基本功法**

**1. 静坐法**

正身端坐，意守丹田，右足踏地，左小腿搁在右大腿上；两手置于腹前，两小指相钩，其余四指抱拳，行自然腹式呼吸，每次练 15 ~ 30 分钟，可以起到调整中枢和植物神经的作用，有调整心律，改善循环系统的功能。

**2. 调率法**

正身站立，两手下垂，意守丹田，行自然腹式呼吸，心动过缓或传导阻滞者可采取加强吸气的呼吸法，即吸气与呼气的时间比例从 3∶2 逐渐改变到 2∶1，以加强交感－肾上腺皮质功能；心动过速者可采取加强呼气的呼吸法：即吸气时头微抬高 15 度，腹壁外凸，呼气时头微低下 15 度，腹壁内凹，吸气与呼气时间比例从 2∶3 逐步变为 1∶2，以提高副交感神经的兴奋性。

**3. 平面功**

两足分开站立同肩宽，意守丹田，两臂侧平举，掌心向前下方倾斜，吸气时左臂下降，右臂相应抬高，身体自然左旋；呼气时左臂上抬，右臂相应下降，身体自然右旋，做 32 息，以改善血液循环动力，促使血液循环，对兼有高血压的患者更有良好作用。

**4. 扩胸功**

两足分开站立同肩宽，双臂平举，肘关节弯曲在胸前交叉，掌心向下，左手在上，右手在下，五指自然分开，中指微用劲。自然呼吸，肘关节逐渐向后伸直拉平扩胸，足跟稍稍提起，而后还原，行 32 次，能疏通气机，对心律不齐而胸闷者有良好疗效。

**辅助活动**

**1. 大鹏展翅**

预备姿势是盘腿正坐，双手握拳，拳心向上置于两侧腰部，两手前后同时用力分开，左上右下成一直线，松拳为掌，左掌心向上，右掌心向下，手指并拢，头转向右边，颈中用力，目视右手指尖。两手握拳收回，还原成预备姿势。再换手右上左下，头转左侧，动作如前。做 4 ~ 8 拍。

**2. 直捣黄龙**

预备姿势同上，左手翻拳，拳心向下，向前平肩击出；然后屈肘用力收回，拳心向后与肩平齐，再松拳为掌，掌心向下，手指并拢前平肩伸出；然后握拳收回，还原成预备姿势，继而右手击出，动作如前。做 2 ~ 4 拍。

**3. 赤凤摇头**

预备姿势同上，左手翻掌屈肘拍打在右肩上，同时右手松拳成掌拍打后腰部，头尽量向左摆，目视左侧后方。换手右掌拍左肩，左掌拍后腰，头右摆，目视右后方。做 4 ~ 8 拍。

以上动作系厦门陈应龙先生"坐式练功十八式"中的几个式子，均有增强心肺功能、促进全身血液循环、和调百脉、防治心脏病、胸闷、心律失常等功能。

**注意事项**

（1）心律失常可见于无心脏器质性疾病的正常人和有器质性疾病的患者，出现心律失常者应及时去医院检查，明确病因，如有明显诱因或器质性疾病者需认真接受中西医药的对症治疗，控制病情，待病情稳定后再进行气功自我保健锻炼，以巩固疗效，防止复发。

（2）无论是器质性心脏病或无器质性疾病的心律失常的诱发，都与精神、性情及烟、酒、茶嗜好密切相关，故患有心律失常的人应重视精神、情志调养，怡情悦志，避免精神刺激和过分的情绪激动，还应尽量戒除烟、酒嗜好，少饮浓茶、咖啡。

（3）心律失常与自身体质状况有一定关系，所以平时注意劳逸结合，避免过度疲劳，生活有节，起居有时，饮食勿过饥过饱，并坚持身体锻炼，这对病症的恢复也有重要的意义。

# 六、心律紊乱

## 五行掌拓法

五行掌拓法，属火，与心相应，默念"呵"字。

### 功 法

**1. 预备**

宽衣松带，全身放松。轻叩齿36次，舌在口内搅动36次。分3次吞津，用意念送至脐下丹田处。以手指梳头数次。双掌相对搓热，然后干洗面36次。

**2. 站立**

两足平行分开，宽与肩同。两膝微屈，两臂下垂，屈腕，掌心向上，指尖相对，上提靠近小腹。以鼻缓缓吸气，意念暗示清气从小指内侧沿心经路线至胸中。与此同时，两手如托物状，缓缓上移，至胸前与肩平。此时吸气尽。

**3. 呼气时默念"呵"字**

暗示浊气尽出，清气沿心经散至小指。同时，双掌推出如拓碑贴状，由左向右缓缓移动。至呼气尽时，直腰双腿屈曲下蹲，掌心向上，指尖相对，双手向下收至小腹前。

**4. 吸气**

再开始吸气如"二"式。重复5~10次。收左腿，再出右腿，从右向左拓，也重复，5～10次。

**5. 动作要领**

呼气时，除默念"呵"字外，要意守掌心"劳宫穴"和小指尖内侧的"少冲"穴。并使手指伸直用力上翘，以产生酥麻的气感，腰要正直，躯干随双手左右升降做圆运动。

**6. 主治功效**

拓法具有清心泻火，养血安神的作用。因此凡属心经实火，虚火证候的心律紊乱，心脏病及高血压、肝炎、慢性炎症等疾病均可用该法治疗。

# 七、下肢浮肿

## 利尿功

利尿功是以自我回授的方式给自己发气，去激发、改善、修复和加强肾和膀胱的功能。同时双手十指循阴、阳跷脉，即肾经和膀胱经的别支来加强肾和膀胱经气的机能，以疏导排尿。

### 🖐 功 法

**1. 起式**

松静站立，双手重叠（男左手在下，女右手在下），大指下方的鱼际穴放在肚脐上，手心的劳宫穴正对脐下1寸半的丹田（气海穴）。进行呼气，呼气时嘴微张，舌尖由上牙龈移至下牙龈，发"嘘"音，同时双手轻按腹部并屈膝下蹲，臀向后微坐，下蹲到膝头略超过脚尖的程度。嘘气后勿起，双手抬起，恢复舌舐上牙龈，用鼻吸气。吸气完后，起立，并进行自由呼吸，开始做第二次嘘吸。如此共做3次嘘吸。接着双手在丹田处变为手背相对，手指向前，沿丹田水平线外开，开至离胯半尺处停止。手掌划弧，变为手心向内、向中心线内合，合到两掌指相接后停止。如此开合3次，不配合呼吸。

**2. 正功**

采用两吸一呼吹息法，两步为一组。

（1）出右脚，脚跟着地时鼻吸气一次，同时两手手心向内并排，十指指尖向下，大指，食指轻相触，离身体一寸左右，在右侧肝区下插到右腹股沟。

（2）右脚脚掌落平时鼻再吸气一次，两手提至上腹中央再下插至耻骨处。

（3）第二步出左脚，脚跟着地时呼气一吹（用鼻），同时两手提至左侧脾区下插到左腹股沟。左脚掌落平时，不吸不呼，同时双手从左下方划弧提到右侧肝区处，再出右脚，重复上述动作。如此连续行走 20 分钟，步速保持在每分钟 50 ~ 60 步左右。

**3. 收功**

松静站立，行起式中三开合、三嘘吸动作结束。

**4. 适应证**

下肢浮肿、肾炎、尿急、尿频、小便不利、尿毒症、腹水、前列腺炎等。并有减肥功效。

# 八、动脉硬化、高血脂

## （一）血府逐瘀功

临床上，动脉硬化、高脂血症等多表现为心血瘀阻。通过几年来的临床实践，摸索出了一套以平肝理气、温通心阳。虚胸实腹、交通心肾、活血化瘀为治则的功法，疗效颇佳。由于该功有类似中医方剂血府逐瘀汤的作用，故名之为血府逐瘀功。

### 功法

**1. 平肝通阳**

平坐，两中指头接触，两手心相对置小腹前。意念沿三线（胸腹正中线和过两乳的胸腹侧位线）自上至下，放松二遍，意守两中指头按触处 10 ~ 20 分钟，自然呼吸，气息归元。搓手，抹面梳头，擦耳轮，搓腰收功。

半个月后，三线放松改为三线行气，然后改四线（胸腹两侧位线和腰背两侧位线）自上至下放松行气。每日练功 2 次，每次 20 ~ 30 分钟。

因失眠多梦，于功后顺时针按摩双神门及双涌泉，逆时针按摩双三阴交，各100 次。心律不齐；在意守两手指头接触处同时有节律地轻轻点触，每分钟 70 ~ 80 次。

**2. 虚胸实腹**

姿势同前，意念于四线放松行气二遍，舌在口腔内搅动咽津，意守丹田 10 ~ 20 分钟。自然呼吸，气息归元，摩腹收功，每日 2 次，早晚各 1 次。

**3. 活血化瘀**

姿势同前，也可卧式或站式。意念于四线放松行气一遍，气沉丹田，意守丹田，待气聚丹田，有明显虚觉后，引丹田之气至会阴、左大腿外侧、左小腿外侧、左脚背、左大趾、第二趾、第三趾、第四趾、第五趾、左涌泉穴、左足踵

（内踝），再从左小腿内侧、左大腿内侧回到丹田，"养"一会儿，再如前法在右下肢行气，最后回到丹田，再"养"一会儿，然后气息归元，摩腹收功。

### （二）坐转乾坤功

坐转乾坤功是把人体的各部位作为整体来进行运转。故此功法可以治疗由于经络不畅而引起的各种疾病。这可以提高人的智能，激发特异功能。

### 功 法

#### 1. 起式

端坐床上，臀部垫高约 2 寸，两腿单盘。男左脚跟（女为右脚跟）点在会阴穴上，脚心朝上。男右脚放在左小腿上，脚心朝上（女左脚放在右脚上）。两腿盘不了的可散盘，即一脚抵在会阴穴上，另一只脚可平放于腿前；也可两足心相对。腿盘好后，上体端坐，悬顶勾腮，两目垂帘内视，舌舐上腭，面带微笑，心情愉悦，全身放松，两手轻轻放在膝盖上。腰部向上拔起成站姿状。要松肩、沉肘、虚腋、收腹、提肛。进行三嘘吸；呼气时舌从上牙龈移至下牙龈，同时发嘘音，身体随着向后微仰；嘘气完后，舌尖恢复舐上牙龈，用鼻腔吸气，同时身体随着略向前俯。如此反复 3 次，行三开合，双手在腹前手背相对，沿丹田水平线外开，至离胯半尺处停，然后翻掌使两掌心相对，向中心线内合，合到两手掌指相接。如此重复 3 遍，不配合呼吸。

#### 2. 正功

（1）起式完毕后，两手仍放在膝盖上。

（2）头部开始转动，男向左，女向右。下颏转到肩部的缺盆穴处时开始转腰。脖子及腰转到极点时，向左下方（女向右下方）俯身。当转到膝盖时，头向前探。转到正前方时头摆正。此时头不要抬起也不要低，而是向正前方探头，使脊椎骨一节节地拉开，颈不能僵硬，好似弹簧。头不要停顿，继续以头带腰向右（女向左）转动，上体慢慢抬起转正，此时身体微向后仰，轻轻地点一下头，再继续转下去。

（3）男先向左转 9 圈或 18 圈或 36 圈，后再右转相同的圈数；女转的方向相反，圈数同男。

#### 3. 收式

重做起式中三开合、三嘘吸。

适应证：高血压，高脂血症、闭塞性脉管炎、胃及十二指肠溃疡、胃下垂、急性胃炎，尤其对萎缩性胃炎、胰腺炎，急慢性肝炎、糖尿病、慢性结肠炎等有特效。对颈椎病，胸、腰椎骨质增生症，神经衰弱，失眠症也有很好疗效。

**注意事项**

(1) 始终以头带腰转动，转的过程不能停顿，速度要均匀，不能有快有慢。

(2) 姿势高低因人而异，要适度。上体各部位要松而不懈，紧而不僵。如转腰时要尽量后转，以调动带脉的气息，但又不能转到脊背肌肉紧张，连气都喘不出的地步。

(3) 转动上体时，两肩、两臂、两手都要放松，随身体的转动，两臂自然的下垂或伸直。

(4) 呼吸要自然。

(5) 身体转到正中位置时，身体微向后仰，点头一次，目的是开大椎穴，但意念不要去想是否打开，否则脖子要疼。

(6) 转动一圈约用 1～1.5 分钟，不要过快或过慢。

(7) 转动时，意念要想着自己的头好似地球在绕着太阳转。练功时由于入静好而忘了转的次数，可不必去苦想到底转了多少圈，可想一个大概数继续转。若转动中睡意已很浓，可躺倒睡觉，不要再强求练功或收功。

(8) 坐转时，头部或全身发热，口水多，腹内有响声、打嗝、虚恭等均属正常现象。

(9) 练功时间最好在白天午睡前或晚间睡眠前。练功方位一般面向南或东。

# 九、血栓闭塞性脉管炎

## 吐纳练丹功

### 🔯 功 法

**四线放松功**

即三线放松功加从百会穴沿脑部由内到外放松→颈部由内到外→心脏→两肺→胃→肝脾→肠→丹田→会阴→两髋关节→两膝关节→两踝关节→意守涌泉穴（每部放松 3 次）。

**气运轮转功**

**1. 预备姿势**

自然站立，两脚与肩同宽，脚尖稍向内叩，站成一个圆形，两手放在两腿外侧，手指自然下垂，腋下不夹紧，头部虚领顶劲，百会轻轻上提，下颌微内收，唇微闭，眼帘轻轻下垂，舌舐上腭，颈部松紧，肩部松沉，含胸收腹，松腰松胯，呼吸自然，缓慢均匀，然后意守涌泉穴。接着做气运轮转功。全身放松，沉肩垂肘，两手心向上握空拳，随内气先向下、向外，再向上、向内，成圆形似车轮般转动，注意转动时要松腰松胯。

**2. 呼吸与意念**

当两手心向上握空拳，随内气向下、向外时呼气，意念设想丹田有一股内气暖流流入两下肢；再随着两手握空拳向上、向内时吸气，用意念将气从涌泉吸入丹田，然后由督脉下降，沿两腿后下达脚跟，回归涌泉，并使病气从十个足趾端排出。呼吸要求松、静、自然，快慢均匀。

**辅助活动**

**1. 足趾伸缩活动**

患者端坐，两脚赤足踏于平地上。腾空抬起患肢。吸气时 10 个足趾象芭蕉扇似的张开，病气由涌泉向十趾尖放出。呼气时 10 个足趾缓缓收缩卷曲，内气由涌泉贯入丹田。如此，只做患肢或左右足趾各伸缩活动 20 次。

**2. 抬脚上下活动**

患者平卧，两下肢缓慢地抬高，屈髋与床成 90 度角，停 1 分钟后，两脚缓慢下降复原。如此 20 次。两腿下降时要呼气，抬高时吸气。

**3. 曲膝下垂，左右摆动**

患者端坐床沿，然后平卧，两下肢垂于床沿前面。慢慢地抬高患肢，再屈膝，两手抱膝，使两膝尽量向腹部贴近；接着两手抱住膝弯，使患肢象钟摆一样左右摆动 20 次。重复上式 10 次。

**4. 抖动膝踝关节**

患者采用站桩（或坐式），身体重心偏于健侧，以健腿支撑全身重心，抬起患肢，离地面约 20 厘米。抖动患肢踝关节，前后左右方面各 10 次；然后自左向右划圆抖动膝关节及踝关节各 10 次。年迈体弱者采用坐式。

**注意事项**

（1）在做功时要做到意气相随，使内气暖流疏通冲击两下肢，以消除血栓闭塞，温煦濡润和控制脉管炎病变，缓解血管痉挛，改善下肢缺血和营养障碍，重建侧支，改善症状。

（2）呼吸应根据症状来配合。当疼痛剧烈，气滞血瘀症状严重时，要求呼气长而吸气短，延长下蹲幅度和时间，以加强气流的疏通作用；当症状减轻，病情缓解时，呼和吸要求时间相等。当体质虚弱，症状较轻者，要求吸气长而呼气短，以求扶正为主，以祛邪治病。

（3）每天清晨及中、晚饭后 3 次步行，每次百步，行走要稳而慢。此外亦可以做广播操、打简化太极拳等，来协助疏通气血，恢复患肢功能。接受上法治疗期间练功要持之以恒，不可间断，方能见效。

## 十、支气管哮喘

### （一）保健放松功

**⊞ 功 法**

（1）病人姿势以坐或靠坐式为最适宜。

（2）病人在练功初期不宜过多注意呼吸，以便迅速达到放松而息自调。如急于求成，或追求姿势，或追求呼吸频率立即减少，或使腹式呼吸幅度急速增加，必然会产生气急、胸闷、憋气等不舒服感觉。自然两字对哮喘病人尤为重要，往往用力呼吸，非但不能平喘，相反紧张起来，呼吸更紊乱而发作加重。

（3）病人学会全身放松后，再学胸部放松，局部放松与全身放松结合，将更有利于平喘。哮喘大发作时应先放松局部，再放松全身，或在全身放松的基础上放松局部，如局部出现紧张现象，可将局部分小段放松，由总支气管至大支气管，从上到下，从左到右，逐渐放松。或将思想不集中于欲放松的局部，而集中于一个松字上，并结合胸部按摩。在初练时，有时支气管局部有轻度紧张的感觉，但继续练功3~4天后，即可自然消失。哮喘缓解时可不作局部放松，放松功熟练的病人可自然做到随息。

（4）哮喘发作时，工作人员必须立即领导病人做放松功。按三条线部位，根据病人不同呼吸速度，在病人吸气时轻声报部位，呼气时念松（但勿使病人觉察，以免病人思想集中注意在呼吸上），注意勿扰乱病人的呼吸，渐渐引导病人减慢其呼吸频率。领功尽量做到顺乎自然，勿急勿慢，诱导放松入静，耐心领功到哮喘发作平息，一般2~3个循环或稍长时间即可。

**注意事项**

（1）针对不同病人做好练功准备，如有咳嗽者，事先喝点开水，或含甘草片润喉，有鼻塞者事先用麻黄碱点鼻。

（2）练功取得一定效果后，尚须继续坚持，以巩固疗效。

（3）平时注意气候急剧变化，要及时保暖避风，避免诱发因素。

### （二）静坐法

**⊞ 功 法**

盘腿坐或正坐，病甚时可前部倚靠床架，两腿平躺，气喘已平，可改用站桩式，作自然站立，两脚分开与肩宽。意守可选以下 3 种：

**1. 意守丹田**

排除杂念，两目微闭，内视丹田，吸气时丹田随之轻轻内吸，呼气时丹田随之慢慢放松。以此一吸一放诱使吸入之气逐渐加深，有引入丹田之感，并使呼吸节奏放慢。

**2. 意守会阴**

内视会阴，自觉会阴处微微发热，和意守丹田一法相同，逐渐使吸入之气加深，呼吸节奏放慢。

**3. 意守涌泉**

内视两脚底涌泉，不作其他思虑，系念久久，呼吸节奏会自然减慢。

以上三种意守方法，可任选其一，也可阳虚者意守丹田，阴虚者意守会阴、涌泉。此外，在用以上一种意守法时再配合意守少商。阳虚者意念宜稍重，阴虚者意念宜稍轻。

**辅助活动**

（1）两手掌反复轻轻地捋胸顺气。

（2）气喘已平，可以俯身，两手搓热后，反复按摩两腰部，再反复按摩两脚底涌泉穴，均使之产生热感。此法对肺肾阳虚的患者尤为有效。

（3）哮喘常由感冒诱发，当受凉后有气喘先兆，立即用双手食指或中指腹按摩两侧鼻翼 100 次，使鼻翼以至双眉之间都感到发热，然后再作捋胸顺气。

**注意事项**

（1）支气管哮喘发作时病情较剧，气功治疗的作用主要是培元固本，见效比较缓慢。因此根据"急则治标，缓则治本"原则，在发作期使用一定的药物治疗还是必要的，气功可作辅助疗法。当缓解期和症状消除期，练功应持之以恒，从长远角度讲，气功可以起到主要的治疗作用。

（2）本病常反复发作，常以感冒、气候变化、疲劳、饮食不当、起居失宜为诱因，无论是药物治疗还是气功防治，对此应留意，要适寒温，节饮食，劳逸合度，少食辛辣，并加强体育锻炼，提高身体素质，可以减少该病发作。

### （三）胎息功

胎息，是指仿效胎儿之呼吸。古人认为，胎儿通过脐带而禀受母气以供其生长发育之需求，母气在胎儿的特殊呼吸代谢方式——胎息。由于胎儿生机蓬勃，外无思欲之患，内无精气之耗，正是养生所追求的佳境。因此，古代养生家创立了胎息功，以再立"胎息"，"重返婴儿"，为目的，达到养生延寿。

## 功法

### 1. 闭息法

（1）修行者可于每天子时（午夜23点至凌晨1点）至午时（中午11点至13点）这一时间内择时修习；可取坐姿卧姿，瞑目静心凝神。按现代人生活方式也可改为晨起与临卧各行一次。

（2）"心定"、"气定"、"神定"之后，便可练习闭气之法，初习者可先以鼻缓缓吸气，吸气满后即可屏息，默念数字，自一而至百数以上；当屏息至不能再闭时，可缓缓吐出浊气。无论是吸气抑或吐气，均应尽量做到悠、长、细、微；毫无出入喘息之声为佳。经过一段时间的修习之后，粗重短促的呼吸逐渐为悠长细微的呼吸所取代，以达到"鸿毛着鼻上而不动"的标准为度。

### 2. 调息法

练功时间与上述相仿，采取盘坐式或平坐式，两掌相叠，掌心向上，拇指相扣，置于下腹部，或覆掌按于两膝上。摒绝思虑，舌舐上腭。先取自然呼吸，并默数呼吸，由一至十，反复进行。待进入浅度入静状态后，意守下丹田（脐中或脐下1.3寸处），并改用腹式呼吸，逐渐做到呼吸匀、细、柔、长。通过数周或数月的练功，一般可导入深度的入静状态，呼吸极度缓慢，并可自发出现沿任督脉循行的特殊感觉传导现象。但此种现象不可追求，不可用意念引导，须自然而然。每次练习后，不可骤然起立活动，应先作摩面、擦耳或摩摇关节后，缓缓睁目、起身，使入静与清醒有一缓慢交替过程。

从理论上讲，胎息状态是指完全中止口鼻的自然呼吸，并在入静和意守丹田的基础上自我体验出循任、督脉感传的内气运动现象，进入"内气不出，外气不入"的意境。其实，在练功小成之际，并非完全停止呼吸运动而真正做到"无息"，只不过是在深度入静的状态下，呼吸频率极度缓慢而不再意识到呼吸运动的存在而已。

此功法除了对慢性支气管炎、哮喘、肺气肿等呼吸系统疾病有独特的治疗预防作用外，对于慢性胃炎、结肠炎、胃及十二指肠球部溃疡等消化系统疾病亦有明显的疗效。

### 注意事项

（1）闭气胎息疗法主要是通过呼吸锻炼延长闭气时间而逐渐进入胎息状态，因此对初学者来说不可强忍闭气，"全闭则伤神，但量自家息之长短，放气出入"（《李真人胎息诀》），循序渐进，才能有所成就。

（2）进行内丹调息锻炼时，初习者以入静调息为主，不可强调意守和气贯丹田；随着入静的深化和调息有了一定基础之后，才可于有意无意之间逐渐配合以意纳气之法。否则，由于意念过紧，容易导致偏差。

（3）患有严重心脑血管疾患（如高血压Ⅲ期患者、有脑卒中倾向及脑动脉硬化症、风湿性心脏病活动期等）、青光眼、中晚期肝硬化、精神分裂症及性格内向、偏执者等不宜修习本疗法，以免发生差错。酒醉或饱食之后，或近期内精神受到某种严重刺激之后，不宜马上修习本疗法。

## 十一、肺部疾病

### （一）疗肺动静功

🈴 功 法

**1. 预备式**

首先站好姿势。二脚平行分开同肩宽，二膝稍屈略收腹，头部平直如顶碗，含胸直腰松胯，沉肩垂肘弯掌。手指微微张开，眼睑轻松垂下，舌尖轻舐上腭，重心移至足跟。每节功后保持原姿势不变。

站好姿势后，如有不适之处，可以再调整一个身体，务必身体轻轻舒适，呼吸要自然，渐渐变得均匀细长，心要静下来。

**2. 正功**

第一节　抖手舒胸

原姿势不变，二膝微曲，重心在足跟轻轻震动，二手慢慢上举，手腕抖动，手指在胸骨两边，自上而下地划动，足动作一致。每分钟抖动 60 次。

第二节　指洗肺经

膝部腰部活动，向左右摆动，先以左手拇指对准右胸中府，然后沿肺经循行路线抹下去，再以右手拇指对准左胸中府，然后沿肺经循行路线抹下去。二手交替摆动与腰部活动要协调一致。频率每分钟 50 次。

第三节　甩袖中府

左右手轮流前后甩动，幅度稍大一些，当手甩至身体前时顺势轻击中府；当手甩至身体后面时，顺势轻击命门。每分钟约甩 60 次。

第四节　开阖肺叶

二手张开再抱拢如展翅状，抱拢时双手交叉，离胸尺许，同时膝部一蹲。二手张开时起立，如此一张一闭，张开时吸气，闭拢时呼气。

第五节　凝神松肌

恢复原站桩姿势，精神内守，全神贯注，以意松肌，外松筋骨，内松脏腑，神形俱松。

次序：头部→颈部→两肩→两手臂→胸背→腰部→腹骶部→两大腿→两膝→

两小腿→两脚→两脚跟。

第六节　调息养丹

精神集中，吸气时意守丹田想静字，呼气时把意识注下丹田，呼吸要均匀细长，如一线游丝，出入于似有似无之间，当丹田被启动后，呼吸之气与内气运行要一致。

第七节　浮海捞月

轻松晃动身体，动作要轻，要柔，要慢，要松，顺其自然，二手轻轻左右晃动，左手轻举，右手"捞月"；右手轻举，左手"捞月"，如此交替，精神内守，如浮青云之上，如置大海之中。并将全身腠理毛孔，尽行松开，引丹田之气充涨全身。

第八节　漱津化痰

意守舌下金津玉液，两手上抬，以二中指尖对准天突穴，如能运气的可将指端之气输入天突，不能运气的可将指端对准穴位轻轻敲击。2分钟后，左手不变，将右手下移，对准膻中穴敲击，每分钟120次。

第九节　浴面收功

二掌搓热，浴面10次，后五次应从面部→头部→颈前→胸前→腹部→收入丹田。

## （二）龟缩功

此势做功时，重点动作是缩肩伸颈，形如龟状，故称之为"龟缩功"；又因此功双手移动的轨迹是多个圆，其状如环相套，故又称"复环功"。

🈯 功　法

**1. 预备势**

两腿分开站立与肩同宽，挺胸收腹，双膝双髋关节微屈，两手自然下垂。

**2. 起势**

两臂向前抬平，两肘微屈，左手向下划半圆至小腹处，手心向上，两手成抱球势。然后重心移至右腿，躯干前倾，微向左转，左脚向左方迈出半步成弓步。右脚后蹬伸直。脚不离地，与此同时，左手向前方伸出，屈腕，手提成水平，右手向下方按下，拇指触在胯部，成奔马势。然后左手向外翻掌，抽臂后拉，同时左肩头相应由上向后、向下转动。然后左手屈臂于左胸前，接右肩带动右手，从右下向前划半圆，屈臂置于右胸前，上体后仰，收腹。弓腰、缩颈、形如龟缩。以上动作完成后，向后转肩落肩，双手再向上、向前、向后划大圆，当双手运到腹前时，又向后转肩落肩，然后双手重复做划圆转肩动作1次。当双手回至腹前时，做转肩落肩动作后，躯干向右转，双手成抱球势，身体重心移至左腿，右腿虚步，并向前迈出半步，作奔马势，开始做右侧动作。右侧动作同左侧，但方向相反。如此左右侧动作交替进行。各做 2 遍，共 4 遍。

收功动作是身体向左转，自然收功。

### 3. 动作要领

两手划圆时，肩颈部要舒展，随手运行，动作不可太快。一定要注意肩、颈、腰的配合；划圆后收臂时，颈、胸、腰、腹成"S"形。方为功力到家。

功用：本式双肩双肘相对运转，可扩展胸围，对防治肺病、气管炎症有奇效。上部头颈伸缩，可调节大脑及中枢神经，有益于防止脑血管疾病。同时能够放松腿、臂、腰、腹等肌肉，消减皮下脂肪，对健美体形有很好的效果，也可以防治肥胖引起的老年人半身不遂和糖尿病。

## （三）健肺功

健肺功是调息补气中的重要功法。它以加大呼吸量进行四吸一呼或六吸一呼为特点。通过调整吹息的次数以增强肺功能。

## 🈺 功 法

### 1. 起式

按一般站桩要求站立，双手重叠，大指下方的鱼际穴放在肚脐上，手心的劳宫穴正对脐下的气海穴。进行呼气，呼气时，舌尖从上腭移至下腭，同时发"嘘"音，注意发音时要柔、匀、细、长。同时双手轻按腹部并屈膝下蹲，至臀向后微坐，膝头略超过脚尖。然后恢复舌舐上腭，上抬双臂，用鼻吸气。吸气完后再起立，进行自由呼吸。如此反复 3 次。接着双手在丹田处变为手背相对，手指向前，双手同时外开，至离胯半尺处停止。翻掌划弧，手心相向，向中心线内合，到两手掌指在丹田处相接后停止。如此反复开合 3 次，不配合呼吸。

### 2. 正功

（1）此功四步为一组。先出右脚，脚跟着地时用鼻吸气一次，脚掌落平时，再吸一次；第二步出左脚同右脚一样两吸，第三步右足跟着地时用鼻一呼气，脚掌踏平后不呼不吸，在第三步呼气的同时两手大拇指的少商与食指的商阳穴相搓一下。第四步出左足，不配合呼吸。

（2）出右脚的同时，左手手心向内、向上划立弧至膻中穴，在右脚踏平的同时，左手心沿任脉达丹田，划平弧至环跳穴。同时头、腰向左转动，右手从丹田自然划弧至右侧环跳穴（在左手向上划立弧的同时）。出左脚时，动作同出右脚时相同，只是左右手换位。如此反复，连续走 20 分钟，步速为每分钟 50 ～

60 步。

### 3. 收式
采用起式站立，重复三开合后三嘘吸结束。

### 4. 功效
本功法适用于肺脏疾病、神经性皮炎、牛皮癣、红斑狼疮、黑皮病、脱发等病证的治疗。

# 十二、消化不良

## （一）咽气功

咽气功，又叫做"洗胃肠法"即通过气的吐纳，咽下新鲜的空气，排出胃肠道的浊气，从而起到增强消化系统功能、促进新陈代谢的作用。

## 🈹 功 法

**基本功法**

选择安静、空气新鲜处，宽衣解带，心身愉快，解除大小便，刷牙漱口，全身放松，面带微笑。站立式，两脚与肩同宽。两手自然下垂，再轻轻抬至肩高；然后徐徐放下与乳头平，如抱球状，手心向内。口眼微闭，意守丹田，静站约5分钟。

### 1. 咽气
用鼻吸气至口内，口闭严，口腔前半部合紧，将气压至口腔后部，向前伸颈将气咽下，使汩汩有声，连咽5~7口，过5~10分钟，可连续嗳气2~3声将气排出。再咽气2~3口，静站3分钟。

### 2. 运气
第2次咽气后静站3分钟，然后依次做前后、顺时针、逆时针、上下运气和震颤运气。

（1）前后运气：自腰部命门穴，意想内气发动，以意领气前后进退摆动，似有意似无意。务求舒服自然柔和，节奏规则，始终如一。当向前摆时腹部外凸，向后摆动时腹部内凹。如此50~100次，然后静站1分钟。

（2）顺时针运气：以腰为轴，以意领气，从左向右划小圆圈，顺时针转动。腹部可有肠鸣辘辘。要求不急不躁，悠柔自得，轻松自然。初练者当胃内空气向肠管移动时腹可能出现微微疼痛，但过一会即可消失。作50~100次，然后静站1分钟。

（3）逆时针运气：方向相反，方法同上。

（4）上下运气：吸气时小腹内收，呼气时腹部向外突出，此时可能从肛门排气。练30～50次，静站5～10分钟。

（5）震颤运气法：丹田发动震颤，先由腹部至胸部，继之全身发生颤动，约50～100次而后停止，全身轻松，精神饱满。

### 3. 收功

静站3～5分钟，气归丹田。可接做全身拍打，太极拳、慢跑等活动。

**辅助活动**

### 1. 摩腹

坐位，两手搓热，然后相叠，用掌心在脐的周围（一般右手按在左手背上），右边上左边下的方向，分小圈、中圈、大圈各转摩12次。能调节脾胃功能。

### 2. 搅海咽津

用舌头在牙齿的外上、外下、里上、里下，依次轻搅各9次。先左后右，不勉强用力。然后舌舐上腭，注意舌下部位，待唾液增多，鼓漱10余下，分2～3口咽下，能滋润肠胃，助消化，改善口苦口臭。

### 3. 左右托天

平坐或盘坐，以一手叉腰，一手向上托起，移至双眉时翻手，掌心向上，托过头顶，伸直手臂。同时，两目向上注视手背，先左后右，两手交替进行各5次。能调理脾胃，助消化。

### 4. 和带脉

自然盘坐，两手胸前相握，上身旋转，自左而右转16次，再自右而左转16次，后仰时吸气，前俯时呼气。

**注意事项**

（1）本病在练功中应注意饮食调理，一般以高蛋白、高热量、低脂肪为原则。必要时宜素食，忌生冷及刺激性食物，忌暴饮暴食，注意按时进餐，不过饥过饱，以略有饱感为佳。

（2）保持心情舒畅，注意保暖，最好不在空腹时练功。

（3）胃溃疡病患者不宜练咽气功。

（4）本病常并发消化系其他器质性疾病，根据治病求本的原则，应在练功同时兼顾原发病的根治，以促进消化机能的改善。

## （二）叫化功

"叫化功"原是古代劳动人民为了抵抗饥饿和寒冷侵袭而创造的一种办法，

以后被养生家用来专门做锻炼肠胃和抵抗寒气。

一般气功锻炼，都不主张在饱食或者饥饿时练习，而唯有"叫化功"可以在吃饱之后如法练功，它可以祛寒，尤其是对慢性消化不良、慢性溃疡、肠胃神经官能症、大便秘结、呃气吐酸等症有效。古人认为，练习此功有利而没有弊病。

### 功法

（1）先选择一块平直的木板，或者光滑的墙壁。

（2）全身放松，头、背、腿等全部都笔直地贴着板和墙建，两脚跟须距墙根约两拳远，两脚与肩同宽。

（3）两腿屈膝缓缓下蹲，上身仍旧贴着墙随着缓缓下降，一直蹲到臀部与脚跟、小腿相接触为度，同时把双掌放在膝盖上，中指轻按在两外膝眼中间；下蹲的同时，配合采用纳运气的"嗨"字诀，动作与呼气要一致。

（4）腰背离开墙壁，同时脚跟抬起，把全身重量落在脚趾尖上，顺势向前方推去，大腿前移，以平为度，头部则把后脑支在墙壁上，使腰、臀、背腾空悬着，接着，胸、腰、部都相应挺起，形成一条直线，这时肠胃恰好受到适当运动。在做这一动作时，注意全身放松，不可用力，同时配合吐纳运气的呬字诀，动作与吸气也要一致。

（5）返回原来的蹲式，仍旧缓缓地把脚跟落平，肩、腰、臀等贴着墙壁，在还原的时候，配合"嗨"字诀。

这样来回蹲下运动，练习次数以自己的支持能力而定，可以练3~5次，也可以练8~10次，不愿练了，则可以慢慢贴着墙壁站起来。功夫纯熟后，还可采用一种"背山劲"方法，即用肩在墙上一挺，同时双掌圈拢胸前，向前一推，借劲站立起来。

吐纳运气采用"逆呼吸"腹式呼吸法。并采用"嗨"字诀，呼气外出，但真气反而要下降丹田，肚皮鼓大；而呬字诀吸气入内，把真气升上膻中，肚皮凹缩，

注："嗨"、"呬"字系吐纳发出的声音，"嗨"字诀时口平舌而呼气，发出的是喉音；"呬"字诀时，则微微张唇，叩齿而吸气，发出的是舌齿音。

### （三）消食导滞法

### 功法

（1）正身端坐，舌舐上腭，口轻闭，待津液满口后，行3次分吞，用意送入

下丹田。

（2）以鼻慢慢吸气，吸满后，闭气于胸腹，在闭气的过程中，使气在胸腹间上下鼓动。具体方法是在闭气扩胸鼓腹的过程中，伴鼻短促出入气。当闭气至极时，忍耐一会，再以口缓缓呵气。如此进行 35 次左右，以得通畅为度。

**注意事项**

（1）闭气要循序渐进，逐渐延长时间，不可强忍。有高血压、青光眼、肝硬化、脑动脉硬化患者尤宜谨慎。

（2）平时要保持心情舒畅，饭食需以清淡为主。

## 十三、慢性胃炎

### （一）六字诀——呼法

🈺 **功 法**

六字诀是古人从长期实践中总结出"嘘、呵、呼、咽、吹、嘻"6 个字的不同口型，按五行相生相克的理论，配合呼吸、动作、意念导引，达到疏通经络，调和气血，平秘阴阳，祛病延年的目的。其中的"呼"字功法，可以使脾胃消化功能增强，清泻肠胃积热。方法是：姿态端正，两足开分站立与肩同宽，两膝放松似屈非屈，松腰塌胯，含胸拔背虚腋，沉肩坠肘，目平视，两唇轻闭，舌舐上腭，屏息体会脉搏之跳动，待呼吸微微如安睡状态，此时全身已放松，即用鼻吸气。在此同时，两手从下丹田上提，手心向上，右手继续上提至膻中穴，两手内旋，翻掌手心向下，右手继续翻转，向外向上托起，同时左手下按；右手上托左手下按时，开始呼气并读"呼"字，右手托至额前上方，左手下按至左胯旁，呼气尽。随即右手内旋使手心朝面部，从面前徐徐落下，同时左手内旋使手心朝身体一侧沿腹胸上举，两手在胸前重叠，右手在外，左手在里，内外劳宫穴相对，然后左手上托，右手下按，做第 2 次呼气并读"呼"字。同时以意领气，沿足阴脾经的运行路线走行。重复 6 次呼气为一遍。

**辅助活动**

除练习以上的功法外，还可在练功前后进行一些辅助活动，以配合功法。

**1. 按摩脘腹**

两手搓热，然后相叠，用掌心在脐的周围，右边上来、左边下去的方向按摩，分小圈、中圈、大圈各摩 12 次。能调节肠胃功能。

### 2. 拍击胃脘

站式，全身放松，两脚外八字，然后一脚略向前跨出，跨出的脚跟，正当后脚的脚弯处，左手握拳，用右手掌拍剑突下胃脘部。

### 3. 左右托天

以一手叉腰，一手向上托起，移至双眉时翻手，掌心向上，托过头顶，伸直手臂，同时，两目向上注视手背，先左后右，两手交替进行各 5 次。有调理脾胃，改善消化功能的作用。

### 4. 按摩足三里

全身放松，右手拇指按摩右侧足三里 49 次，然后左手拇指按摩左侧足三里 49 次。足三里是足阳明胃经的合穴，有健脾益胃、理气止痛之作用，是强壮、保健要穴。对慢性胃炎引起的胃痛、腹胀等症状，有明显的缓解作用。

**注意事项**

（1）慢性胃炎多与饮食失调有关，故应注意饮食卫生，避免刺激性食物，油腻食品也应少吃为好，进食应定时、定量，不能过饥过饱，宜吃一些容易消化吸收的食物。同时，应戒烟、禁烈酒。

（2）在练习功法过程中，应持之以恒，坚持不懈，不能三天打鱼，两天晒网，不要见异思迁，应以一种功法为主。练功中，不可急躁，应循序渐进，取效后，仍应坚持。年老体弱的，可适当减少练功次数或缩短练功时间。

（3）练功期间，应保持心情舒畅，避免情绪波动，以防出现偏差。同时，应保持足够的营养、睡眠。练功地点宜选择空气新鲜、环境安静处，每天早晚 2 次练功。在饱餐后、空腹时均不宜练功。练功前排除大小便，这些与一般的练功要求相同。

## （二）行气功

🈸 **功法**

### 1. 铺平床席

仰卧，宽衣松带，枕高 3 寸，两手握固（屈拇指于掌心，其余四指盖握拇指），手臂放松，两手离身侧各 5 寸。两脚相距 5 寸，脚趾竖起。

### 2. 排除杂念

专心一意调和气息，慢慢以舌舔唇内及牙龈，使津液满口而咽之。

### 3. 行气

先口吐浊气数口，以鼻慢慢吸入清气，吸气和吐气时皆须极为细微，不出任何声响。每当吸气时，须以意送之，充满全身，然后从脚趾头出气。一般行气 5

~6 次而出气一次，此称为一息。初习者，每次行气十余息即可，以后逐渐增加息数。

**注意事项**

（1）行气疗法宜于清晨空气清新处进行为佳。

（2）饱食后或心情不舒畅时不可行之。

（3）行气者，须忌食生菜及鱼，肥肉等。

（4）本功法练功费时不多，用以治病必须不间断地坚持练功至少 1 个月。

本功法不仅适应于治疗慢性胃炎，而且对腹胀痛、消化不良、溃疡病、胃肠功能紊乱、胃肠神经官能症等消化系统疾病亦有很好的疗效。

# 十四、胃、十二指肠溃疡

## （一）强胃法一式

此式配合手势的上下导引，升中有降，降中有升，加上意念活动，利用"脾气主升、胃气主降"的生理特点，起到增强脾胃功能的作用。

### 功 法

**1. 起式**

松静站立，双手重叠（男左手在下，女右手在下），大指下方的鱼际穴放在肚脐上，手心劳宫穴正对丹田（气海穴）。然后呼气，呼气时，舌尖从上牙龈移至下牙龈，发嘘音，同时双手轻按腹部，并屈膝下蹲，臀略后坐，下蹲至双膝略超过趾尖停止。嘘气后勿起，双手抬起，恢复舌舐上牙龈，并用鼻吸气，吸气后，从下蹲式起立，并进行自由呼吸。如此重复 3 遍。接着双手在丹田处变为手背相对，手指向前，手掌沿丹田水平线外开，至离胯半尺处停止。翻掌使两手心相对，向中心线内合，合到两掌指相接后停止。如此开合 3 次，不配合呼吸。

**2. 正功**

（1）出左脚，脚跟着地，左脚逐渐落平。右手手心朝下，从体前升起至右耳上方 10 厘米处翻掌向上，成虎爪状，意如摘物。同时左掌在左胯旁，亦成虎爪，意如抓一坛口，两掌上下相分。

（2）右手向上，意似摘桃，只是意念向上摘取，并无形体动作。摘一次未够着，再摘一次又未够着，再摘一次。摘 3 次的同时，身体向右转，小腹随摘桃动作而内收，以达到活跃脾胃的作用。身体重心逐渐前移。

（3）右手翻掌向下，劳宫穴对着百会穴。左手翻掌向上，与右手掌心遥相对应，形成两掌相合之势。

（4）右手随之向下导引，离面部和身体近些，好似捋髯。右手至膻中穴时，体重向前移动，左手开始向上启动，手心朝下，从体前慢慢升起。右手至丹田时，体重完全移至前脚。然后上右脚，左手上举呈摘物状，右手在右胯外呈抓坛状，3 个动作同时完成。

（5）配合两手一升一降的姿势及两脚一虚一实地慢慢行走，头腰随之左右自然转动。以每分钟行走 2 ~ 3 步的速度，行走 20 ~ 30 分钟即可收功。

**3. 收功**

重做起式中三开合、三嘘吸动作。

**注意事项**

（1）练此法时，意念向上摘桃和手向下抓坛口时，要注意两臂的放松，要做到用意不用力。两脚跷步缓行要虚实分明，连绵不断，以调动足三阴和足三阳之经气。

（2）做本功时须微闭二目，因此要选平坦的练功场地，要防止惊动。

（3）练功中出现打嗝、虚恭等均属正常现象。

（4）适应证为消化不良、胃下垂；萎缩性胃炎、溃疡病、肠胃癌、子宫癌、腹部囊肿、脾肿大等。

## （二）强胃法二式

**功 法**

**1. 起式**

同强胃法一式。

**2. 正功：**

（1）出左脚，脚跟着地，脚掌落平，身体重心前移成巅弓步。

（2）同时右手手心朝下从体前提起，至面额前时翻掌向里，右手劳宫穴对准印堂穴（两眉间），距离 10 厘米，右小臂垂直于胸前。同时左手向身后移，中指遥对尾闾（长强穴）约 10 厘米。

（3）上体向左后慢慢转动至极点。两目向后平视。

（4）右手从印堂经面部缓缓下落至中丹田，上体随右手向下导引，慢慢向右转正。右手再移向身后，中指遥点尾闾。同时出右脚，左手上提至印堂穴前10 厘米处。身体向右转极点。

（5）如此两手，两脚左右交替，缓慢前行。行走 20 分钟即可。

**3. 收式**

同强胃法一式。

适应证为食道癌、食道炎、轻度食道异物梗塞所引起的胸膈痞闷、饮食难下、咽物疼痛、呕逆痰涎等。

禁忌证为胃及十二指肠溃疡、胃癌、肝癌腹水、冠心病、肾积水等。

# 十五、各种炎症及疼痛

## 消炎止痛功

### 功法

**1. 起式**

松静站立，双手重叠（男左手在下，右手在上。女右手在下，左手在上），大指下方的鱼际穴放在肚脐上，手心劳宫穴正对脐下丹田。呼气时舌从上腭移向下腭，并发"嘘"音，同时双手轻按腹部并屈膝下蹲，至膝头略超过脚尖，臀向后微坐。然后舌舐上腭，上抬双臂，用鼻吸气。吸气完后，再慢慢起立，进行自由呼吸，如此反复共做3次。接松静站立，双手在丹田处变为手背相对，手指向前，手掌在丹田水平线外开，开至离胯半尺处停止。手掌翻转，呈手心向内，向中心线内合，合到两掌指相接后停止。如此反复开合三次，不配合呼吸。

**2. 正功**

先出左脚，当足跟着地时吸气，全足着地时再吸，然后出右脚，足跟着地时吸气，全脚掌着地时，不呼不吸。第三步迈左脚，先足跟着地并呼气，全足着地，再呼气。第四步，出右足，当足跟着地时呼气，全足着地时，不呼不吸。同时，两手掌心向内，立掌微侧下（指尖向下）。出左脚时，右手经丹田、膻中穴，在右腹前向上右外侧划圆弧，到右胯侧环跳穴，再返回丹田处成圆。出右脚时，左手经丹田、膻中穴，在左腹前向上左外侧划圆弧，到左胯侧环跳穴，再返回丹田处成圆。如此操练20分钟，步速为每分钟60～70步。

**3. 收式**

重复起式中三开合，三嘘吸动作。

**注意事项**

（1）此法适用于各种炎症造成的肿疼，晚期癌转移后的疼痛，以及胸胁疼痛、腰痛，牙痛等病症的止疼。

（2）此功采用三吸三呼吹息法，要求用鼻吸鼻呼，短促强劲。

（3）如疼痛较剧烈，可在双手不断在胸腹前向外侧划弧导引的同时，加以大拇指、食指领掌外翻动作，以加强泄导。

# 十六、胃下垂

## （一）仰卧式腹式呼吸法

### 功法

**姿势** 仰卧床上，屈膝（两脚成内八字，平踏床上），或平伸（两脚尖朝上）。全身放松，上肢放在身旁，右手掌放在小腹部，拇指正对肚脐。左手拇指放在右手拇指与食指之间，其余四指放在右手四指之上，盖住气海穴和关元穴。手指轻贴小腹部，可随小腹上下活动。头部自然正直，垫枕稍高于一般睡眠时的枕高，口唇微闭，舌轻舐上腭，两眼平视，心情舒畅。初练者可先采用屈膝姿势，这样容易感到小腹随呼吸而动。熟练后则采用平伸双腿的姿势。

**呼吸** 鼻吸鼻呼，采用自然腹式呼吸。吸气时胸腔不要向上扩张，小腹部自然凸起，呼气时小腹自然凹回。呼吸过程中，呼吸尽量做到自然，不要用力或憋气。呼气要尽量呼尽，同时上腹部要随呼气尽量放松，为自然腹式呼吸创造有利条件。

**意守** 练功中排除杂念，意念集中在小腹部。当呼气将尽时，意想肚脐随呼气向命门穴靠贴。吸气时意想命门穴中的内气向两掌扩散。

练功完毕，呼吸慢慢恢复成自然呼吸，同时静守小腹部片刻。然后两手搓热，擦摩面部和头部，再活动一下腿脚（伸缩几下），一般每次练1小时左右，每天3～5次。

仰卧式腹式深呼吸能增加胃底活动范围，较坐式增大4～5厘米，且能锻炼胃壁的弹韧性，对于松弛变形，伸缩功能下降的胃壁实大有好处。

## （二）拍击脏腑疗法

### 功法

站式，两眼平视，松肩，含胸，气沉丹田。一手握拳，向前下方伸直，拳心向上；另一手按在欲拍击之部位处，或两手均按在欲拍击之处，拍击时，按在被拍击部位之手慢慢提起，同时慢慢吸气，吸气至极时，手提起即止。接着较快地以掌拍向原按之处，同时以鼻快速呼气，并发出声响。其中拍击各部位的具体操作方法如下：

**1. 拍胃脘**

出左脚成左稍息式，左手握拳，向前下方直伸，拳心向上，以右手掌拍击剑突下胃脘部。

**2. 拍气海**

出右脚成右稍息式，右手握拳向前下伸直，以左手掌拍击脐下气海穴处。

**3. 拍大小肠**

两脚平行与肩同宽，两手掌同时拍击脐两侧腹部。

**4. 拍左肺**

站成左稍息式，以右手掌拍击左肺部。

**5. 拍右肺**

站成右稍息式，以左手掌拍右肺部。

**6. 拍左肋**

站成左稍息式，左手握拳举在头部前上方，以右手掌拍左肋。

**7. 拍右肋**

站同六式，方向相反，以左手掌拍右肋。

**8. 拍肝脾**

站同三式，两手指相对，分按在肝脾处，后两手同时拍所按处。

以上各节均拍 7 次，每拍 1 次皆配合一次鼻孔呼气并出声。其中第 1～7 节拍毕时，须在原处于一次呼气中连续轻拍 5～7 下；第 8 节拍毕时，要轻拍胸腹、两胁、肩、肘、手、胯、膝、足等。

**注意事项**

（1）本疗法不宜在空腹或饱食后进行，宜在饭前或饭后一小时进行。

（2）初练者手掌不宜用力，随着功力加深而逐渐增加力量，操练百日后可改用以空拳拍击，其时以无名指、小指、大拇指和掌根接触被击部位。

（3）本疗法每日操练的次数因人而异，一般以每日 1～3 次为宜。

（4）在拍击的同时，须配合提肛收腹。

# 十七、呃逆

## 伸张气功

### 功 法

俯卧，将两手向前伸，按地，两足向后蹬，脚趾着地，脚跟抬起。四肢用力将身体支撑起来，使胸腹部离开地面，头向上抬，口张开，舌头伸出口外。时间从几秒钟至 1 分钟不等，以自己所能耐受为度。

**注意事项**

（1）不必强求时间，一般为 30 秒到 1 分钟左右。

（2）做功时不要谈话说笑，以不作声为好。做完此功法后，休息片刻再讲话。

# 十八、传染性疾病

## 存想避疫功

存想避疫功是一种以存想为主的防疫疗法，主要借助存想以调动自身元气，抗御各种瘟邪疫毒。

临床上，可以在现代防疫措施的配合下，用本功法于接触各种传染病人，或进入疫区时进行自我防疫，或作为外出旅游时的自我防病。

### 🈺 功 法

当靠近疫室之时，先观想自身心脏如太阳，光芒四射；当行将进入疫室时，观想肝脏发出青气，向左运行于东方，化为一片苍翠的林木；接着观想肺脏发出白气，向右运行于西方，化成一片金戈铁甲；再观想心脏发出红气，向上运行于南方，化成一片火海；接着观想肾脏发出黑气，向下运行于北方，化成一片寒水；然后观想脾脏发出黄气，停留于四方之中央，化为一片黄土。如此调动五脏元气护卫己身后，再观想头顶上照耀着辉煌明亮的北斗星，然后可进入疫室。

**注意事项**

（1）本功法须平时练习纯熟，方能随时用之，如平时不练急切间往往难以取效。

（2）本功法不宜饭后即练，至少宜在食后半小时之后进行。

# 十九、肝炎

## （一）肝炎病的特型功法

### 🈺 功 法

（1）马步站桩，双腿分开站立，两脚掌平行，距离同肩宽。两手掌心相对，小臂带动大臂慢慢上举，双腿慢慢下蹲。两手上举与肩平，两手掌向胸前靠拢。离胸 3 寸，掌心转向胸慢慢下移，然后向前推出。推足后再收回到小臂之间夹角为 110 ~ 130 度左右，两小臂与地面平行，且相互保持平行，间距 50 厘米。此时两腿下蹲动作停止，使大腿与地面垂直线保持 15 ~ 30 度夹角，膝盖不超出脚尖，十趾抓地，重心在涌泉穴，手掌成松握状，食指最高，余指成阶梯形排列。

（2）马步站桩 10 分钟后，两手无名指指根用力慢慢上翘，高度超过食指（半分钟），接着无名指关节向内慢慢收拢，使远端第一节与地面垂直（半分钟）。继续保持该状 15 ~ 20 分钟，马步站桩姿势不变。

（3）如做该功法出现肝区闷胀感觉，可将无名指向前下方慢慢扳下，并慢慢伸直，与水平线成 45 度夹角。半分钟后再慢慢上翘，收拢，并保持该状 1 分钟后再下扳，如此反复多次直至肝部不胀为止。

（4）收势，马步站桩及做本特型功法约 30 分钟后即可使无名指复原，两手掌慢慢翻转，掌心向上，并向胸前靠，同时双腿慢慢站起，此时用鼻徐徐吸气，并吸足。待两手掌移到锁骨处，掌心向下由胸至腹慢慢下压时，用嘴留一丝缝慢慢吐气，待两手掌到小腹后向大腿两边分开，双腿恢复站立姿势后，吐气正好结束。

**注意事项**

（1）本功无须意守，无须入静，无方向时间要求；呼吸自然，无副作用，无偏差。要求姿势正确，每日 1 次即可。平时坐、卧时也可做本特型功法。

（2）一般情况下应在初级功基础上加练本功法，初级功资料详见 1984 年第 2 期《中华气功》。无基础，无资料者可参照本节练习。

（3）在无名指上翘和下扳时，余指形状应尽量保持不变。

## （二）太极气功

## 功 法

**起式** 松静站立，大脑入静，意守天地万物，头颈松直，眼半闭，舌舐上腭，口微闭，沉肩，坠肘，含胸收腹，松胯圆裆，膝微屈，脚成八字形与肩同宽。

**太极天**

**1. 剑影流星**

骑马式，两手轻握拳，分别放在腰间，手心向上，两拳同时向前平伸，伸直时呼气。然后转为拳心向下，收拳时吸气，拳复原位。如此伸收 10 ~ 15 次，再起立。

**2. 宇宙乾坤**

立位，脚与肩同宽，双手伸至头上，五指并拢，叉起反掌，掌心向上，以腰为轴，前、右、后、左旋转，每转一圈为一息，前伸时呼，后仰则吸，一般顺逆时针旋转各 5～10 次。

**3. 天边彩虹**

立位，两手各背于腰间，先右手向右方同时伸掌吸气，掌心向上，左后脚跟抬起，身体上升，脚、手复原时呼气；然后再换左手向左上方撒，伸掌吸气，右脚跟提起，脚、手收回时呼气。如此反复 10～15 次。

**4. 拔云瞻日**

立位，屈膝，脚与肩等宽，两手背于腰间。同时两手向前上方左右伸划，掌心向下向外，五指并拢微屈，眼看天，伸划时吸气，还原时呼气。如此反复 10～15 次后还原。

**5. 明月沉江**

立位，两臂下垂，先右臂向上前方划一圈，吸气，同时右下肢抬起，脚离地，手在膝间转过，同时呼气，再换左侧照做。如此反复 10～15 次。

**6. 空间十桩**

直立，脚与肩同宽，手握空拳，手与耳同，掌心相对，两臂同时向上伸指展开，抬头眼看十指，脚提起，吸气，挺胸收腹，还原时呼气。如此反复 10～15 次。

**太极物**

**1. 雄鹰展翅**

马步，两上臂展开与肩平，掌心向下，先右上肢手指尖触左下肢膝盖下，呼气，两臂展平，吸气。再上臂下斜至右膝盖下，还原吸气。如此反复 10～15 次。

**2. 猛虎伸筋**

立位，脚与肩同宽，两上臂抬起与耳高，五指并拢，掌心向下，缓缓下伸至地。然后掌心向上，同时呼气，呼尽。再由体侧伸起，掌心向下，同时吸气。反复 10～15 次。

**3. 泥燕点水**

立位，松膝，两上臂展开，肘腕关节如两翅头与下颏前后圆形运动，同时呼气（向下呼，向上吸），每旋一圈呼吸 1 次。如此反复 10～15 次。

**4. 青龙回首**

立位，脚与肩同宽，膝微屈，两上臂分别于体侧展开，掌心向下，先右上臂向前旋转，头扭向右侧，呼气，还原挺胸吸气，反之向左做如上动作。如此反复 10～15 次。

**5. 玉女献书**

立位，脚与肩等宽，两手同时如捧书与眼同高，眼看手吸气，同时左下肢向前迈半步，身躯随之上升，右下肢虚步，脚跟提起，还原时吸气。如此左右反复10~15次。

**6. 咪猫捕鼠**

马步，两手交叉各捂在内侧膝上，先由右侧向上伸展，掌心向下，同时眼看手掌吸气，再向下交叉还原时呼气，左侧照做。反复10~15次。

**太极地**

**1. 春风杨柳**

站立，脚与肩同宽，两上臂侧平举，掌心向上，继而上举，十指叉拢。反掌，掌心向上，先向右摆呼气，举直吸气，再向左摆呼气，举直吸气。如此反复左右运气10~15次。

**2. 湖心浮萍**

立位，脚与肩同宽，两上臂向外展与肩平，掌心向上，右臂先向右侧斜呼气，再变掌心向下，复原吸气。然后掌心向上，再向左侧斜下，呼气。如此反复做10~15次。

**3. 雪地寻梅**

立位，脚与肩同宽，身向前屈，两手在下交叉，掌心向下，向两脚中间下降，呼气，提起时与肩平，吸气，再向右降，然后再向左降。反复中右左计15次。

**4. 神州英杰**

立位，脚与肩同宽，两上肢各屈肘上抬与乳头平齐，掌心向上，呼气，再扭腕旋臂，掌心向外，五指并拢伸掌吸气。如此反复运气10~15次。

**5. 冰封万里**

直立，两手背于腰间，左脚向前一步，重心放在左脚，挺胸吸气，右脚在后虚步，再向后坐，左脚尖跷起，左脚跟落实，呼气，还原。然后换右脚向前迈一步，重心移到右腿，左脚在后虚步，身向前屈吸气，再向后坐，脚尖跷起，呼气，右脚收回还原。如此反复约10次左右

**6. 高山低头**

直立，脚与肩同宽，两手背于腰后，手背贴于腰后部向后仰，眼朝天看吸足气，再向前倾弯腰看地，呼气，呼尽，但呼吸均匀勿憋气。计10~15次。

**（三）强肝功**

**功法**

**起式** 站立闭眼，两手在丹田处聚拢，掌心劳宫穴相对，做3次用嘴慢慢吐

出气息的嘘息，要先吸后呼。然后手轻缓离开丹田，两手背相对，与丹田在同一水平线上。两手分开至胯部后翻掌，成两手心相对合拢在原处。如此做3次后，将右脚向前迈半步，脚尖着地，用鼻做一短促的吸气，两手自然摆动，收回右脚，迈出左脚，如此做9次。

**行式** 起式后，先睁开眼睛，双手摆动，右手摆至胯处，左手至胸前，右腿放松向前迈半步，落步时用鼻作一短吸。随后双手开始向相反方向摆动，左手摆至胯处，右手至胸前，左脚向前半步，用鼻作一短呼气。手、头、脚、腰、呼吸等各种动作互相配合，很有节奏，每分钟约50步左右。

**收式** 停步后，闭眼，先做起式3次，然后两手由丹田上抬至膻中穴，两手指尖相对，大拇指指向气户穴，做3次嘘息后，两手重叠下垂，放回两胯旁，睁眼，恢复平时体形。

## （四）舒肝动静功

### 🈺 功法

采取松静功程序。开始松静站立，两脚与肩等宽，下腿微屈。双臂下垂，两掌心相对放于丹田处。采用均匀深长呼吸，吸气用鼻，呼气用口，同时嘴发"嘘"字。意守下丹田。摆好姿势后，微闭两目留一线之缝。宁神调息，放松入静。守丹田片刻。两手做抱球状从丹田部升起。双手抱气压于百会穴（头顶正中），意念想着一团清气进入百会。然后双手从额前通过两目徐徐下降，经颊过缺盆（锁骨上窝），经大包穴内侧（腋前线）下移至期门穴（乳头下，约第六肋间隙）部位。双手掌轻按双侧期门穴片刻。然后两掌轻按期门穴向内侧转6圈，反过来向外旋转6圈，然后两掌停按在期门穴上，左右各4次。双手重新由内向外再按上述动作做一遍。然后双手下滑至腰部（即带脉）裤带上侧。身体前后屈身各4次。然后双手合拢下移至丹田，再分开经双侧腹股沟下移（沿足厥阴肝经），此时弯腰呼气。双手经曲泉穴下滑，经小腿内侧，过太冲、行间、大敦穴，手中指尖对准大敦穴（但不接触）。然后身体起立，双手收回到开始预备时部位。重复上述动作10遍以上。最后双手按背部肝俞穴（即第九、十胸椎棘突侧）。按揉片刻后，双手从后向前滑向丹田处，即气息归元。两手似抱球状停留在丹田处。意守丹田，呼吸片刻，随后搓两手擦颜面部，睁开眼睛，活动身体。做几手保健功，即可收功。

## （五）简易疗肝功

### 🈺 功法

每日丑时（1~3点）坐在床上，面向东方，两腿伸直或自由盘腿。两手握拳，大拇指放在无名指内侧第一节上（中指相连之处），然后四指捏在大拇指上。两拳握好后，右拳在下左拳在上连续起来，如握木杵状，贴在肝区上（右上腹）。齿微叩，唇微开一线，两目轻闭，随意平视正前方。鼻吸清气，由口呼出，呼气时气从齿缝出，意默念"嘘"字（不出声），自觉肝区轻微震动感有效。呼吸应尽量做到深细均匀。白天练功时，可找一空地，面向东方，两足站立与肩同宽，两手不必握拳，抱在树上（两手的高度在胸腹之间，身与树的距离适当），两目平视树身或轻闭，意想身体与树合一。其他与坐式一样练呼吸。树最好选择柳树、玉兰树等阴性树，勿选樟树、肉桂树等阳性的树。平时可多做转腰、甩手、慢跑等动功，本功法治疗慢性肝炎，约练 1 个半月可以见效。

## （六）健脾疏肝功

"健脾疏肝功法"是根据内经《素问·奇病论》篇关于肝病"不可灸刺，积为导引服药，药不能独治"的理论为指导，在"六字诀"、"峨眉派气功小练形"及"清·寿人经·理脾土诀、理肝木诀"的启示下，吸收了医、儒、道、俗气功导引的资料，经过长期的临床实践而整理。本功治疗慢性肝炎、肝硬变等肝病，疗效卓著，简便易行。其特点是注重功夫，配合药物食饵运用。

### 功 法

育丹——双手抱丹田

口诀：育丹虚口夹脐眼，重在呼气守丹田，

内气充盈丹田暖，任脉督脉通自然。

**1. 预备姿势**

松静站立，两脚平开，约与肩宽，头微上顶，两臂下垂，掌心向内，放于体侧，舌顶上腭，口目微闭，调整呼吸，宁神定志，即可行功。

**2. 双手抱丹田**

复掌丹田，虎口夹脐，男左掌在下，右掌在上，女右掌在下，左掌在上（丹田即气海穴内，在肚脐中心下 1.5 寸处，功能补肾精，培元气，益气血。顾名思义，气海乃元气之海，长于补气，常用于脏器功能低下之见症）。

**3. 意念呼吸**

口呼鼻吸或鼻呼鼻吸均可，但初学采用自然式呼吸为佳，逐步过渡到逆吸。自然式吸气不用意，任其自然，腹微鼓。呼气时以意引气，舌顶下腭，将气沿任脉送到丹田，腹微内吸，用意力，呼气时默念"嘘"字；逆式吸气不用意，任其自然微内收。呼气时以意引气，舌顶下腭，将气沿任脉送到丹田，腹微外鼓，用意不用力，呼气时默念"嘘"字。两种呼吸法均要求呼吸绵绵，鼓瘪微微。

念"嘘"字时，上下嘴唇微合，横绷微紧，舌向前伸而内抽，舌的两边微卷起，牙齿横着用力。初学时呼声如风谓之风呼吸。俟口型练熟，能调内气时，则风声休止，呼吸勿令耳闻。

**4. 要求及效应**

练功时间，每日早、中、晚均可，每次练 10～60 分钟，初练宜短，逐步增长，早晚宜长，中午宜短。初练可出现一些轻微的反应，如腰背酸困，呼吸短促，丹田沉重等，几天后便可消失。练功 10 天左右便可感到丹田有气感，如热流注入，气流下沉，汩汩作响，会阴跳动，皮肤发痒，上腹充实等。此步功需练 1～3 个月方能内气充盈，气从丹田循督脉上会头顶面部，沿任脉而下，回归丹田。此步功是本功法的筑基功，一般应通任督后再练第二步功。但亦有终生难通的人，不可拘泥教条，但一定要练够时间，要练至丹田充实。只要掌握了方法，练够了时间，丹田气感充实，人的精神面貌，消化功能就有显著好转。

**5. 收功式**

恢复预备式，下鹊桥（放下舌尖），睁开眼睛；头缓缓上仰下点 3 次；颈缓缓向左向右转动 3 次；双手自然向左向右甩动 6 次，两手甩至与胸平，头、身、目自然随手的甩动向左、向右转动，姿势圆滑，轻松自然；恢复成预备式，双手掌分别轻按两乳部，双手指尖内斜向上成八字型，由上而下擦向小腹部，反复 36 次即可收功。

行功——健脾疏肝行气血

口诀：健脾疏肝尊仲景，肝之为病先实脾。

左足先行趾触地，双手抱球方吸气。

吸气"隐白"升舌本，又踏右足趾触地。

双手变掌行按摩，呼气"大敦"口念"嘘"。

**1. 预备姿势**

同前；

**2. 练育丹**

至丹田有气感；

**3. 接练第三步功**

左足向前轻迈半步，拇趾内侧触地，足跟上提，膝关节微屈，人体重心放于右足，右膝微屈，头随步出，微向左侧，手随步出，双手伸向左前方，手随十指自然微屈形如抱球状，身亦微向左侧，吸气，舌顶上腭，气自左脚拇趾内侧隐白穴，沿内侧赤白肉际，上行过内踝之前缘，沿小腿内侧正中线上行，在内踝上 8 寸处，沿大腿内侧缘，经腹至腹哀穴处入腹，络脾胃，从胃直上，过横膈，注入心中，上输于肺，经咽喉，上舌本，散舌下。此时，双手提至与唇相平，谓之健脾势。接着呼气，舌顶下腭，双手变掌，右掌在下，左掌在上，排列于右上胸部，欲触未触形状如按摩，从右上胸部次第捺下（同时左足跟落地，右足再起，迈出半步，拇趾内侧着地，足跟上提，膝关节微屈，头身随出步微转右侧，略向前倾），呼气默念"嘘"字，意念气声从舌降于任脉，沿喉咙，胁肋至膈入肝，挟胃，折向外胁肋至小腹，绕阴器，沿股内侧过膝，至内踝前缘下足背，经中封穴、太冲穴至足拇趾外侧上"大敦"穴，谓之疏肝势。肝之病毒淤气由大敦穴排出。呼气完毕，右足着地，左足再起，如此反复，周而复始。

若条件有限，可改为原地练习，出右足，收左足，出左足，收右足。其他同第一步功。

**4. 要求及效应**

行功要求练习1～2个月，功成后能内气自然运行肝脏，运至手掌，练功5～10分钟后，两手心有热、气胀感，内外气催于肝，肝体有微波逐浪之舒服感，但亦有先肝区疼痛，后消失转为舒服。练此功要求心情舒畅，姿势圆滑，动作逍遥，自然优美。实践证明，只要掌握了正确方法，练够了时间，不管有无气感，均有不同程度的疗效，如转氨酶下降，血流量增加，肝区疼痛转轻，食欲增加，精神好转等。

柔肝——双拳柔肝观"期门"

口诀：双拳柔肝观"期门"，活血化瘀能软肝，

双拳叠贴肝区部，快率振颤行按摩，

观想"期门"念"呼嘘"，呼吸精气行吐故，

绵绵出入静忘身，百日之功肝病除。

（1）预备姿势。

（2）先按要求练第一步功至丹田有气感，第二步功练十八口呼吸。

（3）柔肝：①双拳握法：双手握拳，拇指压于拳心，左拳贴于肝区，右拳重贴其上。②双拳震颤法：以腕带拳动，微弱震颤频率快，次数多，1分钟达200～300次以上；③观想"期门"法：肝病实证者（急性肝炎、慢性肝炎活动期、气滞、血瘀阻络等）吸气观想青色之气（青如秋容之青天或竹青色）自体外经"期门"源源进入肝脏；呼气观想翠绿色从肝脏经期门源源直出体外。肝病虚证者（久病体弱，耳鸣目眩，爪甲枯，舌红少苔等，如慢性肝炎肝肾阴虚、肝脾两虚，肝硬化等），吸气如实证，青色从体外经"期门"源源进入肝脏；呼气时观想地苍之色（地之苍黑、枯暗如尘）从肝脏经"期门"源源直出体外。

（4）练功时间与收功同第一步功。

（5）要求及效应：先练育丹、行功，再习柔肝，练习时间1～3个月。要求达到高度入静、甚至入静忘身。肝区有投石于水中的微波逐浪之感，舒服感。但

亦有部分患者初练肝区有痛感，很短时间便可消失。有患者用按摩器代替双拳震颤，据称亦有舒服感。收功同前。

**注意事项**

（1）全功连续时间安排：育丹练至丹田气感充盈，一般需要 10 ～ 30 分钟；行功练 10 ～ 30 分钟；柔肝练 10 ～ 30 分钟。

（2）坚信本功法治疗肝病的效果，打破肝病缠身的精神枷锁，放下思想包袱，心情舒畅，逍遥自在。

（3）练功时间：一天十二个时辰均可练习，如果有条件，可在早晨 4 ～ 6 点，晚上 10 ～ 12 点，中午亦可。

（4）肝病必须保证充分的休息，练功不能操之过急，一定要循序渐进，分步学习，然后连练。

（5）练功治病期间，要忌房事，忌食酒及其制品、辛辣食物、冰凉冷饮；饮食要营养丰富，保证适量的优质蛋白、糖分及维生素。多食蔬菜、豆类、蜂糖，少食油腻食物。做到饮食有节，起居有常，不妄作劳。

（6）练功环境要安静卫生，空气新鲜，避风雨雾露、冰霜寒冷。野外、室内均可练习。

本功法还可采用坐式、卧式，练功服药、食饵仅为辅助疗法，许多单练功法效果亦可。

# 二十、肝硬化腹水

## 内运命门功

### 🈳 功 法

**姿势**　两脚开立，与肩同宽，上身正直，微向前倾，两手自然下垂，置于体前侧，稍离大腿，头颈稍向前低，含胸拔背，闭目静默 3 ～ 4 分钟，然后从头开始放松前身（包括目、耳、口、鼻等各个器官），逐渐放松到两肩、两手、胸部、腹部、两腿、两足。连续 3 ～ 4 遍，然后又从后脑开始，逐步松后身，到背、腰、臀部、大腿后侧，以及足底。周而复始连续 3 ～ 4 遍，使全身肌肉放松，达到无紧张感觉为止。

**呼吸**　在全身放松的同时，必须调整好呼吸，开始学习时可以采取缓慢的自然呼吸即腹式呼吸，但必须做到吸气腹部鼓起来，呼气时则腹部瘪下去。腹部的鼓瘪要听其自然，不能勉强。每次一呼一吸都要使腹部有明显的胀缩之感。

**意念**　意念所守部位为丹田。丹田在脐下 1.5 寸处，即气海穴。守丹田不仅仅是只守一小点，而是要以气海穴为中心，逐步扩大开来，慢慢形成一个球形，包括命门在内，久而久之，命门之气得到充实，从而达到健身治病的目的。

**注意事项**

采用内运命门功治疗肝硬化腹水，必须持之以恒，坚持每天早、中、晚各练1次，每次锻炼 25～30 分钟。有了效果后，可改为早、晚各练 1 次。

## 二十一、肝脏病变

### 肝病内视法

🈸 **功 法**

（1）本功法不要求一定姿势，行、站、坐卧皆可以练习。以坐式或卧式为好。

（2）存想五脏法。修习时，先放松身体，然后闭目存想，观想自身体内五脏，一个个如悬挂的钟，光芒四射，五色分明。其中肝为青色，心为红色，脾为黄色，肾为黑色，肺为白色。可以五脏同时观想；也可按五行相生顺序遍想五脏，既按肝→心→脾→肺→肾之顺序观想，一般先把一脏观想清楚后，继而存想下一脏，依次想遍五脏为一个循环，可连续做数个循环。

（3）肝肾存想法。先存想肾脏如黑色悬钟半小时，再存想肝脏如青色悬钟半小时。

（4）再行一遍五脏存想，然后收功。

注意事项：

（1）本功法不讲究呼吸，以存想为主要手段。

（2）存想五脏时，一定要遵循五行相生顺序，不可颠倒。

（3）病愈后不再单独存想肾脏，肝脏。

（4）本功法也适用于其他脏器的病变。方法是把存想肝肾法改为存想病变脏器即可。

（5）本功法不宜食后进行，至少应在食后半小时以上进行。

## 二十二、胆囊炎

### 胆病导引法

🈸 **功 法**

**基本功法**

**1. 胆病导引法**

该功能促使肝胆之气升发、畅通而解除胆汁郁结。方法为平坐床上，两脚掌相对合，仰头，左右手分别握住左右脚腕，以垂直方向往上提，来回摇动，做3~5次，然后坐在床上，两手按于床面，向上挺身努腰，做3~5次，每日早、晚各行1次，每次约20分钟。

**辅助活动**

气功治疗慢性胆囊炎除上述功法外，还可在平时或练功余暇进行一些辅助活动，以配合治疗。

**1. 意守期门**

姿势不拘，取坐、站、卧式均可，身体放松入静，排除杂念，舌舐上腭，鼻吸鼻呼，缓慢吸气，将意念引至丹田，有气感后再上引至右肋下期门穴（右胁第5~6之间与胁中线交点处），然后意守10~15分钟。期门为足厥阴肝经之俞穴，主治肝胆疾病。

**2. 按胁肋**

左手贴于右胁肋前，右手掌置于左手背上，自上而下，反复按摩36次。慢性胆囊炎都伴有右腹及胁肋的疼痛，按胁肋能畅通胆囊而止痛。

**3. 摩阳陵泉**

双手大拇指按摩双腿阳陵泉穴（膝外1寸处），先按顺时针方向按摩36次，接着再按逆时针方向按摩36次。阳陵泉为足少阳胆经之合穴，按摩阳陵泉能泻胆热，条达胆气，对胆囊炎症有一定疗效。

**注意事项**

（1）胆属春木，为少阳升发之气，主时在晨，故练功时一般以早晨为宜，选择空气新鲜之地，以利于胆气疏通。

（2）胆与肝互为表里，肝气的疏泄对人体情志的影响较大，胆主决断，为中正之官，故情志的变化对肝胆功能有一定的影响。在练功中应注意避免情志刺激，戒怒戒躁，务必要安神定志，尤其要注意惊恐的发生。

（3）慢性胆囊炎常可因食油腻而诱发，在练功中要注意饮食节制，忌食油腻之品。

# 二十三、肾脏疾病

## （一）强肾功

**功 法**

（1）站式，两脚分开与肩同宽，两膝微屈，膝头不超过脚尖；松腰收腹；

含胸拔背，提肛，悬顶；舌舐上腭，两目微闭。双手重叠（男左手在下，右手在上；女右手在下，左手在上），大拇指下方的鱼际穴放在肚脐上，手心的劳宫穴正对脐下 1.5 寸的丹田（气海穴）。使自己尽量放松，然后进行长呼气并微张口发"嘘"音，同时双手轻按腹部并屈膝下蹲，至膝头略超过脚尖的程度。嘘气后勿起，双手抬起，恢复舌舐上腭，用鼻吸气，吸气后，从下蹲式站立，并进行自吸。如此反复做 3 次，称为"三嘘吸"。

（2）接上式，双手在丹田处由重叠改为手背相对，手指向前，手掌在丹田水平线外开，升至离胯半尺处停止。翻掌呈手心相对，向中心线内合，合到两掌相接后停止。如此开合 3 次，不配合呼吸。此为"三开合"。

（3）先出右脚，脚跟着地时用鼻一吸，脚掌落平时再一吸；再出左脚，脚跟着地时用鼻一呼，脚掌落地时不吸不呼。出右脚的同时，左手从体前划一立弧，手心向体内，手掌中的劳宫穴对准膻中穴，左手靠近身体，在右脚落平的同时，沿任脉向下导引至丹田，划平弧至环跳穴；同时头腰向左转动，出左脚的同时，右手从体前划一立弧，动作正好与出右脚相反，头腰同时自左向右转。

（4）两吸一呼要短促稍用力，步速每分钟 50 至 60 步，共行走 20 分钟。

（5）松静站立，重复做"三开合"及"三嘘吸"结束收功。

**注意事项**

（1）动作中要以头带腰转，腰带臂摆。

（2）行进中全身要松静自然。脚尖跷起，脚跟里侧先着地，以调动阴跷脉的肾气。转腰动作要大些。

（3）两手划弧为立 8 字、胸前划弧为立圆，从丹田到环跳穴为平圆。立圆大，平圆小。两手手指伸开，似曲非直，指间似夹豆。

（4）行进中头不要向上下摆动，不要两肩下溜，不要胯转腰不转，不要撅臀。

（5）脑子要静，以一念代万念，即用耳听呼吸来排除杂念。

（6）此法适用于肾盂肾炎、肾积水、多囊肾、心血管病、糖尿病等。

## （二）摩肾益精功

### ▣ 功 法

**起势**：摩肾益精功的起势是坐式丹田三嘘息，三开合。姿势要求大腿放平，与小腿保持垂直角的坐势和两手放在大腿根部，其他均与站式身法相同。按坐式要求坐好后，放松全身，进行丹田三嘘息即用腹式呼吸，在呼气时微张嘴发"嘘"音，然后恢复舌舐上腭用鼻吸气。反复 3 遍。接着双手置于下丹田处，两手背相靠，手心向外，徐徐外开至离胯半尺处，翻掌使掌心相向，向内合至丹田处两手相接。不配合呼吸，如此重复3遍，即为丹田三开合。然后开始按顺序逐个穴位进行按摩。

**按摩**

**1. 按摩肾俞穴**

接起势中丹田开合后，双手移向背后，两掌心抚在两边的肾俞穴（第二腰椎棘突下旁开1寸半处），先上下轻轻摩擦，待温热后，变换手势，即把食、中、无名3指并拢伸出，其他2指屈曲，用中指点在肾俞穴，先反后正各做24转，三按三呼吸，然后将手返回中丹田前，做3个中丹田开合，而后再将两手移向背后，照上述办法再按摩，如此重复3次，最后将手返回中丹田，做中丹田三开合和三按三呼吸。

**2. 按摩涌泉穴**

先把右腿屈膝平放在床边，或凳子上，侧身坐，左腿放在床下，脚掌平放地面。右手背到后腰，把外劳宫穴放在右肾俞上，如果手放在肾俞上有困难，可改放在小腹，劳宫穴对准关元穴。左手平放在右脚涌泉穴上，以涌泉穴为圆心，先由下经脚掌前再到上往脚掌后，这样反向转100圈，然后劳宫穴对准涌泉穴做三按三呼吸。呼吸后再正转100圈，三按三呼吸做完后，把右腿伸开（稍曲），将左腿屈膝，把脚放在右腿上，用与右脚同样的方法、步骤，做反、正各100转。按摩完毕，再将左腿伸开。

收势，两腿微屈平放在床上，用双手先做3个中丹田开合，每逢合时，意念就集中于丹田，然后再做丹田三嘘息，最后再两手慢慢离开中丹田，舌放平，睁开眼睛。

**注意事项**

（1）此功练完后，最好宽衣入睡。尚需下床走动的，也要休息10分钟以上，再下床。

（2）妇女月经期，暂停练此功。

（3）做本功法时，切忌用力，稍一用力，便会出现血压升高，失眠等不良现象。

**（三）五行掌摸法**

五行掌摸法，属水，与肾相应，默念"吹"字。

**功法**

（1）左脚向左前方迈一大步，呈前弓后箭步，两臂自然下垂，肘微屈，掌心向下，指尖向前，置小腹左前方平脐。

（2）随吸气，双手由左向右、向后收回，做划圆的抚摸动作，收至右下腹时吸气尽；同时左腿后伸直，右膝屈曲，重心后移至右腿上，左足尖微微上翘，足跟着地，暗示清气从足心"涌泉"穴沿大腿内侧的肾经上升至腰部两肾。

（3）随呼气，默念"吹"字，暗示浊气尽出，清气沿肾经降至"涌泉"穴；同时双手向左，向前摸出，意守掌心，手指微微上翘，以产生气感；同时屈左膝，伸右腿，重心前移至左腿上。呼气尽时，再开始做"二"式动作。如此反复做 5～10 次，再换右腿向前方迈出，亦做 5～10 次。

（4）动作要领：要求双掌与地面平行划圆，如磨豆腐一般，高不过脐，腰部随呼吸及双掌动作转圈，躯干要保持正直，这可加强对"肾俞"、"命门"等穴的意守。吸气时，足尖用力上翘；呼气时，手腕抖动一下，指尖上翘，可加强气感，容易得气。初练配合不好时，可先不默念，待动作熟练后，再配合默念与意守。

（5）功用：本法具有益阴壮阳的作用，可补可泻，去肾中一切虚热之气。主治头晕、耳鸣、潮热、盗汗、腰膝酸软、眼睑浮肿及遗精、早泄、不孕等症。

### （四）肾病综合征信息手印

🈴 功 法

**1. 姿势**

按一般练功要求面向正东坐位，可盘腿打坐亦可平坐。

**2. 手印**

左手掌心向上，拇指朝外斜上，右手掌心斜向左外下，左手食指伸直与右手小指相交，两指端罗纹面相接。右手无名指掌指关节屈曲近 90 度；中指掌指关节亦屈曲近 90 度，同时近指关节自然屈曲呈 90 度。左手中指伸直，指端桡侧面贴于右手无名指，中指两掌指关节之间的背面。右手食指屈曲钩住左手中指近节，左手无名指背伸，然后钩压右手食指尖背侧，指端罗纹面轻触右食指掌指关节掌面。左手小指掌指关节屈曲，余关节伸直，贴着右手虎口伸出。右手拇指自然伸直与左手小指交插。

简易结印法：先双手手心同时朝下，右手食指穿插于左手食指、中指、无名指中间（中指在下，余两指在上），然后，左手无名指屈曲钩压住右手食指尖，接着左手翻转使手心朝上，拇指外翻，双手其余手指按上述要求摆放即可。

**3. 正功**

手印结完后，置于中丹田，尽量使自身放松念数 0－5－ －8－5－0－5－5－

－－，66 遍，时间为 20 分钟，鼻呼鼻吸，在念"0"（音洞）时想象其特定颜色——纯黄色，念"5"时想象浅黄色的"5"；念"8"时想象紫色的"8"。"—"表示时值，像音乐的节奏一样，每念完一个数字该间隔多长时间。

**注意事项**

（1）本功法可与其他功法同时修练。

（2）收功时用"意念"收，心中默念 1（音 yao）－－1－－1－－－，3 至 4 遍。

（3）按本人的身体素质决定练功的次数，但最多不超过 5 至 6 次。

（4）为了便于入静可按呼吸来按排节律。根据自己呼气的长短，可以一呼为一拍，一吸再为一拍，亦可一呼一吸整个过程为一拍。

（5）精神病、神经病、癔病的患者不宜练本功法。

# 二十四、阳痿

## （一）铁裆功

### 功 法

**基本功法**

**1. 推腹**

仰卧，全身放松，调匀呼吸，排除杂念。用两手相叠（左手在下）自剑突部位向耻骨联合推摩 36 次。两手向下推时慢慢呼气，将真气送入丹田，意念随手掌的推动，注意体会手下感应。

**2. 分腹阴阳**

仰卧，以两手掌自剑突下向腹两侧分推 36 次。向两侧分推时慢慢呼气，注意体会掌下的感觉。

**3. 按揉肚脐**

仰卧，两手相叠（左手在下），在脐部左右旋揉各 36 次。自然呼吸，注意掌下感应。

**4. 捻精索**

坐位，以两手食、中指与拇指对称在阴茎根部的两侧捏起精索，左右捻动各 50 次。全身放松，自然呼吸，注意两手捻动精索的感应，以微酸胀、舒适不痛为准。

### 5. 揉睾丸

坐位，以右手将阴囊、阴茎一同抓起，虎口朝前，阴茎与睾丸露在虎口外，将其根部握紧，先以左手掌心按在左侧睾丸上揉50次，然后换手以同样的方法揉右侧睾丸50次。自然呼吸，将意念集中在揉睾丸那只手的手心里。

### 6. 搓睾丸

坐位，以两手食、中指面托住同侧睾丸的下面，再以拇指按压其上面，左右搓捻50次。

### 7. 顶睾丸

坐位，以两手食、中指面托住同侧睾丸，再以拇指端将睾丸向腹股沟方向顶上去，然后放下来，共3次。向上顶时慢慢吸气，放下时慢慢呼气，两腹股沟处有轻微的撑胀感即可，压力不可太大。

### 8. 挂裆

站位，两脚与肩同宽，将备好的沙袋和纱布带放在床上或凳子上，并将纱布带结一个活扣备用。然后用一手将阴茎和阴囊一同抓起，再将纱布带的活扣套在阴囊及阴茎的根部扎住，松紧合适，阴毛留在外面。并使扎扣下面的两条纱布带等长，最后把沙袋慢慢放下前后摆动50次，自然呼吸（不可用腹式呼吸）。以阴茎与睾丸充血、微酸胀、两侧腹股沟有轻微牵引感而不痛为准。

### 9. 捶睾丸

站位，两脚与肩同宽，两手握空拳，交替捶打同侧睾丸各50次。用力要柔和，不可用蛮力，以酸胀不痛为准。

### 10. 捶肾

站位，两脚与肩同宽，以拳背交替捶击腰背部同侧肾区各50次，动作要柔和深透，呼吸要自然。

### 11. 通背

站位，两脚与肩同宽，两手握空拳，肩、肘、腕关节放松，以腰部的力量带动两臂，一手以拳心捶击胸部，一手以拳背同时捶击背部肩胛骨下方，左右各50次。

### 12. 扭膝

两脚并立，以手掌按在膝上，向左旋扭50次，向右旋扭50次。

### 13. 滚棍

坐位，两足穿平底鞋，踏在圆木棍上前后滚动50次。

### 14. 收功

两手自然放在大腿上面，静坐片刻，搓搓脸和手，站起自由活动一下，即可收功。

**辅助活动**

（1）命门火衰者，加练壮火升阳功

坐式、卧式或站式均可。全身放松，调匀呼吸，排除杂念，意守命门、气海穴之间 3～5 分钟。然后用逆腹式呼吸法，在吸气时微收肛，提睾丸收腹，意想一股暖流存命门；呼气时，意想聚集于命门处的这股暖流顺督脉送下睾丸，再由睾丸返上来催向生殖器直达龟头，同时松腹，松肛，反复进行 81 次。

（2）惊恐伤肾者，宜加练养丹益神功

跏趺坐或平坐，全身放松，自然呼吸，舌舐上腭，排除杂念，用顺腹式呼吸法，当呼气时将腹内收，提肛，由丹田轻轻向内吸，意想丹田与腰背相贴；吸气时，松腹，气向丹田聚集，如此做 36 次。然后改自然呼吸，意守丹田。

（3）湿热下注者，加练摩腹吹气功

站位或坐位，全身放松，排除杂念。两手平放于少腹部，慢慢吸气，呼气时，口念"吹"字诀，两手同时轻摩少腹部。做 10 息或 20 息。

（4）经练功 100 天后，阴茎能勃起，但软而不坚者，加练强阳握固功

在练铁裆功挂裆后，或兴阳时，一手握阴茎，阴茎头露在外面，再努气用力，使气血上达龟头，握拳用力，阻滞血液回流，使龟头有撑胀感，反复数次，握力逐渐增加，不可上下滑动。

**注意事项**

（1）每天练功 1～2 次，先练 100 天，在练功中，禁止性生活。以后每日或隔日练功 1 次。

（2）练功前解除大小便。练铁裆功前要准备好沙袋、纱布带及圆木棍等用具。沙袋长 20 厘米，宽 17 厘米，装入沙子 1.5 公斤，将袋口扎紧备用。圆木棍长 55 厘米，直径 3～5 厘米。纱带长 90～100 厘米，宽 40～50 厘米，将两端缝在一起，使成环形，套一铁环，打上活结备用。

（3）若有阴部手术疤痕、输精管结扎、阴部严重静脉曲张及急性睾丸炎、附睾炎等不宜练铁裆功。

（4）误犯手淫、恣意纵欲或阅读不健康图书所致者，须戒除恶习，收心养性。

**（二）坐式内养功**

**功法**

跏趺坐或正坐（两脚自然分开，平行而垂直于地面，脚底踏实于地面，两手自然放大腿上），全身放松，呼吸自然，按意守分以下几个步骤：

### 1. 意守丹田

排除杂念，两目微闭，内视丹田（肚脐内），呼气时将丹田轻轻向内吸，意想丹田与腰背相贴，吸气时再将丹田慢慢放松，稍停，如此反复 2~3 次，静守丹田。

### 2. 意守命门

意守丹田，脐部有跳动或发热感后，将丹田热感用意一直引向命门（与肚脐相对，在第二腰椎下），静守命门。

### 3. 意守会阴

意守命门，命门处有跳动或发热感后，将命门处的热感一直引向会阴（又称下丹田，在肛门与前阴之间），反复几次后，静守会阴。

### 4. 练精化气

守以上各窍，可出现举阳及射精感（守会阴时更易发生），有此感觉，即可练精化气，不必依次守完其余各窍。本法是先意守丹田，然后用意将龟头之气吸向会阴，由会阴提至尾闾，同时闭口咬牙，舌舐上腭，提紧手脚，缩紧肛门，再用意引气由尾闾上提，经夹脊、玉枕、过泥丸，到达上丹田（两眼之间），守住片刻，连同口中津液，送于中丹田。如此 3 次，一般阴茎即可萎软，则在中丹田收功，否则仍可再作数次。

收功时，用意围绕丹田转圈，先从小到大（从内向外），从左向右上方转 36 圈，然后反过来从大到小（从外向里），从右向左上方转 24 圈。

上法每天练 2~3 次，每次约 1 小时，一般在 2 月内见效。

**辅助活动**

（1）以上功法练毕时，缓缓坐起，两手掌相搓，待掌心发热后，再以两掌搓面部数次。然后两手交搓两足心，直至足心发热为度。

（2）意守丹田，一手兜住阴囊，一手擦摩丹田，圆转 18 次后，再同样方式换手进行。

（3）行撮、舐、闭、吸四字诀。撮即提，即提会阴、提肛门、提尾闾；舐即舌抵上腭；闭即闭目上视；吸即延长吸气。行四字诀一般是采用坐式，意守丹田，缓缓吸气时，即撮、舐、闭同时进行，稍忍后，缓缓呼气，会阴、肛门、尾闾处随之放松，两目逐渐回复至自然状态。继后再作，反复 7 次，本法可单独练，亦可接着固精法后练习。

**注意事项**

练功治疗期间，不宜吃具有兴奋或刺激性食物，并应禁止性生活。由误犯手淫、恣情纵欲或阅读不健康图书所致者，尤须戒除恶习，收心养性。阳痿由情志郁结所致者，宜解除思想顾虑。

### （三）吸气缩阴功

### 🔲 功 法

寝起便后，在空气新鲜、环境安静处，两脚分开，比肩略宽，呈骑马式站立。百会朝天，沉肩坠肘，虚腋松腕，含胸拔背，松腰适腹，眼、唇微闭，前视若有若无，舌舐上腭，心静神宁，意守神阙（肚脐）。意念天之清气，悠缓细匀地从鼻经胸入腹，聚于神阙。同时十个脚趾用力抓地，刚劲挺拔稳立不动，意念地之大气，绵绵细长地从涌泉在双下肢后内侧上达会阴，并从阴门进入腹内，令天地之气在神阙交融，同时意想用此气将脱垂子宫向上升提，斯时猛缩前阴，屏气1分钟左右，然后以波浪式推进，并散射状地将气从神阙向体外徐徐排出。排气时，舌体还原，脚趾和前阴慢慢放松，回如平常。排气毕，复如是吸气缩阴，终而复始。嘱患者根据各自的耐受力与临床症状的缓解情况，每次练功15～30分钟不等。练功完毕，恢复松静站立。若属气虚下陷者，令患者半握拳，以拳掌轻击腹部，从右下腹始，向上至右上腹转向左，至左上腹再转向左下，回至右下腹呈划圆式点状叩击30～50圈。同时紧缩前阴，意想子宫回升至小腹（盆腔）；属肾虚失固者，令患者半握拳，以拳背叩击腰骶臀，从下自上，再从上至下，如此往复地点状轻击30～50遍。同时紧缩前阴，意想子宫回归至小腹（盆腔）。然后叩齿30～50下后，鼓漱30～50次，而后将口中津液分3次徐徐咽下，令入神阙，散于胸腹，渍之脏腑。

疗程：每天早晨（最好在旭日东升时刻）练功1次，病情重而练功后自我感觉良好者，可于傍晚（最好在夕阳西没时刻）再练功1次，连续30天为1疗程，连作两个疗程。

### （四）升阳法

升阳法是指补阳壮肾的练功方法。此法适合于老年体弱者作为壮肾强精的锻炼方法。此种练功法是与守命门结合进行的。

### 🔲 功 法

开始入静后，意达命门穴位，以意引气由两肾（命门两侧的肾）起，经丹田，直催睾丸，再由睾丸返上来催阴茎直到顶端，换气后再催。象这样进行36次，即行静守命门。此法对于防治阳痿病，具有很好的效果。

妇女练此法，可以调血固经，方法是由两肾引气，经过丹田，直催子宫和阴道。

## （五）丹田运转法

丹田运转法是指以意引气在小腹部运转的方法。

### 功法

吸气时，同是提肛，用意引气由会阴穴位吸进至命门，经命门再到丹田；呼气时，再用意念将丹田之气呼至会阴穴位。以意引气时，注意缓慢、均匀、自然和柔和。如此运转循环就会逐渐使丹田、会阴、命门之气形成三角连线，并使三个部位产生温热感觉。这种运转法，不仅有助于丹田之气的调动和运行，而且还有助于"精气"的锻炼，它对于某些泌尿、生殖系统的疾病，如遗精、阳痿、妇女月经不调、不育等症有一定疗效。

## （六）太极内功抓闭呼吸法

### 功法

自然松静站立，吸气时足趾用力抓地，大腿向里挟紧，同时收腹提肛缩睾，双手握拳，舌舐上腭，闭气不呼；憋不住时再呼气，舌放下，全身突然放松。自然呼吸，稍事休息和调整，再开始运气，共作 9 次，或 5~7 分钟。每日早、中、晚练 3 次，可固肾壮阳，功后身上应有明显热感。

## （七）导引回春功

### 功法

松紧站立，行腹式深呼吸 16 次，然后全身放松，全身抖动，抖 1 分钟停 1 分钟，注意开裆，使阴茎、阴囊也随之摆动。抖 1~3 分钟后，作云手动作，意想掌托朝日，海底捞月，左手抬起同时左脚尖经右脚内侧虚步划弧，抬腿向左侧伸出落地屈膝，躯干随之左转，目光随左手转移，当左手下行时，右手抬起，眼看右手，右足跟抬起，左腿成弓步，双腿根部夹紧，使阴部受到轻微挤压摩擦，右侧动作同左侧，左右各作 8 次共 16 次。此法刺激外阴，改善其血循环，增强性腺等内分泌机能，故有益肾壮阳功效。

## （八）自我按摩回春功

此法适用于中老年性功能减退者，与"铁裆功"有异曲同工之妙，但较之更为温和安全。

## 🔲 功 法

一手将阴茎在小腹上压住，另一手拍打睾丸 18 次，换手再轻拍 18 次。同上法再上下摩擦阴囊、睾丸，左右各 18 次。两手将阴茎、阴囊全部挤在掌中，顺上下方向揉搓 18 次。换手各抓一个睾丸，一擒一纵，共 18 次。一手擦小腹丹田，一手兜阴囊，上下兜动 18 次，换手后重复一遍。一手揉尾闾，一手揉曲骨，各 18 次，换手重复一遍。拇指按揉三阴交穴 81 次，以劳宫穴搓涌泉穴 81 次，可左右同时进行。搓腰部肾俞、命门，以热为度。注意手法宜轻柔，由轻到重，由少到多，全凭自然掌握。

# 二十五、遗精

## （一）壮阳固精法

## 🔲 功 法

**搓涌泉**　盘膝而坐，双手搓热后，手掌紧贴脚面，从趾跟处沿踝关节至三阴交一线，往返摩擦 20～30 次。然后两手分别搓涌泉穴 81 次。要意守涌泉，手势略有节奏感。

**摩肾俞**　两手掌贴于肾俞穴，中指正对命门穴，同时从上向下，从外向里作环形按摩共 36 次，要意守命门。原有肾虚腰痛等病者，可适当增加按摩次数。

**抖阴囊**　后背靠实，取半仰卧姿势。一手扶阴茎，另一手食、中、无名三指托住阴囊下部，上下抖动 100～200 次，换手再抖动 100～200 次。要意守丹田，逐渐加力。待有一定基础后，改为单掌上下拍打阴囊 100～200 次。

**疏任督**　一手置会阴穴，另一手小指侧放在曲骨穴，两手同时用力摩擦睾丸、阴茎 100 次左右，换手再摩擦 100 次左右。要意守丹田，逐渐加力。

**提阳根**　一手掌面的劳宫穴贴丹田，另一手握阴茎，向上、下、左、右各提拉 100 次。要放松意念部位，切忌胡思乱想。

**壮神鞭**　两手掌夹持阴茎（龟头外露），逐次加力，来回搓动 100～200 次。不能憋气。如产生冲动时，一手持阴茎，另一手食、中二指压住会阴穴，收腹提肛（如忍大便状），并澄清思虑，净化欲念。待冲动完全消失后，向右侧卧休息片刻，或重作提阳根、壮神鞭功法，效果更佳。随着功力的加深，操作时冲动感会自行消失。以上功法修习百日后，方可行以下之法。

**固精液**　行房中略有排精感时，即暂停房事，提肛收腹，并用意念控制住精液的排出。待冲动缓解后，可继续从事或酌情停止房事。

**注意事项**

（1）此功每日练 2~3 次为宜。

（2）不可随意改变意念部位。

（3）练功前后勿饮凉茶、冷水。练功时小腹不要袒露。

（4）饭后勿练；过度疲劳勿练；情绪受挫时勿练；发热时勿练。

（5）未婚或初婚青年不宜练。

（6）此法不能用于避孕。

久习壮阳固精功法，能使肾气旺盛、精力充沛、步履轻灵、动作敏捷，可治疗肾虚畏寒、阳痿早泄、尿频腰酸，对失眠健忘、多梦等症也有一定的作用。若配合内养功、站桩功同练，则效果更佳。

## （二）返还功

### 功 法

**1. 练习时间**

最好的时间是晚上子时，因为子时是阳气初生之时，此时练功顺应了天时，对人体机能恢复更快，也可在任意时刻练。

**2. 练功方向**

早晨面向东，中午向南，晚上向西，夜向北。

**3. 练功姿势**

取站式，头正直，双脚与肩同宽，双手自然下垂于身体两侧。两眼合上或露一线之光，舌舐上腭。总之以全身舒适、自然为度，放松全身，摒除杂念。

**4. 呼吸方法**

采用逆腹式呼吸。即吸气时，当胸腔吸到大部分气时收缩睾丸和肛门，同时吸气到不能再吸为止，呼出废气，随之而放松睾丸和肛门。

**5. 衣着**

衣服和裤子要宽大，不要穿过分紧身的衣裤，因为紧身衣裤束着身体，不利于身体放松，则练功过程中气血不能顺利沿经络运行。鞋子以平底柔软的为最佳。

**6. 练功地点**

取空气清新，安静无噪音的地方，千万不能到污染严重地方练功。

**7. 收功**

练功完毕后，慢慢睁开眼睛，轻柔活动各个关节，两手搓热，擦头、脸、耳即行。

**注意事项**

（1）练功过程中始终要记住是循序渐进，欲速则不达，贵在坚持。

（2）提肛和提睾时要柔和，切记不能猛提。

（3）呼吸要自然，缓慢深长。

（4）练功过程中全身始终保持松静，若开始在练功过程中有些累了可停一下再继续练。

（5）练功开始两月内严禁房事。

（6）练功期间多食糖和蛋白质食物。

### （三）固精三法

🈹 **功 法**

第一法：站、坐、卧皆可。闭目内视头顶，舌舐上腭，以鼻吸气时提阴部（包括外生殖器、肛门、会阴），吸满气后闭气不息，至闭极则慢慢呼气，同时放松阴部，如此一提一松为1遍，可连作4～5遍，每日可练3次以上。平时每次小便后，闭气、提肛、缩睾1分钟左右。

第二法：仰卧，头枕高，意守丹田（脐内），同时按如下操作：

（1）左手心按于肚脐，右手心覆于左手背上，先顺时针方向转擦36次，再左右换手逆时针方向转擦36次。

（2）双手指并拢，上至心口，下至耻骨联合，以丹田为中心，在腹部上下推搂摩擦，一上一下为1次，共36次。下推时双手斜立，手心斜向下，用双拇指贴皮肤而推，上搂时双手斜立，手心斜向上，以双手小指贴皮肤而搂。先下后上为泻，先上后下为补，可酌情用之。

（3）双手将睾丸兜起，送上腹股沟内，在其表皮上搂擦，先左后右为1次，共81次。搂擦时如果阳举，甚至搂完收功后仍阳举不倒，可以意由龟头经丹田向会阴引气，提过尾闾向上，经夹脊、玉枕至泥丸，意守片刻，连同口中津液咽至下丹田，同时闭口，咬牙，舌舐上腭，两手握固，两足十趾内收，如此一般1～3次，即可使阳举平复。

第三法：站立，全身放松，先以鼻引气、满口而吞之，如咽硬物状，送入腹中，至腹部有饱满感，再绵绵呼出。继而吞气下行，过中丹田（胸中），直达会阴，稍停，再循督脉上升，至百会，并徐徐呼气，同时意降会阴。当升百会时，会阴有内凹之感，意降会阴时，会阴有鼓突之感。如此重复3遍后，引气归下丹田稳住，待小腹有温热感时收功。

**注意事项**

（1）本疗法第一法因需闭气，故高血压、青光眼、脑动脉硬化、肝硬化等患者不宜应用。第二、第三法中因有"意守上丹田"、"气升百会"等内容，故高血压、青光眼等患者宜慎用，或配合其他治疗措施。

（2）从开始用本疗法至显效，须有一定时日，必须持之以恒，不能三心二意，半途而废。

（3）肾虚遗精患者，平时尚须注意清心寡欲；在应用本疗法治疗期间，暂时隔绝性生活3个月；治愈后仍须有所节制。

## （四）固精止遗法

### 功 法

（1）清晨睡醒时，起端坐，舌舐上腭，口轻闭，凝神息虚，呼吸绵绵若存。待津液满口后，分作3次，以意送入下丹田，

（2）临睡前，坐床上，摒除杂念，意念集中于下丹田，自然呼吸，左右两手交替搓脐14次；再两手搓胁腹，同时摇摆7次；接着两手握固，鼻吸气满后，咽气入下丹田，坚持片刻，最后屈腿侧卧，以固精止遗。

**注意事项**

（1）练习此功法者，平时须注意饮食清淡，保持心情舒畅。

（2）本功法分早晚两次练习，严格地说只是一种导引保健方法。必须坚持每日练习才能取效。

## （五）肩功

### 功 法

（1）坐位或立位，两肩连手作前后向转动，可先左转，后右转，亦可左右同时转24转。

（2）坐位或立式，调整呼吸，静坐或站立几分钟，使自己全身放松，呼吸平和。然后以左手擦脐部14遍，换右手擦同样遍数，再先左后右擦胁部各14遍。

（3）以肩连手摆摇7次，咽气下入丹田，握紧拳头，屈曲双足侧卧。可防治梦遗。

## （六）脚扒手钩功

### 功 法

**1. 练功姿势**

令仰卧床上，枕略高，两腿伸直，两脚跟间相离约一尺左右，两手靠近两胯，置于其旁。姿势须自然舒适，两目内视（要求对外界视而不见），闭口，舌

舐上腭，舌尖在门齿牙根处。

**2. 练功方法**

静卧床上，摒除杂念。呼气一口，将肛门一缩一提，同时小腹内收后贴。吸气时，用意将气由尾闾沿脊椎向上直达脑后玉枕，这时用眼往上一瞟，令气经头顶置于两眉中间，稍停片刻，随着呼气用意引气经口连同口内津液从咽喉直送丹田，此为一周。要求周而复始地连续反复练习。此外，在从肛门提气沿脊椎上行的时候，手脚趾均须稍用力往上勾，即脚趾向小腿方向弯曲，手指成半握拳形，俗谓脚扒手钩，即属此意。俟气提运到丹田以后，手脚即可恢复原来伸直状态。

**3. 收功**

每次练毕，缓缓坐起，两手掌相搓，待掌心发热后，以两手掌心搓面部数次，然后，两手交叉搓两足心，以足心发热为度。

**4. 练功时间**

每日早晨及上午练习，每次半小时至一小时，以不疲劳为度。每日练2~3次，具体次数应根据病情决定。

**注意事项**

（1）练功地点须保持安静。练功治疗期间，不宜吃具有兴奋或刺激性的食物（包括药物），如茶、酒等均宜忌之，并应禁止性生活。

（2）初练本功法时，不可追求"气"在体内运行的感觉。只要存有气在规定的身体部位运转即可。

（3）脚扒手勾的动作形态：①开始时仰卧脚如」形，手指伸直如一形；②吸气时脚成＞形，手成⊃形；③呼气时脚、手动作形状与开始时①一样。这种动作配合呼吸，不可过大用力。

（4）练功后遗精次数增多了，不必惊慌，这是练功尚未到一定程度时的现象，十天，半月之后，即可纠正。

# 二十六、前列腺肥大

## 太湖气功

**功 法**

**基本功法**

**1. 预备式**

两脚分开，与肩同宽，两脚尖偏向前外方。百会朝天，眼半闭，舌舐上腭，唇稍离开，颈松直，沉肩，坠肘，含胸，收腹，圆裆，松胯，膝微曲。两手自然下垂，掌心向体侧。全身放松，大脑入静，思想集中，意守膻中穴。自然呼吸3~5分钟，深呼吸3次。再练下列功法。

### 2. 背后互助式

两脚分开站立，两脚尖偏向前外方，比肩宽，挺胸，收腹。两手在背后腰椎部握紧，自然呼吸，尽量向左右拖拉。一般拖拉 15～20 次。手交换握，再拖拉 15～20 次。如此交换做 4～6 次。

### 3. 肾俞运气式

立位，两脚分开比肩宽。两上肢外劳宫穴背于腰部。对准肾俞穴。意守上丹田，开始运气。以鼻呼吸，要求发出与呼吸同样短促的声响，每分钟 60 息左右。要能看到气管部环状软骨下面凹陷处在吸气时凸起，在呼气时凹陷。一般 2～4 分钟。

### 4. 日月运气式

仰卧在水面上，眼半闭观天，意守"海阔天空"，运气。每 3 次呼吸的末了一个呼吸的时间延长 1～2 倍。运气调息时配合上肢划水及下肢蹬水各一次，为一个循环动作，一般练 30 分钟左右。气沉膻中穴，以意领气，推动真气运行，遇大风大浪要注意不可打乱节律。此是水上功法之一，为太湖气功所特有。有条件者当练，效甚佳。

**辅助活动**

### 1. 擦丹田法

将两手搓热，先用左手掌沿大肠蠕动方向绕脐作圆圈运动，即由右下腹至右上腹、左上腹、左下腹而返回至右下腹，反复 30 次，再用上法以右手擦关元穴 30 次。

### 2. 局部按摩法

用手搓腰骶部 30 次，点按双侧阴陵泉、三阴交穴各 15 次。

### 3. 臀部震摆法

仰卧，两腿屈膝，使两小腿向臀部移至与床面垂直。此时以肩和足为支点，使臀部高高抬起，同时深吸气，提肛。约 3～5 秒后，臀部放下，以加大震荡力，同时全身放松，深呼气。反复 15 次。或臀部高高抬起后，深吸一口气屏住，用力使臀部左右扭摆 15 次，臀部放下，深呼吸。反复 15 次。

### 4. 胸膝位运动法

取胸膝位。动作时使臀部向后向下沉坐，同时呼气；然后还原，同时吸气。反复 30 次。

**注意事项**

（1）平时应进行慢跑、太极拳、八段锦、老年操等锻炼，提高身体素质。经常做日光浴，注意让日光射到会阴部，使臀部有暖热感。游泳，水温以 25 度为宜；有条件可坐浴，水面齐腰部，水温 40 度左右。这些均可延缓前列腺的硬化、增生，并能延年益寿。

（2）患者要消除思想顾虑，杜绝烟酒等诱发因素，应戒除手淫，避免过度的性刺激，性生活要适当，注意会阴部的清洁和保暖。

（3）对有慢性感染史患者应配合足够的药物治疗。伴尿潴留时可揉按膀胱区或导尿以缓其急。本病的气功锻炼时间较长，需数个月，患者应有决心、信心和恒心。对于手术切除者，仍可进行气功疗法，以巩固疗效。

## 二十七、慢性结肠炎

### （一）吐纳功

🈺 **功 法**

这是一种以意领气，结合默念（字句由练功者自定）和呼吸的停闭（有意识地停顿呼吸）的方法，对促进消化系统功能有很好的作用。

**1. 姿势**

可以采用平坐式、盘膝坐式、仰卧式和侧卧式，也可以采用站桩式。摆好姿势后，首先消除精神紧张，做好肢体的放松。随后，轻闭口齿，微闭二目或留一线之缝，宁神调息，排除杂念。

**2. 意守**

以意守丹田（气海）为主。

**3. 呼吸**

有软、硬两种呼吸法供选用。一般初学者、治疗期患者可采用软呼吸法；康复期或体力较好者宜采用硬呼吸法。

（1）软呼吸法：吸气时，舌舐上腭，舌尖轻舐下门齿内侧，默念第一个字，将气以意引至少腹部的气海进行意守，同时将小腹随吸气慢慢鼓起，但不用力。随后进行呼气，舌体放松，默念第二个字，同时将气缓缓呼出，小腹慢慢回缩。呼气后，呼吸自然停顿，默念最后的字。如此反复进行 50 次。停顿时默念的字数可以逐渐增加至 4~6 个字。

（2）硬呼吸法：呼吸自然停顿是在吸气之后，其余练法均同上。

**4. 收功**

意归丹田，双手重叠置于脐腹上，由内向外，由小圈至大圈摩腹 30 圈，再反方向摩 30 圈。随后轻搓两手，轻揉二目，稳稳收功。

### （二）跷步运化功

这是气功自控疗法的基本功之一，能促进脾气运化，调节胃肠功能。

### 🔯 功 法

**起式** 站式身法，平足曲膝圆裆，松胯松腰悬顶，舐腭含胸，垂臂弯肘，凝神合目，做到松静自然。接着将两手自身体两侧缓慢移至中丹田（在肚脐向下向内各 1.3 寸）部位，合掌（掌心正对丹田）置其上，做 3 次嘘息，3 次开合。

**三田开合式**：右脚向前迈出半步，脚尖先着地，双手合拢，掌心向上，沿腹胸中线提升，身体重心移至前脚，后脚跟提起。手升到上丹田（即印堂穴），两手心向外，手背相对，缓慢向两侧移开，重心随之移至后脚，同时用嘴做长呼气，并前脚放松，脚尖着地，此为"开"。手开至齐肩宽时，转为掌心相对，慢慢向上丹田前方聚拢，重心又移至前脚，后脚跟随之提起，同时行长吸气，此为"合"。至此已完成上丹田开合式。以后双手合拢，掌心向上，下移至中丹田，做中丹田开合式，开合时身体重心位置和呼吸的配合要求均向上。再做下丹田（即会阴穴）开合式，做时要求两腿下蹲（幅度可大可小）。最后，双手掌心向上，随两腿站起而提升，至脐中穴水平，又下降至中丹田前，再自然下垂，放在身体两侧。

三田开合式要求反复做 8 遍。次序是，先朝北面做 1 遍，再朝西、南、东面各做 1 遍；又由朝东而南、西、北各做 1 遍。

**正功** 左脚在前时，两手左摧，上身略左转，身体重心随之移向右腿；当左手摆至左胯，右手摆至胸前时，用左脚跟轻轻点地，默数"一"字，为第 1 步。然后，两手右摆，重心随之左移，上身略向右转；当左手摆至胸前，右手摆至右侧跨外，重心移至左腿之际，右脚跟提起，趁势向前迈出一步，同时默数"二"字，为第 2 步。如此每迈进 9 步便暂停片刻，使重心在两腿之间，两手升至膻中穴水平，中指相接，做向下导引动作。然后，继续缓步迈进。

一般以行走 20～30 分钟为宜。要求缓慢行走（大约每半分钟迈 1 步），步态柔和，向后摆动的胳臂下垂 35 度（体质虚弱者幅度更小），并努力做到"缓节柔筋而心和调"。

**收式** 先缓慢地做（上、中）二田开合式，借着动作导引内气归于中丹田。然后平站，双手重叠，做揉腹式，左、右做各 36 圈。最后，做丹田三嘘息，使意念恢复常态，两手自然垂放于身体两侧，原地站立 3～5 分钟。待意念完全离开中丹田，慢慢睁开双眼，原地或缓步活动片刻。

以上功法操练纯熟后，可接着练关于松腰和导引的高标准内容，以求进一步促使脾气发挥作用，调整体内阴阳的偏盛偏衰。具体做法可参阅韩秋生编《气功自我控制疗法》（福建人民出版社，1982 年出版）一书第 80～82 页。

**辅助活动**

（1）常规保健功——摩腹：两手搓热，重叠置于脐腹，掌心正对气海穴，由内到外，由小圈到大圈揉摩，顺时针方向转摩 36 次，再反方向转摩 36 次。

（2）拍击胃肠：用手轻拍胃、大小肠的体表部位，吸气时手提起，呼气时手落下，动作轻缓，拍击时间长短不限。

（3）按摩双侧足三里穴各 36 次。

**注意事项**

（1）高血压或胃、十二指肠溃疡伴有出血倾向者，不宜采用停闭呼吸法。

（2）疾病暴发或急性发作者，应暂停练功，卧床休息，并进行药物治疗。

（3）养成良好生活习惯，解除情绪紧张。饮食上以易消化，富有营养为原则，宜少食多餐，忌食生、冷、酸、辣及油腻之品。

# 二十八、腹泻

## 延年九转功

### 功法

**基本功法**

**1. 预备**

站位，两脚与肩同宽，头如顶物，脊直松肩，微收臀松膝。自然呼吸，舌舐上腭，两目平视，排除杂念。然后叩齿 36 次，以舌搅口内津液，分 3 次咽下，以意送至下丹田。

**2. 转摩心窝**

以两手食、中、无名指叠按心窝部（左手在下，右手在上），由下向左旋转、摩揉 21 次。意存掌下，用力轻柔缓和。

**3. 旋推分摩**

以两手食、中、无名指叠放于心窝部（剑突下），一边向左旋摩，一边下推至耻骨联合部。然后，两手自耻骨联合处向左右腹两侧分摩，再同时向上旋摩，回至心窝处，共 21 次。

**4. 直推任脉**

以两手食、中、无名指叠放于心窝部，顺任脉处向下直推 21 次。

**5. 叉腰推胃经**

以左手叉腰，拇指在前。以右手掌自右乳下（乳根穴）直推至腹股沟处 21 次。再以右手叉腰，如前，以左手掌自左乳向下直推至腹股沟 21 次。

**6. 跌坐摇转**

推摩完毕跌坐，两手拇指掐握纹握拳，扶于膝上，以腰为轴将胸自左转前，自右归后摇转 21 次。再照前法向反方向摇转 21 次。

**辅助活动**

（1）寒湿泻者，宜加练周天自转功。

坐位或侧卧位。全身放松，舌舐上腭。以肚脐为中心，吸气时运动腹肌，以意领气，从右腹下侧向上、向左旋转，同时默念"白虎隐于东方"；呼气时运动腹肌，以意引气，自左腹上侧，从上向下、向右旋转，同时默念"青龙潜于西位"，如此循环（顺时针方向）。先以脐为中心，从小圈到大圈，经 36 圈至腹外侧。再向反方向旋转，吸气时从左下腹引气向上、向右旋转，默念"青龙潜于西位"；呼气时从右向左旋转默念"白虎隐于东方"，如此从大圈至小圈（逆时针方向），经 81 圈再回至脐部。待腹泻症状基本控制后，做顺、逆时针方向旋转各 36 圈即可。

初练以呼吸及腹肌之力量引动气机旋转，等熟练了，只用意念即可引动内气绕脐旋转。练完功，以手掌在腹部向顺时针方向转摩 36 次，再向逆时针方向转摩 36 次，收功。

（2）食滞肠胃者，宜加练周天自转功。

同寒湿泻，但应先顺时针方向转 81 圈，然后再逆时针方向转 36 圈。

（3）泄泻不止，反复发作，宜收涩止泻，加练收涩止泻功。

坐位或仰卧位。两手掌叠放于脐上（左手在下），两手内劳宫穴正对脐中。意念存于脐下，两眼内视脐中，意守 3~5 分钟。然后，运用逆腹式呼吸，吸气时收腹、紧缩肛门上提、耸肩，以意念从肛门引气顺督脉上升至百会；呼气时引气顺任脉归于脐。如此做 5~10 息。

**注意事项**

1. 每天练功 3~8 次。
2. 练功前要解除大、小便，松解腰带。
3. 饮食有节。不可过饱练功，饱则气滞；不可饥饿练功，饥则气行无力。
4. 对腹泻不止，水泻等均可配合收涩止泻法。
5. 养成良好的生活习惯，解除紧张情绪，饮食上以易消化、富有营养为原则，宜少食多餐，忌食生、冷、酸、辣及油腻之品。
6. 腹泻急性发作、脱水等应配合中西药物治疗。

# 二十九、便秘

## 通便功法

通便功法是采用拇指和食指领掌外翻来调整肺经和大肠经的功

能，配以短促有力的呼吸，使便秘者达到迅速通便的目的。

## 功法

### 1. 起式

松静站立，双手叠放在小腹部，手心劳宫穴对准下丹田，进行呼气，微张嘴发"嘘"音，同时双手轻按小腹，慢慢屈膝下蹲，至臀部略后坐，双膝微超过脚趾尖时停住。闭口恢复舌舐上腭，用鼻吸气，同时双臂上抬。吸气完后，起立，进行自由呼吸。如此反复操练3遍。接着双手在丹田处变为手背相对，在丹田水平线外开，至离胯半尺处，再翻掌内合，到双手掌指相接。如此进行3次开合，不配合呼吸。要求发"嘘"音时，要柔、长、匀、细。下蹲起立时，不要边吸气边起立，以免造成血压升高过快而出现不适症状。做开合时，双手要缓慢轻柔。

### 2. 正功

两步为一组。先迈左脚，当脚跟着地时，头腰同时向左侧转，配以用鼻吸气1次。脚掌着地时，右手掌自右侧向左前下方摆动，手掌似持碗向外倒水，以大拇指领食指外翻掌，五指指向左脚趾，手背距左膝前上方约半尺。左手自然向后甩动，腰背自然向前微倾，同时用鼻呼气1次。接着出右脚，头腰向右侧转动，当脚跟着地时用鼻吸气1次。脚掌踏平时，用鼻呼气1次，同时左手自左侧向右前下方以拇指领食指外翻掌下插，五指指向右脚趾，身体自然右前倾，至左手指背距右膝前上方半尺许。如此反复行走20分钟。中间休息10分钟，再行走20分钟，步速基本保持50～60步/分钟。

### 3. 收式

松静站立，行起式中三开合、三嘘吸结束。

# 三十、肛裂

### 运肛转腹法

## 功法

第一步，气功转腹左右各100次。方法：两脚与肩同宽，自然站立，下肢微曲，两手叉腰，头部和下肢不动，口眼微闭，舌舐上腭。用双手自左向右转腹10周，共百下，然后自右向左转腹百下。转腹时配合呼吸功：呼吸缓慢，匀细深长，每一呼或一吸需要完成5次转腹，约12秒钟，意念集中于丹田，排除杂念。

第二步，气功提肛沉肛运动。站法和呼吸要求同上，两手自然下垂。随着吸气缓缓提肛时，意念由肛门升至百会，再随着呼气缓缓沉肛时，意念由百会降至肛门，一呼一吸为 1 次提肛运动，约 12 秒钟，需做 30～50 次，早晚各做 1 次，约 15 分钟。

## 三十一、脱肛

### 提肛功

　　本功法是将思想集中于会阴部，配合呼吸及收缩肛门动作，以防治肛肠疾病的一种治疗方法。临床上主要用于直肠黏膜脱垂（脱肛 I 度）的治疗。对于慢性腹泻引起痔脱垂及肛门手术后括约肌功能不全有一定的疗效。

### 功 法

　　（1）姿势可取坐位或立位。坐位应保持端坐姿势，两手放于大腿上，掌心向上向下均可，坐时应坐在凳边，不要坐实坐满。立位需双脚分开，与肩同宽（或一横脚加一拳头的宽度），两脚呈平行状态站立，双肩自然下垂，不要上耸，也不要有意识地用力下坠。

　　（2）舌舐上腭，双目轻闭，摒除杂念，集中思想，一心想着会阴肛门部。随着呼吸，肛门一提一放，一紧一松，深吸气时肛门收缩上提，呼气时放松，一呼一吸为 1 次。每天早起或晚上临睡前收缩肛门 20 次，30 天为 1 疗程，休息 7 天，可继续第 2 个疗程。

**注意事项**

　　（1）本功法需坚持长时间锻炼，方能见效。可同时配以中药外洗、内服以提高疗效。

　　（2）操作时要思想集中，心情愉快，避免精神紧张。

　　（3）饥饿、疲劳、烦恼、情绪不佳时，不要勉强进行气功锻炼。

## 三十二、痔疮

### （一）痔疮气功操

### 功 法

**预备功**

（1）两脚分开，与肩同宽。

(2) 松肩，松肘，松腕，两手自然下垂。

(3) 松胯，松膝，两膝稍弯，但不超过脚尖，身体重心放在两腿中间。

(4) 舌舐上腭，将舌尖轻舐上腭牙与龈肉交并处，切不要用力，双唇轻闭。

(5) 百会朝天，使头顶百会穴直冲天空，也就是使百会穴位位于身躯中轴的垂直线上。

(6) 松腰松胯自然收腹，松腰是要求放松命门处的腰椎部分。松腰是很重要的，腰不松，气不沉丹田。只有做到腰松，气才能下沉。当然要把腰练松也不是很容易的，要多做下蹲姿势，功到自然成。小腹部向外凸出，腰向里收，只要把小腹微收，腰自然就放松。

(7) 含胸拔背，胸部略含，不要挺出，背不要后驼，这样可以保持正直而松缓。

(8) 虚腋松腕，腋不能松，胸便不能含。能含胸，背自然"拔"。腋虚腕松方能圆、转自如，腕松气达十指末梢，否则迈步策重，自立不稳。

(9) 提肛敛臀，提肛是练功时将肛门或会阴部略带上提之意，这样内气能通达四肢。"敛臀"，是防止臀部在练功时凸出而破坏身体的自然松静状态。提肛和敛臀要同时进行，用蛮劲，完全用意不用力。

(10) 心安神静，全身肢体要放松，使各部气血流通即能排除头脑中的各种杂念，保持安静的状态。所以在松静站立预备功时，要注意心神安静，才有助于各种功法的正确进行。

**气功操**

第一节：提肛

采用意守"丹田"，提引肛门，呼吸与提肛运动相配合，吸气时腹部鼓起，肛门放松，呼气时腹部塌陷，腹肌收缩，并向上提缩肛门。这样一呼一吸，一缩一松，有节律交替进行。可改善局部血液循环。每次练习15~30分钟，每日1~2次。

第二节：揉腹

两手先摩擦2分钟后，男左女右放在中丹田上顺时针方向揉腹72次，开始轻一些，以后逐渐加重，但不能用力过大。

第三节：拍打法

两手左右交替拍打臀部各24次，再下蹲9次，蹲时呼，站时吸。

第四节：颠脚

二手叉腰，二脚跟提起吸，放下呼，一呼一吸，反复9次。吸时肛门提起来，呼时肛门放下。

第五节：按迎香穴。

用二手食指在迎香穴正转 36 次，反转 36 次。然后再按 2 分钟。

## （二）敛臀提肛功

### 功法

（1）开腿站立，思想要静，全身放松，尤其要尽量放松臀部和腰部肌肉，轻轻使臀部肌肉向外向下舒展。然后再缓慢下蹲，轻轻向前，向内收敛，就像用臀部肌肉将骨盆包裹起来，有用臀部稳稳托起小腹的感觉。吸气时，肛门轻轻收紧，像忍便状；呼气时，再轻轻放松。这样一紧一松，直到肛门周围有火辣辣发热感或疲劳感为止。

（2）按上述要求，结合太极拳的套路进行反复练习，基础差的，可先进行单式练习，如起势、野马分鬃、云手等，逐个式子练熟之后，再练整套。它的动作规律是，"起吸收肛"，"落呼松肛"，动作轻缓，意守患处。不会打太极拳的，可按上述要求采用马步前推掌，再向左右分掌或推掌。持之以恒，也能有效。

**注意事项**

（1）在针对"痔疗"锻炼中，对太极拳的其他特点不用注意，免得顾此失彼而影响效果。

（2）体弱者运动要适量并注意增加营养。

（3）防止便秘，不可蹲厕过久。

（4）节制烟酒，少吃或最好不吃辛辣刺激性食物。

## （三）提气功

### 功法

仰卧，两上肢向头端伸直，两小腿下垫 2 ~ 3 个枕头。思想集中于下丹田（会阴穴），自然腹式呼吸。随着吸气，前后二阴部一提一放，如忍大小便样，须用暗功，不露外劲。反复提气 15 ~ 20 次，每日 3 ~ 5 次。

## （四）疗痔功

### 功法

**站式**

（1）两腿交叉，收臀，夹腿，提肛；两腿仍保持交叉，身放松；如此反复张弛，20 ~ 50 次左右。

（2）在做上述动作的同时，加吸气动作，待吸气满后，两拳松握轻击小腹处，同时呼气，叩击小腹，要由轻逐渐加重，如腹腔感到震荡不适，可减轻用力。反复20~40次。此式妇女在妊娠期及月经期忌练。

（3）两腿开立，两拳松握，自胸前两侧提至乳房部位，同时抬头挺胸吸气；气吸满后，上体前俯，两拳变掌沿两腋旁伸向后方，并随势深吸气。反复6~8次。

（4）两腿并拢，两臂自左右侧上举至头上方，同时脚跟提起，深长吸气。然后两臂在体前自然落下，同时脚跟亦随之下落着地，深长呼吸。反复6~8次。

**卧式**

（1）仰卧，两腿交叉，全身放松，臀部及大腿用力夹紧，同时肛门如忍大便状缓缓用力上提，两腰眼亦做向下与床相触的塌腰动作。动作熟练后可配呼吸，提肛时吸气，放松时呼气。反复10~30次。

（2）仰卧屈膝，使脚跟靠近臀部，两手置于头下，以脚掌和肩部作支点，使骨盆举起腾空，同时提肛吸气。放松时骨盆下放着床，同时呼气。如此反复10~30次。

（3）仰卧，两臂放于体侧，全身放松，两臂侧上举，同时吸气，手掌举至头上时，正好将气吸完。两臂在身前放下还原，同时呼气。反复6~8次。

**（五）跷跷功**

🈯 **功 法**

仰卧位以背、腰、臀部为支点，头、手及脚交互上下跷动。头仰平时，两上肢向头端伸直——吸气，此时脚跷至最高点。腿放下时，两上肢与头跷起——呼气。利用惯性，似跷跷板上下起伏，先慢后快，快慢结合，以慢结束。呼吸配合（均用鼻呼吸）。如此反复5~10分钟，每日练4~6次。

# 三十三、神经衰弱

## （一）养神动静功

该功法通过自然有规律性的轻度震动，促使全身放松，减少外界环境对大脑皮层的不良刺激，对神经衰弱有显效。

## 🈶 功 法

**基本功法**

（1）集中思想，排除杂念，入静，用普通呼吸调息 2 分钟。两脚平行同肩宽，两膝微屈收腹，头平含胸，直腰沉肩，垂肘弯掌，十指微张，两眼睑轻垂，舌舔上腭，全身重心移至足跟。

（2）两膝微弯抖动，使全身上下震动，足跟时时受压。左右两手轮流前后甩动，幅度从小至大，顺势轻击腹部、骶部，随着甩动幅度增大，依次轻叩腹、骶、腰背、肩背，而后缓慢停止震动，恢复原式。

（3）以意顺次松头、颈、肩、臂、胸、背、腰、腹、腿、膝、胫、足底。先用鼻吸气，吸气时默念"静"字，呼气时意守涌泉穴。然后两手缓慢抬起，食、中、无名指微微弯曲，以中指为主，余二指为辅，叩击头部的角孙、听宫、太阳、攒竹、睛明等穴，再移至头后部，叩玉枕、风池穴。

（4）最后两手搓热，浴面，缓慢睁眼，舌离上腭，散步收功。

**辅助活动**

**1. 揉头皮**

两手指稍分开，置于头发表皮上。从前额经百会穴至后顶，来回交叉轻轻柔动，如同洗发，共作 30 次。

**2. 双手拍头**

右手掌放在前额，左手横放在枕部，手指自然分开。两手掌轻轻拍头 5 次，然后相互交换，旋转一圈。如此反复 4 次。

**3. 捏天柱**

两手拇、食、中指捏颈后大筋的天柱穴，自上而下捏 6 下为 1 次。如此行 5 次后，再抚摩大筋 3 ~ 6 次，然后自后项向前额，经腮下、胸腹而至丹田。

**4. 摩肾俞**

两手掌心擦热，放在腰部肾俞穴，自上而下轻轻摩擦 30 次。然后中指点在肾俞穴上，按顺时针方向揉擦 24 次，再按逆时针方向揉摩 24 次。

**5. 擦涌泉**

右手劳宫穴对准左足底涌泉穴，作环形按摩 30 次，再换左手，如此可进行 3 ~ 5 遍。

**注意事项**

（1）神经衰弱与精神因素关系密切，气功治疗本病的疗效主要根据病人的入静程度。入静时间越长，程度越深，其疗效就越好。

因此，在练功中务必做到祛除杂念，安定情绪，避免七情过度刺激。特别要注意避免在情绪波动时练功，以防出现偏差。

（2）神经衰弱病人平时要劳逸结合，早晨起来练功后，还可配合慢跑、打球等体育活动，工作之余可做广播操等，但晚上不要剧烈活动，避免刺激、兴奋。

（3）在练功至一定程度后，男性患者偶尔出现遗精，是所谓"精满自溢"的生理现象。若每周超过2~3次，应加以纠正。方法是两手搓热，一手兜阴囊，一手由下往上擦小腹各36次。古人谓："一擦一兜，左右换手，九九之数，真阳不走"。不仅能治遗精，对阳痿、早泄也有一定效果。

（4）神经衰弱患者多因肾亏，故练功期应严格控制性生活，古人曾有断绝性生活100天之说。但具体应根据自身病情灵活掌握，适当减少性行为，有助于疾病的恢复。

## （二）益智动静功

### 功 法

**1. 预备式**

两脚平行分开同肩宽，两膝稍屈略收腹。头部平直如顶碗，含胸直腰松胯，沉肩垂肘弯掌。手指微微张开，眼睑轻轻垂下。舌头轻舐上腭，重心移至足跟。务必使身体轻松舒适，呼吸要自然，匀细深长，心要静下来。

**2. 震桩**

两膝微微弯曲震动，带动全身沿上下方向震动，使全身放松，足跟频频受压。震动频率每分钟120次。

**3. 甩袖**

在震桩的基础上，左右手轮流前后甩动。甩动幅度由小到大。当手甩至身体前面时，顺势轻击腹部；甩至身体后面时，顺势轻击骶部。随着甩动幅度的加大，依次击腹骶部、腰背部。

**4. 松肌**

渐渐停止震动和甩袖，恢复原预备式，全神贯注，以意松肌，内松脏腑，外松肌骨，形神俱松。次序：头→颈→肩→臂→胸背→腰→腹→腿→膝→胫→足底足跟。

**5. 养丹**

意守丹田，在脐下1寸左右，深入腹中约1.5~2.5寸，精神集中，吸气时想"静"字，呼气时把意识注入丹田。呼吸之气与内气运行要配合一致。

**6. 守穴**

意守穴位一般在下身，这样可无阳气上扰之虞。如肝火上炎、肝气郁结，可守大敦、太冲；肝肾阴虚，可守太溪、三阴交；脾虚选足三里；痰湿选丰隆；湿热守地机；心肾不交守涌泉等。

**7. 漱津**

意守舌下金津、玉液 2 穴。舌根可略动，使津液分泌增加，然后分数口徐徐咽下丹田。

**8. 击鼓**

双手徐徐抬起，食指、中指、无名指松松地弯曲，以中指为主，其他二指为辅，对准头部穴位，轻快地叩击。应以腕部活动带动手指，频率每分钟约20～140 次，耳上角孙→耳前听宫→额角太阳→前额攒竹（同击天应、睛明穴），然后边击边后移至顶部四神聪→枕部玉枕→颈部风池。

**9. 浴面**

两手掌搓热，浴面 10 次。

**10. 收功**

轻轻睁眼，舌离上腭，散步活动。

**注意事项**

（1）练功前松开风领扣，腰带、手表、眼镜等宜除去，排除大小便。

（2）鼻塞时影响呼吸，不宜练本功法，应治好再练。

（3）练功不宜在过饥过饱时进行。

（4）练功期间饮食要调匀，忌油腻、辛辣。

（5）天热时练功，最好先饮半杯淡盐水。

## （三）太极气功

### 功 法

**站式**

预备姿势：两足尖相对约 5 寸距离，两足跟向左右分开，相距约 1 尺许，成八字形。站时足掌用力，足跟不用力，两膝挺直，胸部张开，微向前倾，小腹收起，头稍向前低，体重落在两足之间，思想集中丹田，两眼微闭，目观鼻准，耳闻鼻息。

第一动作：如前式站式，两手下垂，五指并拢，自然地贴于两腿侧，作腹式深呼吸法，鼻进口出，必须做到缓慢、均匀、细长三个要领。吸气时舌舔上腭，呼气时，舌尖放下，气沉小腹。一呼一吸为 1 次，心中默数 15 次。接做第二动作。

第二动作：仍如前式站法，两臂向前平伸，与肩一样高，一样宽，手心向前，手指并拢朝上。要注意三个要点：①大拇指扣紧虎口；②口闭住，舌舐上腭不动；③作自然呼吸法，鼻进鼻出，只需做到缓慢、均匀两个要领。一呼一吸为1次，默数呼吸10次，接做第三动作。

第三动作：仍如前式站法，两臂向左向右分开，平举成一字形，手心各向左右两方，手指并拢朝上。三个要点和呼吸法均与第二动作相同，仍默数呼吸10次，接做第四动作。

第四动作：仍如前式站法，两臂向后伸直，手背向上，手心向下，手指并拢，斜对后方，两胁夹紧，胸部前倾约30度，手臂尽力向上提，提时身体不动。三个要点和呼吸法也于第二动作相同，默数呼吸15次。

以上所站的八字形的基本姿势，自始至终不变，贯穿于四个动作之中，变动仅在于手。四个动作做完，共呼吸50次，以后每隔半个月，于第一动作增加3次，第二动作增加2次，第三动作增加2次，第四动作增加3次，合计每回增加10次。增至两个半月后，总计呼吸100次，暂不再加，每天皆作100次呼吸。举例说明：开始时，第一动作的呼吸是15次，第二动作是10次，第三动作是10次，第四动作是15次；半个月后，第一动作的呼吸增至18次，第二动作12次，第三动作12次，第四动作18次，合计60次，加了10次；一、二、三、四四个动作各加的次数是3、2、2、3。以后每隔半个月，按照这个比例增加，加至100次。

**坐式** 坐于床上，两腿伸平，两膝挺直，两脚足尖相对靠拢，足跟向左右分开，摆成八字形，两手五指伸直并拢，手背朝上，压在两腿下面，挺胸缩肚，头略向前低，思想集中于丹田，口闭住，舌舐上腭，两眼微闭，目观鼻准，耳闻鼻息。作自然呼吸法，鼻进鼻出，气沉小腹，一呼一吸为1次，心中默数，数100次（如病者体弱，只数50次也可），以后每隔半月，增加10次，逐渐增至110、150、160、200次。

**卧式** 仰卧床上，两腿平伸，两膝挺直，两足跟向左右分开，两足尖相对约1尺左右，摆成内八字形，两手五指伸直并拢，手背朝上，压在臀部上面，头部平睡枕上，肩膀自然放松，其余均与坐式相同。默数呼吸，数100次（病者体弱，可先从50次数起），增加进度和坐式一样，不过卧式的练功时间应稍长，才有效，故可增至300次。

**行式** 两手反叉背后，左手轻握空拳，以右手手掌自然托住，将手背靠于臀部上端，胸肩放松，头略下垂，缓步行走，眼睛和思想都贯注在双脚足尖上，耳闻呼吸声。呼吸要配合脚步，原则上呼时走几步，吸时也走几步；呼与吸的长短要完全平均，有"二步一呼，二步一吸"，"九步一呼，九步一吸"等进度的区别，由少渐多，逐渐增加，采用腹式呼吸法，鼻进口出，宜在田野和树木多的地方进行。每次时间不拘，把它当作散步一样，能走多少，就走多少。

**注意事项**

（1）四种姿势以站式为主，其余以坐、卧、行等式为辅。

（2）练功时间最好在每天临睡前，早晨起床后，各练 1 次站式，晚上睡在床上时作 1 次卧式，午睡时作 1 次坐式。

（3）感冒、发烧、吐血的人暂勿练功。

（4）饭后半小时内不练（行式除外）。

（5）刚练完功，不要喝凉水。

（6）衣服要宽松。

（7）练功时切勿与人交谈，如被人打断，应从头再练。

（8）孕妇（3 个月后）暂勿练功。

（9）练功要求：①思想安静；②姿势正确；③呼吸缓慢；④时间逐增；⑤锻炼有恒。

## （四）按头安神功

头部是阳经集中的部位，又是人体控制中心——中枢神经集中的地方。头部阳经内气亢盛，就会引起大脑神经兴奋。因此，按摩头部诸阳经并做向下导引，不仅可以调整阴阳，而且还能消除大脑神经不应有的兴奋，帮助大脑放松入静。尤其是和其他功目互相配合锻炼，可以防止阴阳偏盛。如摩肾益精功是补肾调阴的，按头安神功是清神调阳的。只做摩肾益精功，不做按头安神功，就会出现阴气上行、阳气不下的现象。按头安神功还可以防止脑血管硬化，促使头目清利。

按头安神功按摩头部 9 处：即印堂穴、风府穴、天柱穴、风池穴、安眠穴、翳风穴、太阳穴、耳部、眼部、鼻壁部。

### 功 法

**起势**　按头安神功的起势与摩肾益精功起势相同。

**按摩**

**1. 按摩印堂**

起势最后一个中丹田开合做完后，两手按上升式徐徐升至印堂穴高度，变换指法，将食指、中指并拢伸出，其他 3 指收拢，两手中指重叠地放在印堂穴，按正（向左）、反（向右）方向各轻轻地摩 9 转。接着在穴位上做按的动作，手指轻按时呼气，手指放松时吸气，一按一呼，一松一吸，如此反复 3 次。按与摩的动作，都不要用力，手指与穴位有接触感即可，不要有压迫感。如用力，效果反而不理想。三按后两手保持中指重叠状态，由印堂穴轻轻往上点跳，跳至上星穴

（前发际正中上 1 寸），再由上星穴轻轻向下划至人中穴，便可轻轻离开面部，两手自然伸开徐徐降至中丹田，然后换气、放松，将手掌翻为向上，准备按摩下一个穴位。

**2. 按摩风府穴**

双手从中丹田徐徐上升，上升至印堂穴前变换手法为剑指，将两手中指尖分别点在两侧曲差穴（入前发际 5 分，头中线旁开 1 寸半处）上做正（向内）、反（向外）方向按摩各 9 转，三按三呼吸。随后两手自然舒开，贴着头部两侧轻轻上划至百会穴。高血压等肝阳亢盛症状患者，两手中指相接按在百会穴处，一般患者，两手中指不相接。离开百会穴，两手轻轻按摩颅骨，做正（向前）、反（向后）方向按摩各 9 转，三按三呼吸。按摩毕，接着将两手轻轻向后捋至颈部，变换手式为剑指，并中指重叠按在风府穴（后发际正中上 1 寸，枕骨直下凹陷处）上做正、反方向按摩各 9 转，三按三呼吸。按摩毕，松双手并用指稍沿颈部两侧摩至颏下，沿胸前下降至中丹田，进行翻手换气。

**3. 按摩天柱穴**

双手从中丹田徐徐上升，到印堂穴前变换手法，食、中、无名三指并拢伸出，大小二指屈曲，然后将两手中指尖分别点在两侧阳白穴上，做正、反方向按摩各 9 转，三按三呼吸。随后两手自然伸开，贴着头部两侧轻轻捋至颈后斜方肌上端，变换手法为大拇指和其他 4 指沿着天柱穴往下捏，捏至脖根。如此反复捏 3 遍。而后再从上向下轻捋 3 遍。捋毕，双手沿着颈两侧划至胸前，继续向下降至中丹田前，翻手换气。

**4. 按摩风池穴**

双手从中丹田徐徐上升，到印堂前变换手法为剑指，用中指尖点在两侧头维穴（前发际额角处）上，做正、反方向按摩各 9 转、三按三呼吸。然后将两手自然舒开，贴着头部两侧，轻轻捋至颈后斜方肌处，变换手法为剑指，又分别用中指尖在两侧风池穴（枕骨下大筋外侧凹陷处）上，做正、反方向按摩各 9 转，三按三呼吸。按摩毕，松开双手并用指梢沿颈部两侧轻轻按摩至颏下，再沿胸前降至中丹田，进行翻手换气。

**5. 按摩安眠和翳风穴**

双手从中丹田徐徐上升又到额前，便贴着头部两侧轻轻捋至颈后斜方肌处，变换手法为剑指，先点在安眠穴（翳风与翳明两穴连线中点处），做正、反方向按摩各 9 转，三按三呼吸。然后移点在翳风穴（乳突前下方与耳垂平齐凹陷处），再做正、反方向按摩各 9 转，三按三呼吸。按摩毕，松开双手并用指梢沿颈部轻轻抚摩至颏下，再沿胸前降至中丹田，翻手换气。

### 6. 按摩太阳穴

两手徐徐上升至印堂穴前，变换指法为剑指后，两中指分开轻轻点在两太阳穴上，做正、反方向按摩各 9 转，三按三呼吸。按摩毕，松开双手并用指梢轻轻摩抚两颊至颏，离开面部徐徐降至中丹田，翻手换气。

### 7. 按摩耳部

双手徐徐上升至印堂穴前，分开双手用中指点在两侧丝竹空穴（眉梢外侧端凹陷处）上，做正、反方向按摩各 9 转，三按三呼吸。然后将拇指分别放在两边太阳穴上，再将中指慢慢划至太阳穴。接着将大、小两指相接成环状，其他 3 指伸出并分别将食指点在听会穴上，中指点在下关穴上，两指同时在这两个穴位上做正、反方向按摩 9 转，三按三呼吸。按摩毕，松开双手并用 5 指轻缓地从颊抚摩至颏，再降至中丹田，翻手换气。

### 8. 按摩眼部

双手徐徐上升至印堂穴前，变换手式为虚握拳，伸出小指，然后用小指点在睛明穴上，做正、反方向按摩各 9 转，三按三呼吸。而后再将小指尖自睛明穴开始向下，沿着眼眶内缘点跳 3 周，再沿相反方向点跳 3 周，再在睛明穴处做正、反方向按摩各 9 转，三按三呼吸。然后将手指离开皮肤，至印堂穴前再变换手式为剑指，用中指尖点在攒竹穴（眉头内侧凹陷处）上，做正、反方向按摩各 9 转，三按三呼吸。最后用中指尖由眉头划至眉梢，再松开 5 指，用指梢从两颊徐徐往下点至颏下，再慢慢降至中丹田，翻手换气。

### 9. 按摩鼻壁部

双手徐徐上升至印堂穴前，变换手法为剑指，先用中指梢沿鼻壁自上而下轻轻抚摩 9 次，然后点在鼻通穴（鼻骨下凹陷处、鼻唇沟上端尽处）上，做正、反方向按摩各 9 转，三按三呼吸。最后用中指沿鼻唇沟划至颏下，两手再缓缓降至中丹田，翻手换气。

**收势** 接上式，双手从中丹田徐徐上升至印堂穴前，用掌心轻轻从前向后抚摸颅骨至天柱，再沿颈部抚摸至颏，双手离开面部经胸前下降至中丹田。手下降时，意念稍想中丹田，以之导引内气归源。双手降至丹田前，便在散去意念活动之下翻手换气，准备再上升，重复 9 次之后，再做中丹田三开合、三嘘吸。

## （五）归一清静法

归一清静法是指练功过程中，高度入静后，见到白光和各种颜色，产生"幻觉"和"幻景"，达到"坐忘"或"忘身"的境界，即达到真正的"清静境界"，因而称归一清静法。

归一清静法适于"阴虚"、"火旺"的人练习，阴虚、火旺的主要症状是怕热、失眠、多梦、烦躁、喜怒无常、面色苍白、头重脚轻等。

## 🈷 功 法

**姿势** 采盘坐姿势，在盘坐、竖脊、含胸、垂帘、握手、顶舌等一系列"身相"调整好之后，全身必须放松、自然、轻松、愉快。

**呼吸** 坐好之后，长呼2～3口气，只向外呼出，不吸气。使体内的脏腑放松，胸膈舒畅，初步体会到清静和轻松的滋味。呼气之后，就采用自然呼吸法，呼吸的长短、精细，任其自然。

**意念** 垂帘的两眼或微微闭合的两眼，很轻松自然地用意识透过眼帘，以45度角默视盘腿的两膝之间，即默默地"观看"那一块地方，气功称"牛眠之地"。"牛眠之地"虽然空无一物，但经过一段时间，在意念集中之下，开始出现各种颜色的光，如青、黄、赤、白、黑等。一般的人，大多先看见各种颜色的光，这些光在闪动，还有一种"蒙蒙如雾"的白色；继续锻炼，各种颜色褪尽，只见白光，白色的程度由"蒙蒙如雾"，逐渐变成月光皎洁。这时练功者则自觉如皓月当空，遍体清凉，烦躁去尽，这已经接近"清静境界"了。

看到白色光辉后，练功者要把念头与它合而为一，意想"光即是我，我即是光"，"光我不二"，"我光如一"。这时神经系统得到极好的调节，身体得到极好的休息。练此功法后，精神振奋，身心舒适，体质增强。

**注意事项**

初练时，练功时间不可太久，以20分钟为宜，逐步增加到30～40分钟左右。这时，如果白光还未出现，绝对不能追求，当各种颜色出现后，也不要理睬它，做到有光不害怕，无光不追求，顺其自然，最终会获得效果的。

## （六）望月观星法

望月观星法是指摆好练功姿势后，用眼观看月亮、星星的同时，守丹田穴，将气缓慢地往丹田部位贯的方法。

## 🈷 功 法

**姿势**

1. 坐式：按内养功、放松功坐式的姿势。

2. 站式：按强壮功站式的姿势，一般人膝关节微屈，而身体虚弱者不屈膝，自然放松站立。

**呼吸** 意守丹田的同时，用鼻子吸新鲜空气，用口呼出浊气，即人们所说的"吐故纳新"。呼吸要自然顺畅。

**意念** 两眼注视月亮或星星，眼不要睁大，一边看月、望星，一边意守丹田。眼睛疲劳时，可以轻轻闭住，记住月亮和星星的形状。如果已消失，可以再睁眼观望，然后再闭上眼睛。经过 10～20 天后，在丹田部位默想月亮和星星的形状，以后便不再望月亮观星星，只回忆月亮和星星的形状即可，通过意念和月亮、星星连结在一起，合为一体，使思想集中。古代称为"采月之精华，补人之精神"。

**时间与地点** 在晚上月亮出来的时候，选择空气新鲜且安静之处。在望月观星后，可以徐步慢行，以轻松愉快的心情，仰望星辰或遥观北斗。

## （七）化身坐忘疗法

化身坐忘疗法是一种以存想为主的静功自我疗法，主要借助存想以摄心安神，汇聚元气，而达到祛邪治病、保健养生的目的。临床上主要用以治疗神经衰弱，失眠健忘等病证。

### 功 法

宜择静夜练功，先仰卧，闭目养神，摒绝杂念妄想，长呼浊气 2～3 次。起坐，前后扭腰并左右转腰，意念集中脐下，观自身分出一个形貌若己的"小人"——影人，长约 3～4 寸，再想象该影人分化为无数个小"影人"，连续不断地从自身头顶涌出，穿屋直上，布满天空。此时，想象自身体内一片光明。然后观想影人进入自身脐下，其布满天空的无数化身亦相继回归脐下，此时可感到浑身颤动。再安息一会而毕功。

**注意事项**

（1）高血压、癫痫、癔症及各类精神病患者慎用本疗法。

（2）本疗法不宜在食后即进行，至少须待饭后半小时方可进行。

# 三十四、精神抑郁症

## （一）静虚疗法

静虚疗法是一种静功自我疗法。本疗法无需意守或存想，只求清静，以排除内外干扰，使神气内摄，而起到防治疾病，保健养生的作用。对精神抑郁症，焦虑紧张，神经官能症等有较好的疗效。

### 功 法

坐卧皆可，手足自然放置，以舒适为度，呼吸任其自然，口目轻闭，放下一切思虑，使身心尽可能地松弛虚静（所谓虚静既非昏昏欲睡，亦不是枯木死灰般地消灭一切意识活动，而是保持一种清醒而无思虑之状态）。持续练功半小时至一小时，能自然延长更佳。一般每日可作 2～3 次。平时无事，也当随时练习，不拘时间长短。初学者较难排除自发的意识活动（杂念），不须急躁，持久练功，自然能逐渐进入深度的入静状态。

**注意事项**

（1）凡急性病和严重器质性疾病一般不宜用本疗法，须配合其他医疗措施。

（2）操练本法时，宜择环境安静、空气清新之处。

## （二）舒气功

### 功 法

**站式** 双脚开立，全身放松，双臂肘、腕、指微屈，自身前平举缓缓向上，同时开始慢慢吐气。手臂经前平位，继续上升到头顶，吐气不断，掌心相对分开成斜上举。抬头，向后弯腰后仰，同时继续向后侧展臂。此时，吐气似已吐尽，但仍不停，意想吐尽胸腹内所有滞瘀浊气。待自感横膈渐渐上升，似到喉头，随之慢慢从身后放下两臂于身侧。边放臂边恢复自然呼吸。

如此连续锻炼数次，即感胸中集积的浊气，如过盛的怒气，闷气等，已排出体外，身心顿觉舒畅。

此功适于排出突发的七情干扰之浊气，由于吐纳量大，且集中排出，所以，连续数次锻炼后，应休息 10 分钟以上。如要再练，次数亦不宜过多，一般应在 10 次以内。

# 三十五、神经性头痛

## （一）元阴功

### 功 法

**基本功法**

**1. 站桩守窍**

正身直立，两脚与肩同宽，微成内八字；目微闭，悬顶直项，下颌微收；沉肩松胯，两臂自然下垂，腋下不夹紧，双手相叠，男左手在里右手在外，女右手在里左手在外，置于丹田处（关元穴）；全身放松，并使百会穴、丹田穴、会阴穴三点垂直于一线上；舌舐上腭，自然呼吸；入静，排除一切杂念，意守丹田。

**2. 气贯丹田**

入静后，两手从腹前向左右两侧缓慢张开，掌心向前向上，同时呼气；然后再从两侧向腹前慢慢合拢，仍归于丹田处（男左女右），同时吸气，意识想象四周的自然之气随着两手的慢慢归拢而吸入腹内，贯充丹田，从而使内气充足、鼓荡，均采用腹式呼吸。如此一呼一吸，气贯丹田，做60次。

**3. 丹田开合**

两手掌背相对，从丹田处慢慢向左右两侧分开，作开门式，同时呼气；然后转掌，掌心相对，慢慢合拢至丹田处，作关阖式，同时吸气。如此一开一阖，做60次。

**4. 气运八卦**

两手相叠置于丹田处，做腹部按摩，手掌应不离丹田，动作宜轻宜慢，重在以意引气，意想丹田真气随着手势在腹内成圆八卦运行不息。先做顺时针按摩，气也成顺时针运行；后做逆时针按摩，气也成逆时针运行，如此各做36次。呼吸仍为腹式呼吸，但可不必顾及呼吸与动作的一致，使真气在腹内循环不已地运转即可。

**5. 丹田少阴**

两手掌背相对，从丹田处慢慢分开绕腰腹循行一周至背脊命门穴，同时吸气，然后合掌下行至尾骨处，再分掌沿大腿两侧下行，同时呼气。吸气时，想象内气从丹田沿腰腹带脉运行一周至命门穴；然后离开命门穴，同时开始呼气，想象内气从命门穴夹脊下行至会阴穴后分两侧沿大腿过膝、过踝走至足下涌泉穴。如此做6次。随后两手自然下垂，置于大腿两侧，意守涌泉。

**6. 涌泉呼吸法**

意守"涌泉"片刻后，开始作涌泉呼吸法。即吸气后，意想气由两足涌泉穴吸入，经足踝、小腿、膝、大腿内侧至会阴穴而入腹内丹田；然后，在腹内稍作一停顿，随即意念命门穴（后丹田），同时开始呼气，使气从命门穴沿夹脊下行至会阴穴后，分二条线经大腿、过膝、过小腿、过足踝至涌泉穴呼出。如此周而复始，一呼一吸，做60次。手势导引，即吸气时，两手中指端与拇指指端相扣，握成空心拳，然后从大腿内侧慢慢向前上提引气至两腋下（以不超过膻中穴水平为宜）；呼气时，两手拳心向下，沿腋下两侧下行大腿两侧。如此以意引气，使真气循足少阴肾经周流不息。最后意想气出涌泉后入地3尺；然后吸气，同时意想气由地下3尺上升入涌泉后返于丹田归元，同时默想："我要收功了"，如此做了 3 次，即可收功。

**辅助活动**

**1. 干梳头**

两手随吸气之势，由身侧上抬，手心向上，以小手指按于目内眦睛明穴上，揉按少许。至吸气尽，呼气时五指舒张，指肚稍用力，循膀胱经上行，由通天穴转向下，至胆经之风池穴，转手指向下，经肩井、渊腋、京门、日月，下至环跳，意领气至四趾之窍阴穴，以及足小趾之至阴穴，如此动作至少 8 次。

**2. 揉按风池**

两手上举至脑后，以两手剑指分置于颈项肌肉隆起外缘的凹中，随呼吸而揉按，吸气时向上向后，呼气向下向前，连续揉按至少 8 次，可多至 64 次，应以阳白穴有热感为佳。亦可按相反方向揉按至阳白穴发凉。

**3. 拿玉枕**

先将右手放在大椎穴上方，掌根和五指紧紧地抓住膀胱经之天柱穴，全手逐渐用力，随吸气之势向脑后上提至吸气尽。呼气时，手慢慢放松，呼出腹中之浊气，肚子塌下，连续动作，左右各 8 次，以脑海松适、颈项活软为度。

**4. 施指捣耳**

以食指尖轻轻插至两外耳道口，同时相向内旋，再突然放松，共 18～36 次。

**注意事项**

(1) 保持精神愉快，消除紧张、恐惧心理。

(2) 注意劳逸结合，保证有充足的睡眠，避免用脑过度。

(3) 练功时应注意运动量，以舒适为度，不宜过量。

## （二）卧功

🈴 **功 法**

仰卧硬板床上，枕垫高，但不要影响呼吸，目视足趾尖，调息后呼吸自然，肌肉放松。开始动作：吸气时两足踵间次下蹬，足趾足掌随着吸气向上翘，同时两手握拳，以中指尖顶住劳宫穴，腹部隆起。呼气时，收腹提肛，两足趾向前向下叩，两拳也随着松开，此为 1 次。以 8 次为一遍，呼吸 8 次，腹部起伏 8 次。呼吸 8 次，则停止手足活动，以两手覆按于丹田之上，休息 1 分钟左右，再进行第 2 次。如手握足蹬感到疲劳，则将两手覆于丹田之上不动，听任小腹之起伏动作，而意念随之，不可松懈，意守丹田之内，体验热气之回环。

## 三十六、精神失常

# 无生经导引法

无生经导引法，是记载在《无生经》上的静功方法。

《无生经》原本已失，其部分内容见于隋代巢元方等所撰的《诸病源候论》卷二十"鬼邪候"下及卷二十五"蛊毒候"下所载的两种气功疗法。一种是意守丹田，同时作深长的腹式呼吸及存想五脏形象，配合按摩动作；另一种是存想具有巨大威力的自然现象（雷电）"进入"腹内。均治疗神志失常（邪鬼）及蛊毒，也泛治各种疾病（治百病）。

### 功 法

（1）正身仰卧，闭目安静，"内视"丹田，从鼻孔徐徐吸入空气，使腹部非常充盈，然后徐徐从口腔吐出空气。呼吸要匀缓，不可有声音。接着作"内视"五脏的存想，即存想五脏的形象及特有的色泽：心赤、肝青、脾黄、肺白、肾黑。然后，单独作"内视"胃腑的存想：胃中鲜明洁白，有如丝绢织成。锻炼至汗出为止，用粉扑全身，兼以手掌作广泛按摩。如感疲倦，但未汗出，也可相应停止锻炼。次日再如法进行。

（2）存想空中有巨大的闪电及隆隆的雷声，"走入"自己的腹中。坚持作这种存想锻炼，疾病自可消除。

## 三十七、神经官能症

# 五行掌抎法

### 功 法

（1）预备，宽衣松带，全身放松，轻轻叩齿36次，舌在口内搅动36次，分3次吞津，以意念送至脐下丹田处。以手指梳头数次。双掌相对搓热，然后干洗面36次。

（2）站立，两足平行分开，与肩同宽，两膝微屈，两肩下垂，屈腕，掌心向上，指尖相对，靠近小腹。

（3）随吸气尽量上抬大腿，足尖向下，暗示清气从足大趾内侧沿腿内侧的脾经上升至腹部。同时，左手屈肘，掌心向上，五指并拢自然微曲，以肘为轴，从小腹右侧向上、向左划弧运动，至与视线平时，吸气尽，掌心转向面部。

（4）随呼气默念"呼"字，暗示浊气尽出，清气沿大腿内侧的脾经下降。同时左脚向前迈出一步，左掌转向前方，向左、向下划圆，降至小腹前，又反掌向上，叠于右手背下。

（5）再吸气时，换右手右腿，动作与"（3）、（4）"式相同，如此交替地做5～10次，再后退做5～10次。受场地限制，也可原地踏步做。

（6）动作要领：手、眼、头、腿、呼吸、意念配合要好。初练时，可分解动作，逐一练习。先以站式或坐式，练习手、眼、头与呼吸的配合，目光随手转，头亦随之动。吸短呼长，吸快呼慢，默念呼字，动作熟练后，再配合迈步。注意重心虚实变换，掌握平衡。吸气抬腿时，暗示清气上升，足尖向下用力，容易得气，呼气落腿时，暗示浊气尽出，清气下降至大趾。

（7）主治功效：此法具有开胃健脾，消食导积的功效，可去脾家一切浊气。可用于肝炎、胃炎、肠炎等胃肠和肝胆系统疾患，也可用于神经官能症。

# 三十八、中风

## （一）顶踵升降行气法

### 功法

练功姿势：可根据病人身体情况，分别采取站式或坐式。

站式可取一般立正姿势，脚跟靠拢，脚尖分开，双手自然下垂，五指微屈。

坐式取自然坐位，坐在方凳或木椅上，上体端正地背靠墙壁或椅背，两脚分开与肩同宽，脚趾向前；座上适当垫以毛毯等柔软之物，如凳子过高，脚下可放踏板。尽可能使髋关节、膝关节屈曲成90度，脚底踩踏实，两手轻握，放于大腿中部。总之以有利于气血流通、舒适、自然为主。

姿势调整好后，闭目垂帘，使心神安静，调匀呼吸，接着便可以开始以意念与呼吸配合进行顶踵行气。

先细缓而又深长地吸气，意念把气从口上引至头顶，然后闭气至感觉气闷时方缓缓呼气。呼气时意念把气从头顶向下引导到手掌和脚底，至气呼尽。

至此即算行气一遍，接着又从头开始，如此反复进行，到手掌、脚心有气感止。所谓气感即手掌或脚底有热凉或是麻胀等感觉。每次练功时行气遍数，要注意由少到多，最后适应时，可连续行气21遍。行气方法亦须根据练功者的身体、虚实情况辨证选择。如阴虚阳亢的高血压病人，只做从口至手脚行气；气虚下陷低血压病人，单做从口至顶行气，也可试行从手脚至顶行气。

此法用于半身不遂，还能治各种风痹症。

## （二）斜身左右旋转法

### 🔲 功 法

练功姿势：站式亦可坐式。

先正立或正坐，双脚分开与双肩同宽，脚尖向前方，两眼平视，身体放松，调匀呼吸，宁神安静1~2分钟。然后以左脚跟为轴，将左脚的脚尖横向外侧，身体随之尽力向该侧旋转并向下倾斜，双手亦甩向该侧，旋转时要以腰为轴。接着交换两脚方向，右脚尖横向外侧，左脚尖恢复向前，身体和手亦旋转倾斜和甩向对侧。如此左右交替，各行14次。旋转速度可根据病人体质和病情掌握，一般开始时稍慢，以后逐渐加快。

此法用于半身不遂，还可治大便秘结和脊背风冷。

## （三）仰趾五息法

### 🔲 功 法

练功姿势：站、坐、卧均可，站、坐与前法同；卧式取仰卧，上下肢自然伸直。

姿势调好后，使心神安静，呼吸均匀，然后尽量伸仰两足趾并意守之，持续5次呼吸时间，放松足趾，回复原位，这样一遍止。每次行功可反复进行2~3遍。

本法用于中风半身不遂，还能治疗腰背痹痛，改善听觉，如经常行之，可使眼耳等感官保持良好功能。

以上3法，均可每日进行2~3次。

## （四）蛤蟆行气法

### 🔲 功 法

练功姿势：取仰卧、俯卧两种姿势交替进行。

做时，闭气不息即屏住气不呼吸，到极限时才慢慢吐出。先正身仰卧，用左右两下肢交替屈曲，往前下方踢脚；然后改为俯卧式，即以双膝和额部着地，两上肢屈肘舒掌姿势，手掌向下，放于头部两侧，用左右下肢向后上方交替踢腿，仰俯踢脚均作闭气不息9次。

此法用于中风手足不遂。

## （五）振腹法

### ⑳ 功 法

练功姿势：正身仰卧，躺好后将大腿和两膝靠拢，两小腿外展，腰部伸直。

然后进行腹式呼吸，吸气时，腹壁鼓气，呼气时，腹壁内陷，深而短促有力，均用鼻，且一呼一吸为1次振腹。

每次行动，振腹7次。

此法用于中风手足不遂。

## （六）数字呼吸行气法

### ⑳ 功 法

练功姿势：宽衣解带，正身仰卧，两上肢自然放置于身体两侧，双手握固；两下肢自然伸直，脚趾伸直，脚间相距5寸。

首先调神，使思想安静，排除杂念，然后漱醴泉。即用舌舐口唇的内面和牙齿、齿龈，从左至右，先上后下，来回数次，待唾液满口分几次咽下。而后凝神以意念调息、行气。调时口呼鼻吸，吸气直引入喉，而且连续5吸、6吸再1呼，吸多呼少，至此一息完。

呼吸时要求柔和轻细，不要使自己听到呼吸声，每一吸气还要以意念相送，直至脚趾，似气从趾端出。行这种呼吸的次数，开始时可少一些，从3息至10息，以后渐渐增多，到几十息、百息、二百息。

收功时，先将呼吸改为自然呼吸，意守下丹田（脐下）数分钟，再将两手重叠于腹部，摩腹，顺时针方向和逆时针方向各18次。

此法用于中风手足不遂。

## （七）捉颏旋颈势

### ⑳ 功 法

练功姿势：正立或正坐，两脚分开与肩同宽，两眼平视前方，一只手向外侧伸直,手掌向上,另一只手握住下巴,尽力向外拉,然后放松,头部自动回转,面向前方,再尽力外拉。这样反复进行 14 次。换手,同样姿势动作,再牵拉下巴 14 次。最后 1 次,外伸和握住下巴的手仍留原位,以握住下巴的手向左右快速握拉 14 次;亦可将两手改为叉腰,头部自行左右快速旋转 14 次。

推拉动作开始时要慢一些,做完两眼正视前方静思片刻。

本法用于偏风中络,还可治颈椎运动障碍、胳膊冷注、偏风。

### （八）手按涌泉势

**功法**

练功姿势:坐式,左脚踩在地下,右手向外后方伸直,掌心向上,然后右膝屈曲外展,小腿向内抬起,以左手抓握右脚。

抓握时,以四指并拢握脚背,拇指按压在涌泉穴上,抓牢后,手脚向相反方向用力,用力时拇指变按压涌泉。尽力后放松,然后再用力。这样进行 14 次,变换左右手脚姿势,同样再做 14 次。放松手脚,恢复自然坐位,静坐片刻。

此法用于偏风中络。

### （九）对趾调息法

**功法**

练功姿势:正身仰卧,两下肢伸直,两脚趾相对,两脚跟向外。

调息,用鼻吸鼻呼,进行 7 次深长呼吸,然后将两足放正,左右下肢交替向上抬起 14 次,膝关节保持伸直,上抬高度为 45 度。

此法用于中风,还可治肌肉瘫痪、脚冷、下肢冷。

## 三十九、癌症

### （一）风呼吸法快功

风呼吸法快功是郭林先生通过自身治癌与长期临床实践创造的一套功法。根据呼吸法的强弱程度及步法的速度,又分为稍快、中快、特快 3 种不同功目。

**功法**

弱度风呼吸法稍快功

### 1. 预备功

做法与新气功八段锦预备功相同。

### 2. 迈步功

做完预备功后，慢慢睁开眼，开始象散步似地向前行走，待完全掌握了要领后，走步速度要比正常走路稍加快些。根据不同的病症决定出脚的次序：一般高血压、心脏病、脾病及其他杂病先出左脚，肝病、眼病先出右脚。脚迈出时要让脚跟先着地，脚掌竖起，这样可以调动肾经，因为多数慢性病人一般均患有肾虚。以先出左脚为例，左脚迈出后随着身体重心的左移而放平，再开始迈右脚。右脚迈出时也是脚跟先着地，脚掌竖起。随着身体重心右移，右脚踏平。接着再迈左脚，如此一步一步向前进，同时要注意松腰松胯。

初练时，开始先注意迈步法，出脚时脚跟先着地，两手就和散步时一样按圆、软、远的方法自然摆动，待此动作熟练、自然后，再注意手的摆动。待手的摆动也熟练后，再注意呼吸的配合。练此功分此3个步骤来进行，学起来比较自然，也比较快。

### 3. 手的摆动

手的摆动要与迈步配合好。当迈左脚，脚跟着地时，右手在中丹田前，左手在左胯边。当左脚放平的过程中，身体重心逐渐转移至左脚，左手开始向中丹田摆动（如癌症灶在下腹部，手摆动到中丹田时，距离中丹田的位置要远些，约33厘米或略远些。右手从中丹田前开始向右胯边移动）。当左脚放平后，开始迈右脚，右脚跟着地时，左手已摆至中丹田前，右手已摆至右胯边。右脚放平时，左手正在中丹田前，右手正在右胯边，如此连续前进。手臂及手的摆动要自然，肩、肘、腕诸关节都要放松，腋下要空虚，臂要保持弧形，不要僵直，否则将影响气血运行，待完全掌握了动作要领后，手摆动的幅度和频率都要稍加快些。

### 4. 风呼吸法

稍快行功一般用风呼吸法。风呼吸法是用鼻吸鼻呼，吸气和呼气时略带气息声，开始声音不要太大，要逐渐加重些，以自己刚刚能够听见为度。弱度稍快功风呼吸法是两吸一呼，即连续做两次短促的吸，再做一次较长的呼。由于吸比呼短促，呼要长些，自然些，所以连续两个吸的长短只稍快于乐谱中的一拍，而一个呼的长短也稍快于一拍，所以两个吸与一个呼相比，在时间的长短上还是相等的。这里不要误解为两个吸的时间比一个呼的还要短，反过来说，也不要误解为一个呼比两个吸的时间还要长。这两种误解，都会使吸与呼失去平衡。吸比呼的声音略重。上述呼吸法可以表示如下："吸—吸—呼——"。

呼吸的动作要与迈步和摆手相配合。当迈左脚时，配合着做"吸—吸—"的动作，迈右脚时，做"呼—"的动作。此"吸—吸—呼—"，一步一步向前行进。随着走动和手摆的加快，呼吸的节律也要分明些。

　　这里有两个问题应该加以说明：第一，吸与呼应该保平衡。有些气功书上讲的所谓"吸多呼少"，或"吸短呼长"，不少病人在按此法练功时往往出现偏差，其原因就在于呼吸失去平衡所致；第二，"风呼吸法"在古气功中一般是禁用的，可是郭林先生把它用于行功，并与势子导引相配合，经过十多年的临床实践，证明此法不仅对治疗某些慢性的炎症有效，对于治疗癌症更为有效。

**5. 行进时其他功法**

　　（1）舌尖位置：行走时，要保持舌尖位置轻轻舐在上腭的牙龈与牙的交界处（但不要用力，只要接触到即可），这样有利于任、督二脉更好地运行。

　　（2）摇摆天柱：行走时，要注意头部的活动。在迈左脚时，随着左脚放平，身体重心移至左脚，身体略向右转。随着双臂向右转，头部也要随着上身自然地向右转，转时注意放松天柱（即脖子后面两条大的筋及天柱穴）。

　　（3）双目平视前方：行走时，双目自然地随着头部的转动而变动视野，但要始终平视，以保持头部平正。这里所谓"平视"，不是用力去看前面的东西，而是"视而不见"，"见而无意"。这才能心安神静，排除杂念。

　　（4）咽津法：行走时如果口水逐渐增多，口中津液不要吐掉，也不要边走边咽（否则容易呛咳），应等到收功时再咽。收功时先松静站立，然后咽津。咽时分成3小口缓缓咽下，并尽可能体验到津液过咽头、胃脘直至中丹田的感觉。

　　（5）速度的掌握：自然行功重在自然适体。稍快功重在稍快和略加着意，但进行的快慢和呼吸的长短要根据自己的体质状况，以不感憋气为准。

**6. 简式收功法**

　　按功法行走15分钟后，恢复到开始时的松静站立姿势。站一会儿，再做中丹田三开合和中丹田3个气呼吸，做法与预备功的规定同，但次序相反，先做三开合，后做3个气呼吸。然后恢复松静站立姿势，站2分钟后如不累也可多站一会，再慢慢睁开眼睛。

　　以上从预备功开始，行走20分钟再做简式收功，这算练完一轮。第一轮之后，自由散步20分钟，体弱太累的还可坐下休息片刻。这些收功和散步的动作，都是为了使刚才调动起来的内气消化归原。然后再从预备功做起，练第二轮，再收功散步，再做第三轮，然后收功回室内休息，或接着再练其他功目。

**中度风呼吸法中快行动**

**1. 预备功**

做法与新气功八段锦的预备功相同。

**2. 正功练法**

其迈步法、摆手法、风呼吸法、行进中的其他功法均与弱度风呼吸法稍快功中的第2、3、4、5所述大体相同，仅在步法与呼吸法的配合上略有不同。

仍以先出左脚为例，当迈左脚，脚跟着地时，做两个连续地吸，即"吸—吸—"的吸气动作，当左脚放平时，做"呼——"的动作。在迈右脚，当脚着地时，同样又做"吸—吸—"的动作，右脚放平时，做"呼——"的动作，比如一步一步地往前走。这种行功的步法和呼吸较易配合，根据自己体力的强弱、迈步的快慢、呼吸的长短，自己进行调整，所以，走起路来比较稳，适合老年和体弱的患者操练。老年气管炎、肺气肿患者很适宜练此功。只是在行走与呼吸的速度上要比慢性病患者略快些。

**3. 收功法**

同弱度风呼吸法稍快功收功法。

**强度风呼吸法特快行功**

**1. 预备功**

做法与新气功八段锦中的预备功相同。

**2. 正功练法**

其迈步法、摆手法、风呼吸法、行进时的其他功法，均与弱度风呼吸法稍快功中的2、3、4、5所述基本相同。但步法与呼吸法的配合不同。现将其配合法叙述如下：

仍以先出左脚为例，按预备功松静站立式，准备迈出左脚时，先将身体重心移至右脚上，右手朝向中田丹前摆动，身体随着略转向左前方，趁势将左脚迈出一步，迈左脚的同时，左手摆至左胯边，右手摆至中丹田前，在左脚跟着地时，立即做一个短促的"吸—"的动作。这些特快功，步子走得快，呼吸也快，手摆动的也快，因此，体弱的患者不能一气走20分钟，每走5分钟或10分钟，应收后脚成平站式略停下来，做中丹田三开合，平一平气。然后改为先出右脚，依前法再走5分钟或10分钟。如不累，可以再停下来做中丹田三开合，平气后可以再继续做一遍。最后按收功法收功。如晚期癌症患者身体特别虚弱，连走5分钟都难以支撑者，可以每走3步停一下，再走6步停一下，再走9步停一下，停下来时也可以做一个中丹田开合，或做3个中丹田开合。待身体好转一些，走的时间能够长些了，再按走20分钟，休息20分钟的练法练。

**3. 收功法**

同弱度风呼吸法稍快功收功法。

**（二）风呼吸法定步功**

风呼吸法定步功，是按照呼吸导引的功法吸进大量的氧气，以供给体内各器官的需要，从而加强脏腑的功能，提高免疫机能。它是初级功的基本功法之一。

定步功的风呼吸法，吸与呼都比较短促，配合肢体活动，先做有节奏的两个连续而短促的吸，再紧接着做呼，形成"吸—呼—呼—"，"吸—吸—呼"。其具体做法与"中度风呼吸法自然行功"中的风呼吸法相同，但配合的势子不同。在阴雨天或场地太小不宜于练行功时，可以操练此功，也可在室内操练。此功对治疗和预防感冒、炎症、低烧等都有显著疗效。此功只能在清晨和空气新鲜处进行，其他时间（如午后、晚间）不宜练此功。高血压、心脏病等患者一般不宜用风呼吸法，只能用自然呼吸，但如病情不重或已恢复健康的，可以练慢式的风呼吸法定步。

## 功 法

### 一般的风呼吸法定步功

#### 1. 左侧定步功

在做完预备功（参照弱度风呼吸法稍快行功预备功）以后，将两手放在身体两侧，先将身体重心移至右脚，把左腿放松，然后左脚向前迈一步，脚跟着地，脚尖跷起，注意前后脚保持斜"丁"字形而不要形成"八"字脚，接着腰胯放松，屈右腿，两腿的膝关节都要放松，同时腰、头、颈、身躯都稍转向左侧，身体略微前倾。自然地收缩小腹。右手松软地摆动至中丹田前，但不要贴着身子，约在中丹田前3寸左右。左手轻松地摆动至左胯外方。双手摆动时，肩、肘、腕都要自然放松、微曲，不要僵直。紧接着将重心移至左脚，左脚放平。随着重心左移，头、颈、躯体都轻松地稍转向右侧，右脚完全放松，并轻轻提起脚跟（保持脚尖点地而不迈步，所以叫定步功）。此时左手自然地摆至中丹田前，右手摆至右胯外方。

在上述肢体活动的同时，配合着做"吸—吸—呼—"的呼吸动作。当脸朝向跷起脚尖的左脚时，做"吸—吸—"，左脚放平踏实，右脚跟离地时，做"呼—"的动作。然后同前，左脚尖又跷起时开始做第二次"吸—吸—"；左脚放平身体向右侧转时，做第二次"呼—"。这样随着身体的反复转动，配合"吸—吸—呼—"，共做9次后，收右脚（实际全身已上前了一步）恢复原来松静站立姿势，再做中丹田三开合和3个气呼吸等简式收功。

#### 2. 右侧定步功

将身体重心移至左脚，松右脚，将右脚迈出。参照上段出左脚的做法，同样做9次。然后松静站立和做简式收功。练以上功目时，其舌尖位置等其他功法与自然行功相同（参见弱度风呼吸法稍快行功简式收功法），但双目可以闭上。初练时如果闭目出现头晕现象，也可以暂不闭眼，待势子熟练后，再闭目练，就不会头晕了，直到以上左9次、右9次练毕后，舌尖离开上腭放回原处，再慢慢睁开眼睛，慢慢行走。

以上是风呼吸法定步功的一般做法，根据病情的不同，还可以分别采用以下3种不同的姿势进行操练。

**快式风呼吸法定步功**　此功式动作灵活，练的速度比一般的稍快一点，适合于气管炎病人及血沉快、血小板低、血压低等病人，但患有高血压、心脏病者不宜练此功。

**慢式风呼吸法定步功**　此功式动作深沉，练的速度比一般的稍慢些。此外，当左脚在前、身体转向右侧做"呼—"时，右脚跟要跷起，右脚大趾轻轻点地。其他做法均与1相同。高血压、心脏病等患者，如病情不严重或已恢复健康的，可以练这套功法，但应注意呼吸不可过猛，并须闭上眼练。

**肾俞式风呼吸法定步功**　此功式是以两手外劳宫穴（手背心）分别贴在两侧肾俞穴上。此式亦分为快、慢两种，其中快式与2相同，只是双手位置不同。慢式的作法与3略有不同，仍以出左脚为例：当左脚在前，左脚尖跷起时，身躯腰胯放松，先稍向左侧倾斜一点。然后腰胯先从左慢慢转向右，再转向前方。呼吸的方法：在左脚跷起时，做"吸—吸—"的动作。左脚放平，身体向右转时，开始做"呼—"的动作。吸的速度要减慢，呼的速度要更慢些。呼完，在身体向前转恢复原状时，用自然呼吸法，千万不要憋气。所以这个呼吸过程是"吸—吸—呼—平"，"平"即自然呼吸，如此反复做9次，接着做中丹田三开合、3个气呼吸，恢复松静站立，收功，是为一轮。接着再做右脚在前的一轮。

这种式子适合于妇科病、泌尿系疾病、红斑狼疮及心脏病等患者。

## （三）升降开合松静功

升降开合松静功是一项具有很好疗效的正式功目，也可以作为具有中度内气运行的其他功目的预备功。

升降开合在具体操练时是按"升→开→合→降→还原"顺序进行。

### 功法

**升式**　接预备式，根据病情出脚（参见弱度法呼吸法稍快功迈步法）。仍以先出左脚为例：左脚向前迈出一步，出脚时脚跟先着地（只有肝炎或肝癌患者才用脚尖先着地），出脚后，两手自身体两侧向中丹田合拢。当两手中指快要接触时，两手沿腹、胸的正中线（即任脉）缓缓地向上提升。上升时以手带动手腕及肘部上升。双手提升时，一般高指标的病人（如高血压、高眼压等）要垂腕，掌心由向里逐渐转为向下，手指尖由向下逐渐转平，而且提升速度要快，千万不要让手心向上形成平托的手式，否则会把气血导引上来。低指标患者，双手手心则应向上，形成平托式上升。上升的速度应慢，以便导引气血上升。双手上升时，身子稍向前移，重心放在前脚上，后脚跟提起，但身子不要向前倾斜，不要耸肩。手从中丹田上升到膻中穴（两乳头之间正中点）时，变换手式，改成指尖朝上，手心相对。上升至上丹田（印堂穴，在两眉之间正中点）时，双手手心转向外，准备做"开"的动作。

**开式** 接上式，双手在印堂穴处将掌心转向外，在开的过程中使双手的外劳宫穴（手背中心点）逐渐相对，双手向外开出，直到双手略宽于双肩为止。随着手做开式，上身稍向后倾，重心移至后腿，前脚变虚，脚尖点地。心脏病和肝病病人开的宽度要小一些，不可勉强去开。

**合式** 当做完开的动作后，接着缓缓地转动双腕，使掌心相对，指尖向上，在转手的同时，前脚跟着地。双手慢慢地向印堂穴前方聚拢，边合边把身体向前移，并将重心移至前脚，后脚变虚。当双手合至印堂穴处，掌心相对，中指尖将相接。

**降式** 接上式，当双手在印堂穴前相合，中指将相接（心脏病患者应相接）时，双手开始下降，从印堂穴经膻中穴，直降至中丹田（气海穴），于双手下降的同时，身体的重心先由前脚移至后，前脚变虚，后脚变实，当双手降至中丹田时，身体重心移至两脚中间，双脚站平，身体开始下蹲，蹲时尽量使身体上身保持垂直，不要前俯后仰，只要注意松腰，就能达到这个要求。下蹲一直进行到前腿大腿放平为止，此时双手已降至与膝盖平。初练功者，不必勉强去蹲平，能蹲多少就蹲多少，练久了自然可以蹲平，蹲平后，双手在膝盖前做一个开、一个合，然后准备还原。

高指标和低指标患者的做法不同。高指标患者，在做降式时，双手手心向下，要平着下降，速度要缓慢。身体下蹲时，速度也要缓慢；低指标病人双手从印堂穴下降时，应沿着脸都向膻中降，然后先翻手使虎口向上，并逐渐转为向前，手心向里，并逐渐转为向上，双手沿着乳部的两边再沿着腋下呈直线一直下降至两胯前，然后随着身体下降和下蹲，双手降至膝盖前。在下降和下蹲的过程中，其速度应较高指标病人为快，双手手心应始终保持向上。蹲平后，双手在膝盖前做一个开、一个合、然后准备还原。

妇女经期不要做下蹲的动作，可练不下蹲的升降开合。

**还原** 接上式，双手在膝盖外侧做完一个开合后，两手趁势上提，垂腕。高指标者手心相对，上升的速度要快，同时用腰劲带动两腿站起来。低指标者手心向上，而且提升和站起的速度要慢些。身体重心渐渐移至后脚，前腿变虚。双手随着身体的上升而提到膻中穴前时，翻手，双手中指相接，手心向下。身体重心在翻掌的同时移至两腿之间。这时双腿已站好，然后两手慢慢地降至中丹田前，再自然下垂，放在身体两侧。

从升式、开式、合式、降式到还原的全过程，称为一轮。

# 四十、糖尿病

## （一）糖尿病行气导引功

🈸 **功 法**

**预备功**

**1. 选好场地**

以自然清心，景色宜人，有山有水之处为佳。最好在树密成林，泉水淙淙，鸟语花香，山色迷人的幽静地方。

**2. 行气**

冬季早晨 6 时半起床，面向东方背山近水，两足分开与肩同宽，双膝微屈，膝盖不超过足尖，含胸拔背，沉肩坠肘，颈竖头悬，眼睛向前平视，后逐渐内收闭目，返观内照，两臂自然下垂，感头顶似高悬，足踏如钟鼎。心平气和，排除一切杂念。配合逆呼吸以意领气，气由丹田经长强走督脉，上至百会；经任脉过鹊桥，下降涌泉，如此反复，每分钟呼吸 4 次，站到小腹产生热团，然后感到肾热、背热，继而睾丸热（或会阴部热）、腿内侧热、足心热，直至周身热。时约 20～25 分钟。

**内调五脏四节站桩**

第一节　心肾相交，活动 9 次。站桩姿势，两臂带动两手，臂稍旋内里弯，如太极之起式，配合吸气，微向下丹田合拢，合到两手距离不到 1 寸为止。然后两臂带两手配合呼气微微向外展开，手心向外。展到靠近环跳穴时，手心翻转向里贴于环跳穴处。

第二节　舒肝理肺 9 次。由站桩预备式开始，两臂在体前配合吸气，如捧物向上提，提到膻中穴处合十。随后两臂配合呼气悠悠向左右平伸，伸时手心向外。伸展后以大雁落地之势配合吸气，两臂带动两手落到原处。这两套动作做完后，站桩 10～15 分钟。

第三节强身健脾 9 次。由站桩预备式开始，配合吸气，腰向左后弯，右手由右向上托天，左足随着提起成金鸡独立势。随着配合呼气，右手由头顶划圆圈弯至左足，手心向外，最好配合吸气复原姿势。如上式之动作和要领，腰向右后弯，左手由左向上托天，右足提起成金鸡独立势。左手由头顶划圆圈弯探右足，手心向外。动作配合呼吸。

第四节滋阴补肾 9 次。由站桩功预备式始，两手随吸气由腿外侧向前上提至膻中穴，手心向上。随着两臂内旋屈腕手心向上，配合呼气，两臂高举并撑圆。再随着配合吸气两手由前向下，腰背配合呼气自然弯曲。两手直下至指尖插地。最后恢复预备式。这两套动作做完再站桩 10～15 分钟。

**辅助功法**

摇摆功 9 次

（1）由站桩预备式开始，先迈出左脚，身体重心前移，两脚尖着地，两脚后跟踮起，大足趾和二足趾用力抓地，双臂自然向左边摆动，同时用鼻吸气，随着两足跟着地，双臂自左向右摆动，右手向右后方摆动，左手横在胸前，同时两脚尖翘起，两脚跟着地，配合呼气。

（2）右脚向前迈一步，两脚尖着地，两脚跟踮起，双臂由前胸抬起，向左右分开，如凤凰双展翅的飞翔状态，同时用鼻吸气。然后双腿变曲下蹲，双手扶在双膝上，同时呼气。

（3）起身不复原，再做第 2 次动作，一直做完 9 次。

## （二）因是子静坐法

因是子静坐法，是近人蒋维乔编写的书及编订的一套以小周天为主的静坐功法。蒋维乔（公元 1873～1958 年）字竹庄，号因是子，江苏武进人。他编定的有关静坐法的书有《因是子静坐法》，初版于 1914 年，1918 年出版续编。解放后又出版《中国的呼吸习静养生法》、《因是子静坐法卫生实验谈》、《世间禅》等书。在当时对静坐法的推广，起过一定作用。按蒋氏本人所述，他自幼多病，青年时患肺病，于是从《医方集解》所附的《勿药元铨》中学练了小周天方法；中年以后改练天台宗的止观法，再后修炼密宗中的藏密，本条所说的因是子静坐法，仅指蒋氏开始阶段以小周天为主功法。

## 🖐 功法

**调身** 端正身体的姿势。

（1）坐前调身，静坐的人，平时的行住进退，必须安详，不可有粗暴举动，举动若粗，则气也随之而粗；心意轻浮，则难以入静，所以在坐前应预先把它调好。

（2）坐时调身，坐在床或凳子上，解衣宽带，或单盘，或双盘，亦可自然盘坐。把右掌的背，叠在左手掌心上面，贴近小腹，轻放在腿上。然后，把身体左右摇动7~8次，就端正其身，脊骨勿挺勿曲。头颈也要端正，令鼻与脐的垂直线相对，不低不昂。开口以吐腹中秽气，吐毕舌舐上腭，由口鼻徐徐吸入清气3~7次，于是闭口，唇齿相着，舌仍舐上腭。再轻闭两眼，正身端坐。若坐久微觉身体有俯仰斜曲，应随时慢慢矫正。

（3）坐后调身，坐毕以后，应开口吐气十数次，令身中热气外散，然后慢慢摇动身体，再动肩胛及头顶，再慢慢舒放两手两脚；再以两大指背互相摩擦生热以后，擦两眼皮，然后闭眼，再擦鼻部两侧；再以两手掌相搓令热，擦两耳轮，再周遍抚摩头部以及胸、腹、手臂、足腿，至足心止。而后方可随意动作。

调息调整呼吸。

（1）坐前调息，在平常的时候，应该注意鼻息出入，不可粗浅，宜以意从喉胸渐达腹部。

（2）坐时调息，在入坐时，息不调和，心就不定，所以使呼吸极缓极轻，长短均匀。也可用数息法，或数出息，或数入息，从第一息数起；若未数至十，心想他事，以至中断，就再从第一息数起，反复练习，久久纯熟，自然息息调和。

（3）坐后调息，坐毕时开口吐气，待体中温热低减，回复平常状态后，方可随意动作。

**调心** 调伏妄心。

（1）坐前调心，平时一言一行，总须把心意放在肚子里，勿令弛散，久久自然容易调伏。

（2）坐时调心，在入坐时，每有两种景象：一是心中散乱，杂念较多；二是心中昏沉，容易瞌睡。大凡初学坐的人，每患散乱。练习稍久，妄念减少，就容易昏沉。治散乱的病，应当放下一切，不去睬它，专心一念，意想小腹中间，自然能够徐徐安定；治昏沉的病，可提起意念，注意鼻端，使精神振作。也可用数息法，使心息相依，则散乱与昏沉都可避免。

（3）坐后调心，坐毕以后，也要随时留意，勿再胡思乱想。

**周天** 练功至相当程度时，丹田发热如沸汤，及有微动，也有剧烈震动，可有一股热气冲击尾闾，通尾闾后，即上夹脊关，两关通后，要有耐心，用功不间断，才能冲开玉枕关；这样一股热气从后上转，盘旋头顶，由颜面至鼻口，分两路而上，至喉咙会合，由胸至下丹田，如此则每入坐，这股气就前后流转。从尾闾至上唇，谓之督脉，从下唇到会阴，谓之任脉。在母胎时任脉、督脉是通的，一出母胎，"上断于口，下断于肛门"，通过练功可使返还到胎儿时的两脉相通。除此以外，还有围腰的带脉，练功到一定程度时，它会依围腰的带脉而旋转，如左转 36，右转亦 36，很有规律。还有冲脉、阴跷、阳跷、阳维合为奇经八脉。这八脉平常人"闭而不通"，只有练功的人能打通之，待八脉全通，全身气血流行无滞，身体健康。

**注意事项**

以上调身、调息、调心三法，实际系同时并用，为便于文字记述，乃作如上三节分别叙述。进行本功法锻炼，要配合一定的动功操作，要注意循序渐进，避免追求，并掌握好可能出现的外动现象。

# 四十一、甲状腺机能亢进症

## （一）蟾泳功

### 🈴 功　法

本功动作模拟蟾蜍游泳的姿势，故名"蟾泳功"。又因其动作中双手在身前来回划较小的圆，所以也称"小环功"。

**1. 预备式**

具体做法和"回春功"（见《气功》杂志 1987 年第 11 期）的预备式相同。

**2. 起势**

紧接着预备式后，将两脚并齐，脚踝相靠，两膝内侧（曲泉穴）紧贴，两腿并齐；然后两手五指并拢，掌心向下，由两侧屈臂向身前提起；同时，两脚举踵，直腿，扬臀（臀部向后翘），收腹，挺胸，伸颈，头微抬；两手提起到胸前与肩平时，两手十宣穴相对（掌心仍向下），大拇指触及足少阴肾经的灵墟穴位（在第二与第三肋骨之间）；这时全身重心落在前脚掌（涌泉穴）上。

**3. 蟾泳前势**

（1）蟾泳下行：紧接起势的全身上跃后，缓缓屈膝下蹲，身体重心开始下降；同时，两手向前向外划一小圆弧而回复原位，类似一个蛙泳动作，手指自然微屈，手臂保持弧形；继续屈膝下蹲，并腿夹裆，身体重心下落到两脚掌。同时，双手走弧线向两侧伸展至手臂伸直，在整个下蹲过程中，逐渐缩颈、耸肩。

（2）蟾泳上行：由蟾泳下行的蹲势缓缓上起，下肢仍并腿夹裆，身体重心开始上升；两臂里收成弧形置于胸前，手指自然微屈，头颈和肩部渐渐放松；全身重心继续上升，两脚举踵，直腿，扬臀，收腹，挺胸，伸颈，头微抬，肩部继续放松，手臂继续屈肘上抬，抬至与肩平，掌心向下，五指并拢伸直，大拇指触及灵墟穴位。

蟾泳一下一上为 1 次，蟾泳前势应连做 8 次；接下去做蟾泳后势。

**4. 蟾泳后势：**

（1）蟾泳下行：接前势的上行，缓缓屈膝下蹲，仍并腿夹裆，身体重心开始下降；同时，含胸、弓腰，两手（掌心向下）沿胸向后缓缓拉开，手指自然微屈；继续屈膝下蹲，并腿夹裆，身体重心下落到两脚掌；同时，双手尽量向身后侧伸展至手臂直，手指也随之渐渐伸直。在整个过程中逐渐缩颈、耸肩。

（2）蟾泳上行：紧接下行的蹲势，并腿缓缓上起，同时两手臂向正前方划圆弧，手指自然微屈，头颈和肩部渐渐放松；全身重心继续上升，两脚举踵，直腿、扬臂、收腹、挺胸、伸颈头微抬，肩部继续放松，手臂成弧形回置胸前后，继续屈肘上抬至与肩平，掌心向下，五指并拢伸直，大拇指触及灵墟穴位。蟾泳后势也连做 8 次，然后收功。

**5. 收势**

当蟾泳后势做完最后一次上行时，身体重心下降，两脚跟缓缓放下，脚尖自然分开；同时双手在胸前十指相对时徐徐下按，至下丹田前分开自然垂于体侧。

本功的伸颈缩颈、耸肩落肩运动，以及身体下蹲、上起等动作，较大地刺激了督脉及手阳明经有关后脑部位的一些重要穴位（哑门、风府、风池等），对调节甲状腺功能十分有利。本功每日练 2～4 次为宜。

## （二）内养功

### 功 法

**1. 姿势**

取仰卧式。

**2. 呼吸**

取内养功第一种呼吸法，即吸—停—呼，配合舌体起落，即吸、停时舌舐上腭，呼时舌体回落，熟练后可再配合默念字句"我—松—静"。

**3. 意守**

意守下丹田。可与呼吸配合，以意领气直达丹田。练功数周或数月后，小腹部可微热，丹田部位有得气感。此时开始练三分意守丹田，七分以意领气，使气下行至会阴穴，分两股气流沿大腿前侧经膝至涌泉穴，然后返流经膝窝上行至长强穴合并，沿督脉至大椎穴，分为三股，一股气继续沿督脉上升至百会穴，前行，经上鹊桥至膻中穴；同时另外两股气从大椎沿手臂外侧至劳宫穴，再折返沿臂内侧至膻中穴会合，并迅速下引入丹田，如此周而复始，运行不已。本功每日早晚各练 1 次，每次 30 分钟。

**辅助活动**

**1. 龟服气**

坐于椅上，两脚分开，自然缓慢地呼吸 3～5 次，在末次呼吸将完时，上体缓缓前俯，头部低于两膝，将肺中的余气呼尽。然后头像龟似的引颈前伸，同时缓缓吸气，恢复坐姿时气恰好吸满。如此练 9 次。

**2. 熊迈步**

先迈左脚，要全脚掌重重落地；同时左手向后叩击命门穴，右手向右前方甩出平眼高，头向右转 45 度，双眼平视。再迈右脚，动作左右互换，如此走81 步。

**注意事项**

（1）甲亢患者在练功中要特别防止情绪急躁，急于求成。

（2）伴有高血压、动脉硬化的患者在练蟾泳功时不要蹲得太低。

# 四十二、月经不调

## （一）调理冲任功

🈯 **功 法**

（1）坐式（坐于凳上前 1/3 处），全身放松，调匀呼吸，排除杂念，两手重叠，右手在里，右手外劳宫穴与左手内劳宫穴相对，以右手内劳宫对准脐眼，轻放于脐上。

（2）用意念和呼吸导引内气，吸气时，收腹提肛，并带动会阴紧缩上提，同时意念由会阴引气达于下丹田，呼气时肛门与小腹放松，如此一吸一呼，练30 分钟。初练时用意念配合呼吸导引气机，熟练后只用意念导引。

（3）收功时，导气归下丹田，稍停，两目慢慢睁开，两手搓热，轻轻擦面如洗脸状 5～7 次，再起身活动。

## （二）揉腹壮丹功

🈯 **功 法**

（1）坐式或站式，两手重叠（右手在里，左手在外，两手内、外劳宫穴相对，右手内劳宫穴对准关元穴），轻按于小腹，全身放松，自然呼吸，意守下丹田部，两手同时先向顺时针方向按揉 81 次；然后再向逆时针方向按揉 81 次。

（2）接上势，按振关元穴 18 息或 36 息。意守下丹田。

**辅助功法**

（1）气滞血瘀者，宜加练嘘字功。

（2）寒凝胞宫者，宜加练温丹功。

（3）气血不足者，宜加练周天调气功。

**注意事项**

（1）每天练功 2～4 次，每次练功 30～60 分钟或更长。

（2）练功中，不可强用意念导气运行，或强力呼吸，以防气闷、头胀等现象发生。

（3）平时练基本功法，经期与经期前后，加练辅助功法。

（4）注意经期卫生与保暖和适当休息，保持情绪稳定。

（5）当痛经治愈后，仍应坚持练功。

# 四十三、闭经

## （一）壮腰健肾功

本法主治虚证闭经。

### 功法

（1）取平坐式，舌舐上腭，闭目内视百会与会阴穴，脐与命门穴的连线交点。

（2）当内视清晰、自然呼吸细微后，左手轻按脐上，右手轻按命门穴上，继而左手由内向外，作螺旋式左转（从左向上、向右、向下、回至左边），右手在后背与其对应，作相同方向的旋转。

（3）在两手旋转的同时，右脚心搁在左脚背上轻轻搓动，当左手按摩上至胃口，下至交骨，右手按摩上至夹脊，下至尾闾时，两手前后互换，作由外向内的螺旋式右转，直至右手回至脐穴，左手回至命门穴。在此同时，两腿也互换，左脚心搁在右脚背上轻轻搓动。以上两手由内旋向外，再由外旋向内为一度，作完一度恢复原坐式，用意识导引全身放松，从头至足行 3 遍。

## （二）振闭呼吸法

### 功法

取站桩式，猛烈呼气，呼气时手脚全身放松，用意念引导内气降至脚底，直至不能再呼时，呼吸停顿。然后猛烈吸气，吸气时两手紧握成拳，两足十趾紧扣于地，舌舐上腭，缩肛上提，用意念引导内气自脚底上行，经过小腿、大腿、会聚于会阴，再经尾闾达于命门。本法强调内呼吸，不介意于口鼻呼吸。因呼吸猛烈，故锻炼时间不宜过长，开始每次行 7~8 分钟，以后可延长至 10~15 分钟，呼吸停顿的时间也可随之延长，每天 3~4 次。

## 四十四、子宫脱垂

### （一）行步功

### 功 法

**1. 预备式**

凝神静息，全身放松，身体直立，双脚自然分开同肩宽，胸部微收，头颈正直，尾闾中正；双目微闭或微露一线之光，向前平视。入静后将视线收回，双目凝注鼻尖（或轻闭双眼、内视丹田），舌尖轻舐上腭，牙齿轻叩，双手自然下垂，自然呼吸。

**2. 定步叩丹田**

双手轻握拳（拳心要空），左右甩手，左拳拳心向里轻叩丹田部位，右拳拳背向内轻叩后腰命门部位。配合呼吸，随左右手的甩摆叩击动作，腰也随之左右转动，动作要求轻松自然，双手甩摆叩击频率与呼吸频率相一致，每日 3~5 次，每次叩击 10~30 次，经过一段时间锻炼后，体质增强，则可加大腰部转动的幅度，两手甩摆的幅度也宜相应增大。熟练后可以缓步行走，一边走，一边甩摆叩击，每次可练 5~10 分钟。

**辅助活动**

**1. 提缩呼吸法**

两手按在腹部，左手叠在右手上，吸气时以会阴为中心，连同前后阴如忍大便状向上提缩；呼气时两手分开，向上向两侧作弧形按摩。如此反复做 10 次。

**2. 保健功织布式**

坐正，两腿伸直并拢，足尖向上，双手掌向外向足部推出，身躯前倾，同时呼气；推尽后手掌向里返回，同时吸气。往返 10~20 次。

**3. 保健功和带脉**

自然盘坐，两手胸前相握，上身旋转，先自左而右，再自右而左。每次转身探胸时吸气，返回缩胸时呼气，各 16 次。

### （二）子宫脱垂按摩功

🔲 **功法**

仰卧或端坐定，凝神调息，而后行如下 4 法：

（1）以左手中指抵会阴，掌根放在耻骨联合处，吸气时，腹部凸，用中指向上提 3 次，呼气时手指放松。3 个呼吸后，换右手再做 3 个呼吸。

（2）左手根按在耻骨联合处，以上重下轻，向上推提的要求按摩 10 次；然后换右手按同样要求做 10 次。

（3）左右手掌同按放在两侧腹股沟处，以中指用力为主向上外提按 10 次。

（4）先用左手按在右侧腹股沟，以中指用力向左侧上斜摩至髂嵴处 10 次；然后换右手按在左侧腹股沟，向右侧上斜摩至髂嵴处 10 次。

## 四十五、更年期综合征

### （一）冲任督带导引功

🔲 **功法**

分晨功（坐式）和晚功（卧式）两式。

**晨功** 于清晨醒来时，端坐于床上，两足盘屈，两脚底相对，中间隔一拳之距。两手交叉胸前，分别以双手抚按双乳，两目微开视鼻端，调息，入静。意守丹田（脐下 3 寸处），舌舐上腭，叩齿 36 遍，令华池之水（口水）充满口中，以意念送华池之水循冲、任二脉之途入下丹田，片刻以意领气，男左女右导丹田之气循带脉经路绕行一周，贯气入血海（胞中），复出会阴，稍顿，导气绕肛穿尾骶，循脊上行，沿督脉经路过颈至巅，于百会穴稍顿。此时复以意领气从巅入口，化为阴津（华池之水），如此为一周，女行 14 周，男行 16 周。功毕，以手抚摩双乳 4 分钟，接着以左手抚丹田（小腹），右手抚腰，分别向横向相反方向揉摩 50 次，换手再揉摩 50 次。然后右手食指揉按右足涌泉穴，左手食指揉按左脚涌泉穴各 80 圈。至此收功，起床。

**晚功** 于晚间入睡前，平仰卧于床，两手叉抚乳。两大腿稍叉开伸直，两大拇趾靠近，双眼微开平视鼻端，调息，入静。舌舐上腭，叩齿 36 通，咽津，以意念送华池之水循腹正中线冲任脉经路至脐下 3 寸丹田处，稍顿，领气循带脉绕行一周，复领气入血海，出前阴，经会阴，绕肛，沿尾骶上行经督脉经路入百会，稍顿，复领气入口化津。至此为一周。共行女 14 周，男 16 周。功毕，双手交叉揉摩双乳 4 分钟，然后双手上下轻轻摩擦小腹至发热为止，至此收功，可入睡。

### （二）更年期练功法

（1）40 岁左右的妇女，月经有规律来潮，不准备再生育者，可每天早睡早起，早晨自然盘坐于床上。缓缓吸气到小腹中心，缓缓呼气到小腹中心，尽量保持自然呼吸。同时双手交叉捧乳，一面轻轻搓揉双乳，揉搓乳房 360 次后，停止揉双乳，只捧着双乳，不管呼吸；并默守双乳中间（膻中穴位），静心默守，舒适为度，以全身松静自然为原则。如月经来潮时，不揉乳，不调呼吸，不守膻中穴位，只是静坐静养，这样练功不过百日，月经会自然停止，以保持自身精血旺盛。达到祛病健身。

（2）妇女绝经后，表示体力精血已衰，血源枯绝。练功应先行补气血之功，使月经重至，再改练前面介绍的功法。补气血之初期每天早晚平躺，自然盘坐均可，先将右乳揉转 12 次；后揉转左乳 12 次。然后右手放在肚脐上，左手重叠在右手上。双手同时向顺时针方向旋转 36 次（由肚脐逐渐转到腹部外圈），再由腹部外圈向反方向转回肚脐 36 次，口中咽津 3 次，默守小腹腔。

以上两种练功方法，收功都是慢慢睁开眼睛，用两掌心相互搓揉 72 次，先慢后快，待手心发热后，由下往上搓脸 30 次，方可慢慢活动全身，逐步恢复常态。

# 四十六、目疾

### （一）观鼻功

🌀 功 法

心平气和，思想集中，两手食指轻搭在鼻尖上，拇指轻轻扣住下巴，其余 3 指自然合拢；凝神，观鼻尖上食指 2 ~ 3 秒钟；然后远望 20 米外的一个小目标，尽力看至清楚为止；接着视线收回仍观鼻尖。如此来回 3 ~ 5 趟为 1 次，休息 1 分钟，再如上法进行，共 3 次。

**注意事项**

（1）做时思想要集中，同时配合深长呼吸，但不要过于强迫。

（2）观指尖时不要太久，否则易产生眼胀。

（3）观手指开始时模糊不清，逐渐看清。

## （二）明目功

### 功 法

自然闭目，展眉舒胸，呼吸自然，腰部挺直，站、坐均可，意想自泥丸宫（百会），引气沿督脉，经神庭，至印堂，稍停，分为两股，向左右眼眶运行，由攒竹，顺眉至丝竹空、瞳子髎，下行于球后，过承泣，穿健明，至睛明，运气一圈。接着再自攒竹运转，共运气7圈，然后由睛明返印堂，退神庭，回泥丸宫。

## （三）增视功

### 功 法

**起式（预备功）**　舒展身心三长息：舒展身躯，放松思想，调匀呼吸3次。
**正功**
**1. 转睛**
眼球向左右作最大幅度的旋转各9圈。其作用是锻炼眼外肌，改善眶腔及眼球本身的血液循环，纠正眼轴过长之疾。
**2. 揉目**
自内眦沿眼裂向外眦抚擦3~9遍，其作用是按摩视器。
**3. 点穴按摩**
取睛明、鱼腰、承泣、瞳子髎、光明和臂臑6穴，逐次于每个穴位做旋转、点按手法，集气功、针灸、按摩3法的共同疗效。其作用是增进视力，防治眼病。

## （四）气功运目法

气功运目法是指眼球运动配合呼吸的锻炼方法。
气功运目法，对老年人的弱视、视力衰退、远视及青少年的近视和散光均能起到一定的防治作用。

### 功 法

第一式　上下直视
闭目，当眼球向上转动时吸气，平视时呼气；接着眼球向下转动时吸气，平视时呼气，做 20 次（上下运动算 1 次）。

第二式 左右横视

闭目，当眼球向左转动时吸气，平视时呼气；接着向右转动时吸气，平视时呼气，做 20 次（左右运动算一次）。

第三式 环转顺视

闭目，按顺时针方向，当眼球从左下到左上方转动时吸气；眼球从右上到右下方转动时呼气，作 20 次（左右转动 1 圈算 1 次）。

第四式 环转逆视

闭目，按逆时针方向，当眼球从右下到右上方转动时吸气；眼球从左上方到左下方转动时呼气，做 20 次（左右转动 1 圈算 1 次）。

第五式 远方正视

睁目，在离眼 100 米以外的正前方选一固定点（山峰、房顶、树木、景物等均可），睁目凝视该点，自然呼吸 1 ~ 2 分钟。

气功运目法的练功姿势坐式较好，呼吸稍缓慢些，运眼时用意用力稍轻。

本法练习非常简单方便，不受场地、时间和条件的限制，如能和眼保健操结合锻炼，效果更佳。

## （五）外景静功

### 功 法

**1. 姿势**

站或坐。

**2. 功法**

先静坐，待心气沉静，用红色小球一枚，球中插一小棍，以免滚动，摆在两眼正中前面，眼看红球。球放的高低远近，必须适宜。这样看 5 ~ 10 分钟后，心无杂念，遂改为练松静气功，两目轻闭内视中丹田。坐到无人无我之时，身空意空，舌舐上腭，久之口中唾液增多，味甜如蜜，慢慢咽下，下降丹田，腹响有声。这时，恍惚之间，心空意定，先从腿两肘空起，杳杳冥冥，不知身在何处，处于高度入静状态。

**3. 收功**

练功完毕不宜马上站起，需以脐为中心做摩腹运动，先由内向外左转 36 圈，再由外向内右转 24 圈。然后双手叠放于脐部，慢慢收功。

**注意事项**

（1）眼看红球时间宜占练功时间的 1/3，不可过长。

（2）练功后，最好做几次眼球上、下、左、右旋转的运动。

（3）本功法适用于眼底动脉硬化症、近视眼、远视眼的治疗。

（六）采太阳功

## 🏵 功 法

当天气清朗、风和日丽、朝阳刚出的时候，选择空气新鲜、环境安静的地方看日出。

**1. 姿势**

站或坐。

**2. 功法**

采用站式时，两脚分立与肩同宽，两膝微屈与脚尖齐，两臂上抬如抱球状，高与乳头平，与胸部相距一尺远。恬淡虚无，精神内守，舌舐上腭，鼻呼鼻吸。当太阳刚出来时，不刺激眼睛，可凝视太阳。先用口呼出浊气3～5口，而后改为鼻吸口呼，由鼻吸入口内空气，咽下数日，腹内有声。约5分钟后，太阳由红变亮，光芒耀目，而后存神太阳，意至中丹田，意守中丹田，继续练功。

**3. 收功**

静守丹田结束后，先双手叠于脐部由内向外左转36圈，再由外向内右转24圈，最后止于脐部收功。

**注意事项**

（1）凝视太阳时间不宜太长，以不刺眼为度，一般为5分钟左右，最长不超过10分钟。初练者尤其应注意。

（2）练功结束后，最好配合练习一套太极拳或八段锦等，以加强功效。

（3）本功法适用于夜盲症、角膜干燥、近视眼，同时对肺结核、慢性支气管炎、贫血症、软骨病等亦有疗效。

# 四十七、近视

## （一）童子养目功

能治疗真、假性近视，散光，白内障，青光眼等眼病，治近视眼效果尤佳，有效率在95%之上。

## 🉑 功 法

### 基本功

**1. 姿势**

头部与躯干正直，两腿分开与肩同宽，两脚尖分开微成八字形，身体重心平衡落于两脚掌与脚跟之间，两膝微屈，两髋微内扣，下颌稍内含，微含胸，双目微合，唇轻合，舌尖轻舐上腭，面部自然、放松，略带微笑，两肩松沉，两手缓缓向两侧分开至两腿外侧，自然放松。姿势摆好后，全身放松，收敛思维，排除一切杂念。

**2. 呼吸**

自然呼吸。

**3. 意守**

先意守丹田 5 分钟，后移守天应穴 15 分钟。

**开合运气法**　在静立的基础上，两手向前徐徐上起与肩齐，手心向下，微屈膝坐身，松肩沉肘，两臂各成半圆形，两手心劳宫穴遥遥相对。体松意静，当两手心有麻胀感时，两手徐徐内合，注意两手之间，像有一团气球，有斥力合不拢的感觉，再用意使两手心缓缓拉开，至比肩稍宽止。拉时两手吸力，有拉不开之感。如此内合外拉，反复做 5 分钟，气感会渐渐增强，有时还会自动开合，可任其自然。

### 气运目法

**1. 接气**

接上式，练功至运气感极浓时，两手徐徐翻转，使两手劳宫穴正对双眼，双手捧气缓缓向眼靠拢，至距双眼 2～3 寸处止，使手和眼之气相接，1 分钟后两眼会有气压或热胀之感。

**2. 拉按**

手与眼之气相接后，两手同时徐徐向外拉，拉至距眼 1 尺处止，再慢慢回按至原处，拉与按时都要让劳宫穴与眼球之气相联，保持得气感，拉按反复进行 10 次，双停止于距眼 4～5 寸处。

**3. 旋转**

承上，距离不变，保持手与眼之气相接，两手慢慢对着眼转小圈，先顺时针，后逆时针，各转 5 圈，会有手中之气在眼内旋转之感。

**4. 抚眼**

旋转之后，即停于原处抚眼不动，注意松静，意识到手与眼之间有气感，使气自然运化眼球，眼中可产生热胀感，抚眼至 10 分钟即止。

### 5. 收功

双手慢慢抚在眼球上，劳宫穴正对眼球，稍停，两手同方向，先顺后逆旋转各揉眼 5 圈，消除热胀感。随后如洗脸下摩，两中指经两眼内角顺鼻两旁摩至胸腹，两手开下垂，慢慢睁开眼，即可收功。

**点穴法**

**1. 攒竹穴**

以两手拇指尖同时取穴，手法从轻到重，点按时吸气，松手时呼气，共点10 次。

**2. 睛明穴**

用食指尖点按睛明穴，点按时吸气，松时呼气，共 10 次。

**3. 丝竹空穴**

用两手拇指同时取穴，手法由轻至重，呼吸，次数皆同上。

**4. 瞳子髎穴**

用双手拇指同时取穴，向顺时针点按 5 次，逆时针点按亦 5 次，用意念将外气贯入此穴。

**5. 天应穴**

用两手拇指同时取穴，按时吸气，松时呼气，共 10 次。

**6. 健明穴**

用两手拇指同时取穴，呼吸次数同上。

**7. 承泣穴**

用两手食指同时取穴，呼吸次数同上。

**8. 四白穴**

用两手拇指尖同时取穴，呼吸次数同上。

**9. 鱼腰穴**

用两手拇指尖同时取穴，呼吸次数同上。

**10. 太阳穴**

合目凝神，自然呼吸，用两手拇指轻揉双侧太阳穴，共揉 10 圈。

**辅助活动**

（1）睁眼远视 100 米处的目标，1 分钟后闭眼，稍停后再睁目远视，如此反复 5 次。

（2）晚间在黑暗处点一支香，在三步外，睁目远视香火 1 分钟左右。

（3）夏夜，仰卧于室外，遥视夜空中月亮、星星。

## （二）鱼戏气功

鱼戏气功是在参阅国内外有关屈光不正的体疗经验，吸收祖国传统气功功法的基础上，根据中医脏腑、经络、五轮学说，经过近 8 年与眼科专家合作试验而创编的。结果表明，这种功法是较为理想地有效地防治近视的方法。

## 功 法

**1. 预备式**

练功前，放松衣着带扣，除下手腕、手指上附着物，端坐椅、凳上。以大腿与地面基本平行，小腿与地面成 90 度角为佳。双脚分开约与肩同宽，足尖向前，双掌自然放在大腿上，虚腋，沉肩，垂肘。含胸拔背，头正，目平视前方。

待全身按要求坐稳后，翻掌向上，用拇指指甲掐点中指指端"手厥阴心包经"的中冲穴。掐时意念及内视随心包经经络向上，经过掌心的内劳宫穴到手腕，再经过手腕横纹上方 3 寸处的内关穴，沿小臂、大臂内侧经络，经腋下至乳旁的天池穴。然后，放开中指端的中冲穴的掐点，意念乃内视自天池穴顺原经络下行。意想自心脏放松到上肢，上体，同时缓缓吐气，收腹，随之放松小腹，下肢。再重复掐点中冲穴，逆经上行，自心脏放松全身，吐气收腹。初练可做 3 ~ 5 遍；待心气初定，烦躁解除，全身基本放松后，接做以下功法。

**2. 活颈吐纳：**

（1）掐耳穴：面带微笑，双手掌心朝上，自大腿上循身前缓缓上升，到两侧耳下，拇指在耳后，食指在耳前，同时用指甲在两侧耳屏切迹（俗称"耳窝"）的内下方，点住"目$_1$穴"。点掐约 4 ~ 8 次。每点掐一次"目$_1$穴"，同时向上、向下配合运转眼球一次。每次眼球运转到下方，便放松点掐的耳穴，同时意想着将眼内浊气从口中轻轻吐出。点过数次后，拇指、食指顺耳屏切迹略向外移，点住耳屏切迹外下方的"目$_2$穴"。同样用拇指、食指指甲点掐 4 ~ 8 次，但每点掐一次，同时让眼球向左右方向运转。

注意每次点掐后均要放松，并轻轻吐口浊气。最后，双手拇指、食指下移到双耳垂正中的"眼穴"上。

（2）抬头运目：双手拇指、食指仍在眼穴上，慢慢抬头，尽量后仰，眼看上空。眼球尽最大范围环形运转，每转动 1 次，便用双手拇指、食指指甲点掐眼穴 1 次。每运转、点掐 1 次放松后，便轻吐一口浊气。做 4 ~ 8 次后，双手掌心朝下，自身前下落，仍放在大腿上。

做以上两个动作应注意，掐点耳穴时，"掐"与"放松"交替。运转眼球，上、下、左、右要运转到位。

（3）转颈后顾：睁大双眼，使眼周围外组织均充分扩展开。然后慢慢向左后转颈瞪视，再慢慢转回，边转边放松大睁的双眼，并连续眨动上下眼皮，同时吐浊气，收腹。恢复前视，再抬眉，睁大双眼，向右后方向转头颈后顾，重复回

头、放松眼部、眨眼、吐气、收腹等动作，要求同前。反复左、右转颈后顾各2
~8遍。最后恢复正坐。

**3. 沉鱼水底**

（1）纳清排浊：正坐，双手下落于身侧，掌心朝下，再翻掌向上，两臂自
两侧浑圆上升。此时，手指、手腕、肘、肩等关节以及各肌群都要放松，成弧
形，意想眼珠如水中鱼，全身如鱼在水。眼虽闭，意念随姿势升降，内视亦跟着
上下浮沉。面带微笑，双臂上升到侧平位，意领掌心接纳大自然中的新鲜气体，
继续浑圆上升到头顶，以双掌心的内劳宫穴斜对头顶的百会穴，并向之纳气。

此时，意念导引清气自两掌心经头顶的百会穴，源源纳入体内与元气相合，
从以口、鼻两窍为主的全身各渠道排挤出浊气。姿势不动，以意领清气追逐体内
浊气，清气每到一处，即排挤浊气，从上至下直到脚底，排浊气入地。这样清气
进，浊气出，通体为清气充溢，清新舒适。而面部始终要面带微笑。

（2）如鱼得水，全身通过"纳清排浊"后，已升至头顶的两手位置不动，
但十指微微蠕摆，意想如鱼得水，双目及。全身如鱼在温暖的水中漂浮（夏日则
意领清凉之水），滋润舒适。此时面带微笑，全身似动非动，自得其乐。

此动作的十指蠕摆，可意领，不一定要求行动。

（3）鱼沉水底，以手腕带动手指如蚕行，双手如鱼鳍微摆，浮游水中，自
头顶飘摆而下。双手降至面部时，配合吐心音"呵"字，同时收腹。吐完即恢
复自然呼吸，双手继续循胸前向下摆游，双目内视随之下沉。双手到腹下时，掌
心向外下方翻转，分向两侧。在髋关节旁，掌心向下，微动如鱼沉水底。再重复
举鳍上浮，除不再做"纳清排浊"外；连贯地运用"如鱼得水"、"鱼戏水中"、
"沉鱼水底"的姿势，意念和呼吸导引。注意目随意行，紧跟不舍。

注意此节动作要柔、稳、连贯。当双手沉至身侧继续微摆缓游时，意念与内
视随双手的动作继续下沉，寻求优美、娴静的"沉鱼落雁"的意境。

本节可反复做3~10次，自第2次可只使用后两个动作单练此节。单练时，
当"鱼鳍"摆动下沉至身侧后，便接练静功，亦即外静内动功法。可停姿势导
引，只用意念与呼吸导引，并逐渐升华到意、息俱停。

**4. 点水荡游**

（1）纳气入海：接上式，掌心朝上，双臂自身上举，到侧平位，肩、肘、
腕、指都要圆柔而不僵直。摆动"鱼鳍"向胸前环抱。这几个动作均为接纳自
然界清气，准备纳气入海。转掌向眼，继续摆游，向眼部靠近。摆游到距眼约2
寸左右处，意念掌心的内劳宫穴带气贯入眼底，与眼内气相交。

（2）点水荡波：待气接通，翻腕，两手心相对。保持手位不要上下移动，
就原位用拇指指甲轻轻弹点眉正中上方，即鱼腰穴与阳白穴中间的上光明穴，有

如在银海水波中一点。意随水波自然向前荡开，而双手就势随波纹向与眼水平的前方荡出，同时意想排出眼底浊气。内视紧跟，亦随波纹及排出的浊气向前拉开。

（3）随波摆游：双臂自然荡向前，至双臂前展到前平举部位（但肘腕微屈），随向外扩展的水波纹两手翻掌，掌心向前外方，立掌向左右两侧荡摆。边游摆"双鳍"。边吐肝经音"嘘"字，同时收腹。此时，双目内视，紧随荡出的波纹和游摆的双鳍，向前、向侧方扩展开，范围逐渐扩大远去。"双鳍"游摆到左右侧能及的最大范围（肩、肘、腕、指仍要求放松微圆），在胸前（与眼平位）自左右方展成半圆。再翻向内，重复摆回眼部。

再次做纳气入海，再做前述的动作。反复"点水荡波"3～10余次均可。最后一次反复时，"随波摆游"又摆回到眼部，不做纳气意想，而将两手臂自眼部如鱼鳍摆游下沉，经腹部分向两侧髋关节旁，掌心朝下，微动仍如水中鱼。

**5. 静功**

停姿势导引，由外动转入外静而内动。只用意念导引，身如游鱼，漫游向广阔的湖海之间，在水天相接的苍茫之处游去游回。内视眼目随之。张口含水，闭口吐"嘘"，慢含轻吐，似我似鱼，一念亦似存非存，与天地浑成一体。一旦进入内外俱静状态，一念也息，一息也无，偶有杂念再生，再用游鱼戏水的意念，导引驱除杂念，即用一念代万念。也可再用呼吸导引法，如走路不稳，拾起"导引手杖"，步履稳定后再停意念导引。如欲收功或接下节，可意领海天渺茫之中，一鱼游回，先似有似无，继而显现，渐渐游近而显形，酷似本人眼目，游回眶内，滋润圆活。全身更为舒适，气机达身体各部，自感生命充实而愉悦。

**6. 甲刺头面**

这一节是全套功法的殿后部分，既可单节用，又可在前三节的基础上，针对病灶选择有关部位和穴位加以刺激，促进眼屈光功能之平衡，视力之增进。

（1）甲刺眶区：双手自身前缓缓上升至面部，翻掌使掌心对脸部，双手横置鼻侧与双眉内端和双眼内角之间，屈指。

①按刺眼眶：用十指的指甲一下一下地从中向外按刺上、下眼眶，每按刺完一遍，即配吐肾音"吹"字，同时收腹，意向丹田。一般是用食指指甲按刺上眼眶，中指和无名指指甲按刺下眼眶，而拇指指甲在外眼眶部位配合从内向外的三指，在原部位按刺。原则上应避开眼毛，即使接触到上、下眼皮时，也不能触动眼球。要点是以中力按刺眼眶。双手从中往外约做2～8遍。

②按擦眼睑：采用上述的手指部位，向外按擦，直到眼眶外、外眼角旁。每做一次配吐"吹"音，收腹。这一动作以刺激眼睑为主，附以眼眶，一擦到底，反复2～8遍。

③集点眼穴：第一组集点穴位及手法：先用食指指甲点住眉毛内端的攒竹穴，次用中指指甲点住睛明穴，再用无名指指甲刺点四白穴，最后用拇指指甲点住太阳。在四个手指指甲都找准穴位后，同时先向里、向外按揉4～32转。注意每做完一遍，要配吐"吹"音，并收腹。

第二组集点的眼穴及手法：先用中指指甲点住鱼腰穴，次用食指指甲点住阳白穴，再用无名指指甲点住上眼眶下方，与鼻梁骨衔接部位的正光穴，最后用拇指指甲点住丝竹空穴。四穴点准后，同时先向里，后向外点揉4～32转。注意每遍配吐"吹"音，意顾丹田。

点完第二组眼穴，双手集于眉上方，循正中上方，直线向上按擦到前发际，转腕，使双手十指指甲均排立于前发际边缘。

（2）甲刺头部

①点叩发区：双手立指，并排横向排列，用指甲自前发际向后发际叩点，经头上至后发际。注意点叩时收腹，手不要抬得过高，力度适中。叩完一遍配吐"吹"音，意念经丹田再返回前发际。重复上述动作叩点，可根据不同情况，反复2～10遍。再以双手十指指甲成直线排列，从头正中线向两旁叩点直到两侧耳后，吐"吹"音，收腹，意集小腹丹田，再回到头顶正中线。重复上述动作约2～16遍。

②按擦发区：部位同上，用十指指甲自前发际向后发际按擦，如梳头，逐渐擦至后脑，配吐"吹"音，收腹，意守丹田，再回到前发际。重复上述动作约2～16遍。再用双手十指指指甲从头正中线向两旁按擦，直到耳后，配吐"吹"音，收腹，意向小腹丹田。

③点风池穴：从头正中向两旁按擦的最后一遍，双手按擦到耳后时，用中指在耳后发际内，找到枕骨下凹陷处的风池穴，先用中指指甲点刺4～16次，再连续向里向外点揉4～16次。点后吐"吹"音，收腹，意领丹田，转向后腰命门穴。

甲刺头部既可醒脑，又可防治感冒，特别是对原因不明的头痛、有立即止痛的效果。点刺风池穴，向外上方点刺可治疗眼疾，向内上方点刺可治头痛，落枕等病症。

（3）甲刺后颈

①按刺后颈：双手自风池顺势向下，十指靠颈，勿推向两旁，立指用十指指甲一下一下地向外按刺。按下去用力要比其他部位重一些，但也不可过分，以刺后微显潮红不疼为度。从中向外，按刺到耳下部位，再返回脊椎两旁。重复动作2～16遍。每做一遍均配吐"吹"音，收腹，意领向命门穴。

②按擦后颈：用按擦法，双手十指从中向外，擦到耳下。亦反复做2～16

遍。每遍吐音，收腹，意领命门穴。

③按抚前后颈：最后用十指，张开满掌按在后颈部位，自后向前颈按抚1～6遍。每遍均如前吐音和意领。最后一遍按抚到前颈后，自下颏部位，成两手掌相交形状，合双掌于胸前。

**7. 收式**

（1）培气：双掌相合后，意念集中于双手掌心的内劳宫穴。培引外气，待掌内有气感（如酸、麻、胀、热）时，不要马上打开。

（2）熨眼舒目：双手移至面部，使双掌心于面颊上贴着鼻侧推擦向上，到眼部贴于眼上。使内劳宫穴对准双眼，运用掌心练就之外气，自我发放，熨眼舒目。而目如鱼之小憩，微动而不游行。始终面带微笑，口内自然吐"嘻"音。

（3）搓抚胸腰：稍停，双手掌自眼沿面颊搓下，交叉于胸前，顺势向下按擦，直到带脉，双手各回到左右两侧，循带脉，向后腰，双手在后腰上按抚，先在后腰间按，再向下按，配吐"吹"音，意念集中在按抚部位。

（4）收功式：然后顺势作收功动作。双手从身侧起，经侧平举，从头上下落，经上中下三焦，配吐三焦音"嘻"字，收腹，意归丹田。双手落到大腿上，恢复到顶备式。

# 四十八、青光眼

## 五行掌推法

五行掌推法，属木，与肝相应，默念"嘘"字。

### 功 法

（1）预备，宽衣松带，全身放松。轻轻叩齿36次，舌在口内搅动36次，分3次吞津，以意念送至脐下丹田处。以手指梳头数次。双掌相对搓热，然后干洗面36次。

（2）站立，两足平行分开，宽与肩同。两膝微屈，两臂下垂，屈腕，掌心向上，指尖相对，靠近小腹。

（3）以鼻缓缓吸气，意念暗示清气从两足大趾沿大腿内侧的肝经上升至两胁。与此同时，两手如托物状，缓缓上移，至胸前与肩平时，吸气尽。

（4）随呼气默念嘘字，暗示浊气尽出，清气由两胁沿肝经降至足大趾。同时反掌，掌心向前，指尖向上，随呼气双手缓缓向左前方推出。左脚随之向左前方迈出一步，呈弓步，重心在前屈的左腿上。右腿伸直。

（5）至呼气尽时反掌，掌心向上，指尖相对，向下收回至小腹前，同时伸左腿屈右膝，重心后移，移至右腿上，再开始吸气如"三式"。如此重复 5～10 次。收回左腿，如"二式"再换右脚向右前方迈出一步。亦重复 5～10 次。

（6）动作要领：动作宜缓慢，配合柔和自然的呼吸。目光注视双手，屈腕稍用力，使指尖有麻酥酥的得气感。意念暗示气血沿肝经循行路线升降。吸气时大趾微微上翘，容易得气。

主治功效：本法具有疏肝理气、平肝潜阳的作用，因次，还可适用于神经衰弱、高血压、胃肠病、肝炎、月经不调、更年期综合征等疾病的治疗。

## 四十九、老花眼

### （一）自控疗法

🔲 **功 法**

（1）预备式：先做丹田三嘘吸，再做丹田三开合。

丹田三嘘吸：松静站立，将两手从身体两侧轻松缓慢地、掌心相对地向腹前丹田处聚拢，同时握手按在肚脐处。然后用鼻吸气，舌舐上腭，两手稍松；呼时，舌头放下，两手稍按紧。这样一呼一吸，要慢、细、匀、长，反复3次。

丹田三开合：松静站立，双手轻缓地稍离丹田，并在丹田前后左右分开，同时两手变成手背相对，当向两侧分开至稍宽于胯时，将手转成掌心相对，并缓缓拢向离丹田不超过 0.5 米的地方。这样一开一合，反复3次。

（2）移视：站在事先选妥的距离5米远平视绿色目标处，闭目作三嘘吸和三开合后，两手可抚在肾俞穴或期门穴处，慢慢睁眼，由近经内收视线，而后眼球由右而中而左，再由左而中而右地移视，移视时头也随着转45度，然后闭合眼睛作三开合，如此重复3遍。

（3）摩肝区：两手重叠按摩肝区（右侧期门穴）作正反各24转，再作丹田三嘘吸、三开合。如此重复3遍。

（4）熨双目：两手劳宫穴轻轻相擦4或8下，而后分别抚住两眼片刻，两手降回中丹田而收功。

### （二）四四运目法

🔲 **功 法**

站、坐式均可，取安宁之环境，全身放松，大脑入静。

（1）眼球上下左右运转：次序是：眼球先向上转动，再向下。向上转动时吸气，向下转动时呼气，然后眼球向左转动（吸气），再向右转动（呼气），共4节。

（2）眼球向右上转向左下，再左上转向右下方向：其次序是先向右上转动眼球，此时吸气；再转向左下，此时呼气。然后向左上方转动（吸气），再转向右下方（呼气）。共4节。

（3）正平视远点渐至近点：所谓远点指相距5～6米以外醒目的标志，如烟囱、建筑物等。所谓近点是指近1尺距离的目标。当坐式时，将书或报置于桌上，站立时手掌纹作为标志。视远时吸气，视近时呼气。共4节。

（4）以上每一法的中间都要双眼放松，以闭目、睁目共4节。闭目时吸气，睁目时呼气。

每法各做4节，共做2遍，每一遍是慢功，即深呼吸。第二遍是重复以上4法一遍，但为正常呼吸节律即可，早晚各做1次。

### （三）强身健肾功

🖐 功 法

此功为治老花眼之本所设。

（1）预备式：两脚分开，自然站立，思想集中，精神愉快，腹式呼吸。先吸气3～4次，用猛力收缩小腹的方法，张嘴吐出浊气，然后闭目静守涌泉穴3～5分钟，全身松弛，心境舒坦。

（2）健肾式：开始练时先迈左脚，同时自左向右扭腰，转体，回头，目光下视右脚后跟。同时右手握拳屈臂上举过头，左手后摆。然后再换右脚向前迈出，身体自右向后扭腰转体，回头后瞧左脚后跟，左手握拳屈臂上举过头。右手向后摆，这样反复向前走。

身体正直未转体时，吸气；转体后瞧时，徐徐吐气，全身要放松，这样反复练习，每天早上坚持半小时。

**辅助活动**

（1）按眼区穴：以两手拇指尖同时取穴，手法由轻到重。按时吸气，松手时呼气共36次，然后轻揉36次。取穴有攒竹、睛明、丝竹空、瞳子髎、承泣、四白等。

（2）浴面：将两手掌心搓热，吸气，两手由承浆穴沿鼻柱直上至百会穴，经后脑按风池穴，过后颈，沿两腮返承浆穴，呼气为1周，共36次。

（3）按耳垂、合谷、光明、太冲等穴各36次。

（4）闭目，以左右手大拇指按住太阳穴，定位不动，以左右手食指轻揉左右眼皮共16次。

**注意事项**

（1）练功时要思想专注，眼镜摘下，闭目。要持之以恒，眼疲劳时可增加练功次数。

（2）因年老体衰而逐渐视远怯近者，为便于细视，可验光配镜，以提高视力。

（3）若老花眼症状出现过早或发展很快，应结合全身状况，配合药物治疗。

（4）平时要注意用眼卫生。

# 五十、鼻息肉

## 鼻息肉导引功

### 功 法

（1）面东而坐，以鼻慢慢吸气，吸满后闭气，同时以手按住两鼻孔，越久越好，闭极后以口慢慢吐气，同时把按住鼻孔之手慢慢松开。如此反复进行 3 ~ 5 次。

（2）站立，慢慢下蹲使膝关节屈曲近似 90 度角，上身向前屈使腹部贴于腿部，头微抬，双手抱住膝关节。用鼻慢慢吸气，吸满后闭气。同时，两足跟随着吸气慢慢踮起，闭极则用口慢慢吐气，同时双脚跟也随之落下。如此反复进行 8 次，或以膝关节感酸胀为度。

（3）起身，先用双手拍打下肢使之放松，静坐一会儿，再行（1）式 2 ~ 3 次结束。

**注意事项**

（1）闭气时间越久越好，但不要强忍，须循序渐进。

（2）修练本法时，须在空气清新之处。凡遇阴雾天或空气污秽之处均不宜进行。

（3）本法不宜饱食后进行，至少应在食后 1 小时才可练习。

（4）本法贵在坚持，欲要治病，至少修练 3 个月以上。

# 五十一、咽炎

## （一）简易疗咽功

### 功 法

（1）患者取坐、卧、站势均可，但虚弱者以坐、卧为主。全身放松，自然舒适，两眼轻闭，绝虑调息，意念集中，引气下沉涌泉。聚气片刻，再意守丹田15～30分钟。

（2）舌舐上腭，两唇轻闭，叩齿72次，再闭口咬牙作两腮鼓漱动作36次，使津液充满口中（此点是疗效好坏的关键），再分数口咽下，以意内视，咽吞有声，送归丹田。

（3）患者合掌搓热，再搓擦两脚心（涌泉穴）各72次，以引火归元，引上身浊气及肾经虚火下降。

每日晨晚各练功1次，一般6～20天治愈。为防止复发，患者可坚持长期练功。

**注意事项**

治疗期间忌烟、酒等刺激，保持心情舒畅。并注意防止呼吸道感染。

## （二）咽唾法

### 功 法

（1）身体直立，两脚与肩同宽，膝稍屈；百会顶天，项直，沉肩，含胸拔背；左手在里、右手在外，相叠置于脐下1寸半处（气海穴）；闭口，舌舐上腭，微闭眼，自然呼吸，入静，排除一切杂念，意念丹田。

（2）入静后，将舌在口中不停地搅动，此谓"赤龙搅海"，使口中唾液不断地增生，待唾液满口时，分3口随气徐徐咽下，用意送到丹田。这种唾液不同于一般，古人称为"琼浆"、"甘露"、"金津"、"玉液"，吞咽此"华池之水"（津液），使"玉液还丹"，有"炼津化精"之功。如此法照做6次。

（3）双手合十，置于脸鼻前，以两手大拇指扣住下巴，微张嘴；放松下颌；意念从丹田移守脚下涌泉穴；然后，将相合着的双手向前、向上不停地颤动，使放松的下颌随手的颤动，一松一合，带动下齿，叩击上齿，发出"叩、叩"声响，一般以每分钟120次左右为宜。这样，随着上下齿的不断互叩和双唇的颤动，就会有一股津液从舌根下源源不断地升聚在口中，待到津液满口时，仍以上法，分3口随气徐徐咽下，意送丹田。如法做3次。

（4）用双手搓面，摩头，各36下后收功。此功每天早晚各练1次。

## （三）幻真先生内气功

### 功 法

**1. 准备活动**

择干燥净空之处，避风清静之室，铺以厚软之褥，仰卧，枕高2寸余，脚部稍垫高。呼出腹中浊气 9 次后，闭目、叩齿 36 遍，以敛心神；以指捻揉两目外内眦，并按鼻梁两侧，擦耳摩面。然后，舌舐上腭，待口中津液满口则下咽入胃中。如此 3 咽后，两目内视，耳不外听，双手握固，身心完全放松，始可进行以下操练。

**2. 淘气法**

当空腹时，仰卧，两拳置胸前两乳中间，两膝屈曲竖起，背部及臀部挺起离床，以鼻吸气，吸满即闭气不息，同时鼓动气海中内气，使之自内向外动转，闭气至极则以口呵出。如此作 9 遍或 18 遍。然后行调气法。

**3. 调气法**

以鼻缓缓吸气，再以口缓缓吐气，吸气吐气皆不可闻到声响。如此一吸一吐为 1 次，可作 5 次、7 次或 9 次，以使气平和。然后行咽气法。

**4. 咽气法**

当吐气时，气海中内气随吐气而向上直至喉中，待吐气极则闭口、咽津，男子从左、女子从右下行，使津液之下汩汩然有声，直达气海（脐下 3 寸）。初练者，气道不畅，可手摩胸腹以助气下行。一般每闭口 1 次，可连咽 3 次气津，接着用行气法。初练者只能咽 1 次气津，随即用行气法，待久练气道通畅，方可逐渐增加连咽的次数。

**5. 行气法**

意想丹田后有二穴通督脉，当咽气至下丹田时，意想内气进入二穴，两条白气沿督脉直上泥丸，布散脑中，直至每根头发。而后经面部，下颈项，至两肩，从两手臂外侧下达手指，又从手臂内侧返至胸部，经中丹田（心区）布散五脏，然后回归下丹田。再直下至外生殖器，复分两路，经大腿、两膝、小腿、踝关节，直达足心涌泉。此时双拳松开展指，并想象身中所有的浊恶邪气、积滞瘀血等被内气荡涤一净，从手足指趾端而出，谓之"散气"。如此为行功一遍，作毕可以调气法使气平和后，亦可再行第二遍。

**注意事项**

（1）本法一般以在半夜至凌晨时间内修习为宜，但此段时间有所不便或不习惯者，则凡天气清和、腹中空时皆可进行。

（2）应用本法者，平时常须作一些肢体导引运动，以助气血运行。

（3）修练本法者当觉内气通畅、掌中汗出时，则须闭目握固，散气时则须开目松手。

（4）应用本法者，须饮食清淡有节，不可过饱；忌食生冷、黏腻、醋滑、生硬、腐败及其他难消化之食物。练功日久可出现"气满不思食"之自然现象，不必强食而反致不适。

（5）用本法者，平时须清心寡欲，爱精保气。初习阶段须节制性生活百日以上。此外，练功场所应尽量避开秽浊之处。

# 五十二、白发

## 白发导引功

本功法选自"宁先生导引疗法"。

### 功 法

（1）面东而坐，束发者须散发，两手如婴儿握拳状：拇指屈于掌心，其余四指盖握拇指上握紧。闭息：以鼻慢慢吸气，吸满后闭气，越久越好。闭极则以口慢慢吐气。两手交替上举（过头顶）数次，最后以两手掩盖于两耳上数分钟。

（2）站立，上身屈曲，膝关节屈曲呈 90～120 度，使腹部贴于大腿上，双手抱住膝关节，脚跟踮起，略抬头，闭息 8 次。

（3）仰卧位，不用枕头，两手握紧如前，闭息数分钟至半小时，下地后，面东而站，脚跟踮起，闭息 9 次，然后以鼻引气，使内气上下通达。

**注意事项**

（1）本疗法须经常修练，然后才能随时应用。

（2）修练本法时，须在空气清新之处。凡遇阴雾天或空气污秽之处均不宜进行。

（3）初练者，闭气持续时间应逐渐延长，不可强忍，高血压者尤宜注意。

（4）本功法应在食后 1 小时进行，不宜餐后就练。

本功法用以防治白发，使发黑不白。

# 五十三、头面疾病

## 按摩导引功

### 功 法

**1. 摩眼耳**

于每日子后（1 时后），午前（11 时前）之间，面向东方，取平坐式。两眼轻闭，以两手大拇指按拭两眼，继而按拭两耳门，两掌交叉于项后，如此反复27 遍；接着存想两眼中有紫、青、绛三色之气，如云雾般郁郁浮出面前，然后如上法按拭两眼，过耳门至项后仍 27 遍；再存想面前的三色之气晖晖霍霍地灌进两眼瞳孔中，此时已津液满口，乃将津液分 20 次慢慢咽下。最后张开眼睛，恢复正常活动。实际上本法站立操习亦可，也未必非在子后午前不可。一般坚持一年，即可收耳聪目明之效。

**2. 摩面部**

经常以两手摩拭面部至热，则内气常流不滞。摩面前，先将两掌摩热，然后以掌摩拭面部，双掌随着面部上下高低缓慢均匀地按摩，务求全面周到。如此摩面部 15 遍后，两手移至项后及两鬓处，如栉头发般两手交替摩发根数十遍。久摩不辍，可使人面有光泽，皮肤娇嫩，不生皱斑，发白返黑。

**3. 摩鼻**

经常按摩鼻之两侧数十次，可使人气平，不生鼻疾。也可以鼻慢慢吸气，吸满后闭气不息，同时以两手按摩鼻梁及两眼内眦，上下数十次。当自感内气至鼻眼之间，即停摩，以口缓缓吐气，此为一遍，可连作 27 遍。久练可愈鼻部诸疾，同时兼有明目作用。

**注意事项**

（1）本疗法以自我按摩为主，配合一定的存想，能起到防治头面疾病及保健美容的作用，但必须坚持，每日练习。

（2）凡行动明显障碍，自我按摩有困难者，亦司请他人代为按摩。

（3）本法不宜于食后或饥饿时进行。

# 五十四、慢性病、功能性疾病

## （一）呼吸静功

**功 法**

（1）每日于子（23~1 时）、午（11~13 时）、卯（5~7 时）、酉（17~19 时）四个时辰，独处静室，床铺厚褥，盘坐于上，以干棉球塞耳。

（2）闭目绝念，意随呼吸上下于心肾之间，呼吸不急不慢，任其自然。坐约一炷香的时间后，可自觉口鼻之气渐渐柔和，再约一炷香时间，可觉口鼻之气似无出入。

（3）下坐前，先缓缓伸腿，开目，去耳塞。下床行数步后，仰卧床上稍睡片刻。起床后喝稀粥半碗。

本疗法适用于各种慢性疾病的调治，尤其对虚弱性疾病有一定的疗效。如慢性胃炎、慢性肝炎、慢性肾炎、神经衰弱、虚劳等。一般若能坚持每日 4 次，数月后可有明显效果。

**注意事项**

（1）练本法者，平时不可劳累或恼怒；饮食宜富有营养、又易于消化。练功开始的3个月内，应节制性生活。

（2）练本法时，静室中空气宜清新流通，但不可直接当风而坐；冬季子时练功须防寒着冷，宜拥被而坐；夏日午时练功则须防中暑，宜在坐处褥上加垫草席之类。

## （二）睡功

### 功法

不拘昼夜，当一阳来复之时，先端身正坐，叩齿36通。然后宽衣松带而侧卧，一腿自然伸直，另一腿微屈，置直腿上，两膝相并。两手十指如钩，一手掐子诀（拇指尖掐无名指第一节横纹）而掩脐；另一手握剑诀（食指、中指伸直相并，无名指、小指屈于掌心，拇指压住无名指指甲）而屈肘枕头下。眼对鼻，鼻对脐，唇齿轻合，舌舐上腭，闭目内视丹田。如鹿之运转任督、鹤之内养胎息、龟之绵绵呼吸，虚静自心，毫无杂念。如此静卧，一般可练功数小时。睡功毕，起身前可两手互搓致热，然后按摩头面心胸。

本疗法适用于各种慢性病的治疗，尤适于各种情志病、虚劳证及虚实夹杂证。如失眠及各类神经官能症、冠心病、慢性心功能不全、慢性肝炎、慢性肾炎、心肌炎后遗症等。本法也可用作自我保健的锻炼方法。

**注意事项**

（1）睡功毕，不可立即起身，从静卧至起身活动，须有一段过渡时间。

（2）以本疗法自我治疗者，平时行、住、坐、卧之间，也要随时默照（内视）丹田以聚气敛神，可加快疗效取得之进程。

## （三）服气气功

### 功法

（1）无论何时何地、行、住、坐、卧之际，凡空腹之时，皆可服气。

（2）服气前，须摒除杂念，凝神一志，闭口合齿，以鼻引气，同时放松两腮及小腹，使其自然充满。

（3）待气液满口时，即以意向下吞咽，如吞食物般，头后仰，颊肌收缩，气液顺势吞下，汩汩有声。同时存想吞下之气液分二路而下，津液存于两肾，气存于胃肠。如出现肠鸣，是气液已下行之征。每次连咽3～5咽，每隔2小时许可再咽之。

（4）服气日久，气存元海；当有病患之时，即可运元海之气，以之攻疾。

本疗法可用于治疗各种疾病，疗效完全取决于功力的深浅。若素有内寒或上热下寒之疾者，宜服暖气，即将所引之气在口中鼓留较久，待气暖后才咽下；若素有内热或上寒下热者，则服冷气，即引进之气快速咽下。服气日久，功力较深之后，即可做到何处有疾，即以意运气至病处，攻之而愈，一般全身性疾病则不需运气，只需如法服气。无病者亦可常服气以健身防病，延年益寿。

**注意事项**

（1）服气时以空腹为宜，以利于气纳下腹。

（2）初练者经1~2周，若见便溏或嗳气、矢气者乃气行于内，"毒泄于外"之象，不必紧张。

（3）服气后，如觉脐下涩闷，可于安静处宽衣带，松形体，仰卧，微闭气，存想五脏之气呈白色集于气海；接着此气过夹脊上至头，熠熠发光；良久，复想此气从头面而下，入五脏，再至会阴，分两路而下，至涌泉而出；最后以两手心按摩上腹二三十转、脐下百转，摩毕，静卧片刻，自然舒畅，涩闷顿解。

## （四）调息疗法

### 功法

不拘时候，随便而坐，宽衣松带，躯干正直，两手置腿膝，或互握置小腹前，全身放松。以舌搅口腔数遍，微微呵出浊气数口，以鼻微微纳清气3~5次（呵气、纳气皆不可有声），若口中有津液即咽下。再叩齿数遍，舌舐上腭，两目垂帘，微露一线光，使成朦朦胧胧之状。调整呼吸，可采用数吸气（或呼气）次数的方法，自1~100，反复进行。若意念能集中于数息，则可渐达心息相依之境界，此时气息绵绵微微，杂念全无，则任其自然，维持此种练功状态，可达1小时或更长久一些。起坐前，应慢慢放松手足，睁眼，略作头面或身躯、四肢按摩。

本疗法可用于各种慢性病的治疗，但以虚弱性、功能性病症为主。如失眠、心悸、焦虑、神经衰弱、内分泌失调、更年期综合征、肠功能混乱、胃肠神经官能症、慢性胃炎、胃及十二指肠溃疡等。无病者亦可应用本疗法保健养生。

**注意事项**

（1）练功结束时，不可立即起身，从入静态至恢复正常态，须有一段过渡时间。故下功时须舒放手足，按摩身体各部，这是必不可少的。

（2）用本疗法者，平时亦须清心寡欲，保持心情舒畅，饮食清淡，劳逸适度。

## （五）观空功

### 功法

坐式，闭目存思，观想空中太和元气，层层叠叠，五彩缤纷，从上而下，自头顶透皮穿骨入脑，然后，渐渐向下入腹，并布满五脏四肢，此时可自觉腹中汩汩有声。仍继续专意存思，可觉元气到达气海，继则元气下达涌泉。此时可觉身躯振动，两脚蜷曲，渐至带动床座作响，此为一遍。每日可作 3～5 遍。

本疗法适用于各种疾病的治疗，但以慢性病或功能性疾病为主。

**注意事项**

（1）凡急性病或严重器质性病变，须经其他疗法处理后，方可应用本疗法。

（2）本疗法不宜于食后即进行，至少应在食后半小时进行。

（3）本疗法须每日练习，持之以恒，自然见效。

（4）癫痫、癔病及各类精神病患者忌用本法。

## （六）服日月光芒功

### 功法

#### 1. 服日光法

在白天取坐或立式，以鼻吸满气后，闭气不息，存想心中有个红色的太阳如铜钱大，从心中发出 9 条紫色光芒，向上至喉、齿间（不得出口），又下回到胃中；略停留一段时间后，两目内视，观想心、胃中光明透亮；然后以口慢慢吐气，再漱津咽液 39 次而止，每日可练 3 次。

#### 2. 服月芒法

在晚间取坐或立式，以鼻吸满气后，闭气不息，存想泥丸（脑中）中有个黄色的月亮如铜钱大，从脑中发出 10 条白色光芒，下入喉（不得从齿间漏出）至胃中；片刻后，两目内视，观想脑、胃中光明透亮；然后以口慢慢吐气，再漱津咽液 39 次而止。每夜可练 1～2 次。

本疗法适用于多种疾病的治疗，但以慢性或功能性疾病为主，如神经衰弱、失眠、焦虑、慢性胃炎、胃及十二指肠溃疡、消化不良、肠功能紊乱、慢性结肠炎、胃下垂、胃黏膜脱垂、慢性咽喉炎、慢性支气管炎、肺气肿、糖尿病等。

**注意事项**

（1）用本疗法者须每日坚持操练，不可或作或辍。一般锻炼数周后，可望见效。

（2）凡急性病或严重器质性病变，须其缓解后方可应用本疗法。溃疡病发作期慎用本疗法。

（3）操练本法中的闭气不息，须逐渐延长持续时间，不强忍，凡高血压、青光眼、肝硬化、脑动脉硬化等患者更宜谨慎。或改用自然呼吸法亦可，流传的同类功法中也多有不用闭息者。

## （七）守一疗法

### 功法

（1）卧、坐、站姿均可，手足随意置放，只需身心尽量放松，排除一切杂念，把意念集中并意守在体内某一部位。最常见的是分别意守下、中、上丹田，尤以意守脐下小腹中（有人称此为中丹田，也有人称此为下丹田）为多，此处为元气之海，只要经常意守该处，元气即可日渐充盛，元气强盛即能防病治病。

（2）在元气强盛、功有小成的基础上，还可采取意守病处的方法以祛疾。即何处患病，就意守何处病灶，直至病愈为止。至于全身性疾病，则仍以意守丹田为主。

（3）练习纯熟之后，则不但卧、坐、站可进行，即使在走路时或做某些不需十分集中注意力之事时，皆可应用本疗法。

本疗法可用于各种疾病的治疗，所谓"置心一处，无病不治"，但以治疗慢性、虚弱性和功能性疾病为佳。具体如下：

（1）意守腹中法：可用以治疗神经衰弱、焦虑抑郁、糖尿病、慢性结肠炎、慢性肝炎、慢性胰腺炎、闭经、更年期综合征等，其他慢性全身性疾病或无病者亦可用本法。

（2）意守病区法：可用以治疗慢性咽喉炎（意守咽喉）、甲状腺肿大（意守颈前）、冠心病（意守膻中）、慢性胃炎（意守胃部）、慢性肾炎（意守两肾之间）、阳痿（意守会阴或龟头）等等。此外，当肢体各部位何处有伤痛，即可意守该处而治之。

（3）间接意守法：根据中医"上病下治，下病上治"等原则，可用一些特殊的意守法。如高血压、青光眼等患者可意守会阴穴、涌泉穴、腹中等部位；而低血压及内脏下垂等则可意守印堂、百会、膻中等。

练功姿势可根据个人情况予以选用，一般以坐、卧为便。但练习纯熟后，则任何姿势皆可进行。对于胃下垂、肾下垂、子宫脱垂等脏器下垂者，以采取卧式或用枕被垫成头低脚高位为宜。

**注意事项**

（1）初练本法者，宜择环境安静处，以避免外界干扰；又须保持心情舒畅，一切任其自然。意守之部位要绵绵若存，不可用意过重而致"执著"，要做到意守部位朦朦胧胧，若有若无。

（2）凡各种急性病或严重器质性病变，初练者不宜单独用本疗法治疗，须配合其他有关医疗措施进行。

（3）妇女月经期或月经量、次多者，不宜意守下丹田，宜改守膻中或印堂穴等。

## （八）东坡健身功

本功法是由北宋文学家、养生家苏东坡根据前人经验，结合自身实践体会而编写成。是一种以静功为主的自我疗法，主要通过闭息、存想、意守等方法培植元气而祛邪治病。

### 功 法

（1）每日子时（午夜23～1时）后，披衣盘坐于床，面东或南，叩齿36次，两手握固，闭目，排除杂念。

（2）以鼻慢慢吸气，吸满后闭口不息，同时内视五脏（肺脏白色，肝脏青色，脾脏黄色，心脏赤色，肾脏黑色），想象心脏一片炎火、光明洞彻，入下丹田中（脐下）；待满腹气极，即慢慢出气，但不得有声。出气毕，以舌搅牙龈内外四周，漱炼津液，暂不咽下，再如前法闭息内视，想心火入丹田，调息漱津2次，至津液满口才低头咽下，以意运气，和合津液，汩汩咽入丹田。如前法再作两咽，凡9次闭息，3次咽津。

（3）两手对搓致热，热摩两脚心（涌泉穴处）及脐下、肾区；再以两手摩熨眼、面、耳、项、皆使极热。最后按捏鼻梁两侧各36次，梳头百余下而披发入寝。

本疗法可用于各种慢性病的调摄，尤适于慢性虚弱性疾病的治疗。无病者亦可以此养生保健。

**注意事项**

（1）冬日子时练功须防着凉，不习惯或不便于子时练者，晨起或临睡前练亦可。

（2）本疗法须每日坚持操练，一般月余后即可显效。

（3）高血压、青光眼、脑动脉硬化、肝硬化门静脉高血压者慎用。

### （九）服紫霄功

**功 法**

盘坐或平坐于静室内，两手握固，忘却一切。片刻后，观想自身元神从头顶冲出，穿屋顶直上，到达无限遥远的天空，元神吸引了空中紫色云彩，又自上直下，穿屋过头顶，直达腹中。如果觉得紫气尚未充满腹中而弥漫全身，可连续作数次，直至充满全身。然后再静坐一会，即可起坐活动。每次操练需时约半小时，每日可作2~3次。

本功法可用于各种慢性病治疗。对心悸、失眠、健忘、耳鸣、虚劳、神经衰弱、焦虑、慢性胃肠炎、胃及十二指肠溃疡、消化不良、胃肠功能紊乱等疗效较好。无病者亦可练本法以养生保健。

**注意事项**

1. 凡急性病和严重器质性病变，须配合其他有关医疗措施。

2. 高血压患者慎用本疗法。

### （十）影人疗法

**功 法**

坐或立式，想象自身中分出一个"小人"——影人，长约3~4寸，立于鼻上。由此小影人吸取遥远天空中大量存在的"太和元气"，从上而下，穿屋入室，从头顶灌下，直入四肢百脉，以至全身每个部位。当此太和元气通贯全身时，可自觉浑身战动，一般可连续通贯数十遍，操练时以鼻吸口呼，呼吸须调得深、长、细、匀，吸气时可微微叩齿，呼气时如蛰蛇吐气缓缓而作。

**注意事项**

（1）操练本法时，须全身放松，认真观想。

（2）凡急性病或严重器质性病变，须结合其他有关医疗措施。

## 五十五、颈椎病

### （一）颈椎病导引功

**功 法**

**准备工作** 为保证练功顺利进行，达到调心养气、气运病灶的目的，使心神达到高度入静状态，练功前的准备工作非常重要。

（1）选择安静、空气新鲜之处，室内练功者提前进行通风换气。

（2）宽衣松带，如领扣、腰带、鞋带要松开，以免影响血液循环和呼吸运动。

（3）安定情绪，在练功中情况不稳，心情急躁者则不易入静。饥饿、过饱、过劳会影响练功，不在饭前、饭后一小时内练功。可在练功前预先休息20分钟，稳定情绪，并排除大小便，保持精神愉快。

**选择练功时辰**

辰时：气脉流行胃经，上午7~9时；

巳时：气脉流行脾经，上午9~11时；

酉时：气脉流行肾经，下午5~7时。

**坐式旋摇** 患者平坐床上，两腿伸直，两脚并拢，两臂自然下垂，然后肘关节弯曲使小臂与腿平行，双手自然交叉于膝前，两手拇指朝上，掌心向内对小腹，双劳宫穴与丹田平行。患者全身放松，双目垂帘，平息吐纳，意守大椎5分钟，做深呼吸动作。吸气时，气感由大椎→玉枕→百会；呼吸时，由百会→玉枕→大椎→陶道→命门。意念反复进行，以意领气，在意念与呼吸统一调气、调息、调意的同时，身体随着呼吸出现顺时针摇摆。当身体向双脚前屈时，交叉的双手在前臂的带动下，向前屈伸，交叉的指尖关节，极力触及脚掌的侧面或过伸于脚趾。当身体成为右斜后倾时，双手向身体的右方摆动；当身体成为半仰卧位时，双手内旋于小腹部；当身体左倾前屈时，双手过伸于身体左侧，向双脚面随前屈的身体伸去，颈肩部保持虚灵拔颈，随着腰椎的顺时旋摆，颈椎同时也进行前屈、右斜、后伸、左斜的顺时而过伸运动的旋摇。

以上动作连续进行10~20次后，气沉丹田。

**乾坤吐纳** 患者站立（因病症站立不稳者，可背后倚墙），两脚分开同肩宽，两臂自然下垂成中立位，沉肩坠肘，塌腰松胯，意守大椎，气沉丹田。5分钟后，做深而长的呼吸动作，吸气时一股热流走向为：由命门→陶道→大椎→玉枕→百会；呼气时一股热流走向为：由百会→玉枕→大椎→陶道→命门，以意调气，以意调身。当吸气时，双腿屈膝，两臂自然外展，手心朝下，当双臂与肩平行时，腕关节屈曲下伸，五指并拢成鹰爪状；并继续上升，腕关节高过于颈部，头部微向前伸，颈椎为前屈状态。当呼气时，双臂自然下垂，双膝自然伸直，成原来姿势，头部并微向后仰，颈椎为后伸状态。

上述方法连续进行20次后，两手对掌，劳宫相对，位于丹田处，意守大椎5分钟，自然收功，气沉丹田。收功动作为：两手平脐，掌心向上，掌指放松、微曲，分别向左、右外侧伸展，在深吸气下双臂抬高过伸于头部，在头顶部。双中指尖相对，掌心向下，由深吸气改为迟缓的呼气，随之而双臂下降，经印堂至膻中而达丹田。

**注意事项**

症状较重者，应首选坐式旋摇法，进行身体的前后摇摆、左右外旋，并自我调整幅度。应有乾坤吐纳功法，早期后背可依托于墙，进行身体的下蹲和站立，身体素质差者，可随呼吸、意念进行几个动作即可，不必强求而过劳。

### （二）颈椎病保健功

**功 法**

**放松入静** 两足平行分开同肩宽，全身放松，但膝勿屈，舒胸拔背，头正身直，两眼平视后轻轻闭上，双手置于丹田处，中指食指相对，大拇指对脐，自然呼吸。

**凤凰点头** 保持以上姿势，躯干不动，双手叉腰，自然呼吸，动作缓慢。

（1）抬头向前俯，还原，两眼平视。

（2）抬头向后仰，双眼看天，还原，两眼平视。

（3）头自然倒向左侧，还原，两眼平视。

（4）头自然倒向右侧，还原，两眼平视。

重复做1~4动作4遍。

双手自然下垂于身体两侧。

**仙鹤探海** 双手叉腰，保持原姿势。

（1）颈部向前伸出，两眼睁大，平视。

（2）颈部向左转，眼仍平视，颈转至最大限度，然后缓缓回到中间，颈收回，两眼仍平视。

（3）颈部向右转，眼平视，颈转至最大限度，然后缓缓回到中间，两眼仍平视。

重复1~3动作4遍。

双手自然下垂到身体两侧。

**金猴望月** 双手叉腰，保持原姿势，躯干不动。

（1）下颌内收，紧靠项下。

（2）头颈向左斜上方转，双眼向左后方斜视上方之"月亮"，转至最大限度，然后缓缓回到中间。

（3）头项向右斜上方转，双眼向右后方斜视上方之"月亮"，转至最大限度，然后缓缓回到中间。

重复 1~3 动作 4 遍。

双手自然下垂至身体两侧。

**狮子摇头** 双手叉腰，保持原姿势，躯干不动，颈部要尽量放松。

（1）头向前，自然俯首。

（2）头连续向左、向后、向右、向前缓慢的转动。

（3）头连续向右、向后、向左、向前缓慢的转动。

重复 2~3 动作 4 遍。

双手自然下垂至身体两侧。

**按摩顺气**

**1. 手指按摩**

（1）两臂平举，手心相对，中指、小指相对，轻轻地似接触非接触，自后向前来回按摩。

（2）用右手中指按摩左手，向外劳宫穴及中指来回按摩。

（3）用左手中指按摩右手，向外劳宫穴及中指来回按摩。

重复（1）~（3）动作 3 次。

**2. 颈部按摩**

（1）举起左手，掌心对着左面颊，手指向上，经眼、额、前脑至后脑，沿左耳导引（不接触皮肤）按摩，重复 4 次。

（2）举起右手，掌心对着右面颊，手指向上，经眼、额、前脑至后脑，沿右耳导引按摩，重复 4 次。

（3）双手合掌于膻中穴前，然后分开双手，掌对着脸部，手指向上，经眼、前额、头顶，再经后脑、二耳，沿胸锁乳突肌，导引至下颌，再合掌至膻中穴处，重复 4 次。

**养气** 方法同放松入静功。

## （三）颈椎病站桩功

🈺 **功 法**

**1. 预备式**

两脚平行站立，与肩同宽，两手自然下垂，掌心向内，十指微曲，全身放松，双目微闭，舌舐上腭，鼻吸鼻呼，心平气和，气沉丹田，排除杂念，意守百会穴。

**2. 双回气**

站立片刻，深吸一口气，两手翻掌，掌心向上。缓慢托起，似捧气球，贯入百会。然后再吸一口气，翻掌，掌心向下。缓慢下至丹田，双手沿带脉转至身后，掌心向外，然后翻掌，双手似捧气球，贯入丹田，恢复预备姿势。

**3. 点头功**

接上式，引丹田经会阴，沿督脉至印堂穴。用意引气，以颈椎为轴，带动腰椎。前点后收，心中默数。前点时双脚和十趾稍用力抓地，后收时头部尽量向后仰。前点后收为1次，共99次。

**4. 颈功**

数毕99次后，引丹田气经会阴，沿督脉至百会穴。用意领气，以颈椎为轴，带动腰椎，按顺时针方向缓慢划圆弧180度，心中默数。头部旋转1周为1次，共99次。然后再向逆时针方向重做1遍，次数同上。

**5. 甩手功**

数毕99次，引丹田气经会阴，沿督脉至双手劳宫穴，双臂自然摆动，心中默数。摆动要领为：双手十指微曲下垂，先稍用力，将双臂往后甩去。然后随其自然摆回，摆回时双臂绝对不能用力，要做到前松后紧；甩手时要做到上虚下实，前松后紧；向前摆动时，双脚十趾抓地；向后摆动时，两脚跟稍微提起，双臂尽量向后甩出，头部尽量向后仰。前后摆动为1次，共99次。

**6. 左右摆手功**

数毕99次，引丹田气经会阴，沿督脉至双手劳宫穴。摆动时，左手前臂摆至背后，掌心向外，右手掌摆至左肋，掌心向内。随着双臂的摆动，上身同时转向左侧45度，然后再向右侧摆回，摆动方向同上。心中默数，左右摆动为1次，共99次。

**7. 左右拍打功**

数毕99次，引丹田气经会阴，沿督脉至双手劳宫穴，两臂同时向左摆动。摆动时，左手前臂摆至命门穴，掌心向外；右手掌摆至左肩肩部，掌心向下。利用双臂摆动之力；右手掌拍打左肩肩部，大拇指的根部拍打左颈颈部，然后双臂自然向右摆回。摆回时，右手前臂摆至命门穴，掌心向外；左手掌摆至右肩部，掌心向下。利用双臂摆动之力，左手掌拍打右肩部，大拇指的根部拍打在右颈部。心中默数，左右拍打为1次，共99次。

**8. 收式**

数毕99次，引丹田气经会阴，沿督脉至劳宫穴，翻掌，掌心向下，深吸一口气，边呼气边双手托起，似捧气球，贯入百会。然后吸气，翻掌，掌心向下，缓慢下至丹田。双手自然下垂，然后吞津3口，双目睁开，平视片刻收功，恢复预备式。

**注意事项**

（1）练习此动功，开始 1 ~ 2 周内，应用意念练，颈部或腿部关节有"喀嚓"响声，这是正常现象，不必介意。2 ~ 3 周后，就能自发做完全功。

（2）收功后如有余动（前后摆动），不必惊慌，意念守双脚的涌泉穴，心中默念"停下"，1 ~ 2 分钟就不动了。

# 五十六、腰腿病

## （一）青龙护骨补髓功

"青龙护骨补髓功"主要功能在于练功者能在气走脉络、脏腑后，达到气走骨骼。《素问·五脏生成论》中写道："诸髓者，皆属于脑。"《灵宝毕法》中说："以补泥丸髓海，须身耐寒暑，方为长生之基。"通过练功，达到气行骨骼，提挈精气，温养、滋补骨髓、脑髓，将起到平衡左右脑功能，开发智慧，恢复青春，延年益寿的作用。至于关节风邪，骨骼旧疾更是疗效显著。

**功 法**

**预备势** 散盘坐法或平坐法（坐在椅凳上），背朝北而坐，练功效果最好是子时，坐势端正，腰脊直而不僵，虚灵顶颈，含胸拔背，舌舔上腭，双目垂帘，全身放松，安息宁神，双手松松握拳，朝下放在膝上，各运小、大周天 3 遍，使其气机畅和。整个练功过程采用自然呼吸，任其自然。

**练功势**

（1）气聚丹田，慢慢移向会阴，把气运向骶骨尖，沿着脊柱节节上升，直至大椎。然后分两肩，顺着肩胛骨向肱骨（手臂骨）运气，顺下向尺骨、桡骨（小手臂骨），再向腕骨、掌骨、指骨。

此功关键是气运尾骶骨，在气运尾骶骨尖时，要注意腰脊要正直，让气凝聚在尾骶骨尖上，不然内气会滑向督脉和冲脉。气运脊柱节节上升，会发生酸胀，甚至于胀痛感。当酸胀难忍时，可以用意念把内气移向督脉和冲脉，酸胀自然缓解。气运骨骼速度较慢。切记不能以意领气，要用意推气。以意领气，势必空走骨骼。用意推气，将可推波助澜，加强精气对骨骼的渗透。

气运尾骶骨，感到尾骶骨有强烈的膨胀感，当气运脊柱时，人体会发生轻微的震动，这是正常现象。

（2）气运尾骶骨尖，然后节节上升，在气运第 12 肋骨时，向两肋扩气，顺着一对对肋骨向上推进，到大椎时，再气运锁骨。

当气走肋骨一层层向前推进，速度更为缓慢，不要急躁，要任其自然。图快必然空走胸肋，达不到气走肋骨的目的。

当气运肋骨时，会产生一种带子束腰的感觉。当内气透进肋一层层上升时，那种胸围紧束感，也在明显地上升。

（3）气运尾骶骨尖，然后节节上升，气运颈椎，向上及枕骨、颅顶，再向整个颅骨推进。最后意念气沉丹田，头部活动的内气自然化解，接着意守丹田3分钟。

运气推进速度慢，切不可急躁图快。要让精气层层渗透脑髓，达到补其髓海。

当气走经脉运向百会时，内气会象水莲蓬从头顶淋向额头。而气运颅骨，则内气在缓慢地一分一分地前进，而且头颅有一种紧束感。但热烘烘、胀鼓鼓，又十分舒畅。

（4）气运尾骶骨，分两路走髋骨，再顺髋关节（大腿骨）、腓骨、胫骨（小腿骨）、踝骨、跟骨，达趾骨。

气走下肢骨骼较为容易，只要注意气走骨骼，不偏不倚就可以了。气走腿骨，速度较慢，胀感明显。

每次练功结束后，都要做收功。

**收功势**　内运小周天3遍，然后膝前翻掌成阳掌，分两侧向上拢气，双后掌围向百会、额前、前胸下移，气归丹田，连续3次。

当全身骨骼通过有步骤地运气，达到气机畅通后，一般地运功法按这样的顺序运气，趾骨、脚背骨、跟骨、踝骨、小腿骨、大腿骨、髋骨、尾骶骨、脊柱骨，随着肋骨节节上升，从大椎分两路，肩胛骨、上臂骨、下臂骨、腕骨、指骨，随着气分两路走肩胛时，一路内气顺颈骨、枕骨而上，走遍颅骨，这时不需过分用意，让精气层层透进颅骨，濡养脑髓。此时，全身里以氤氲之气，进入一种似醒非醒，似醉非醉的良好气功状态，妙在其中，日后自见功效。

最后验证，每根骨骼，每个关节都能发放外气，意到气随。当握拳发气，能看到每根指关节都有明显的气光。

凡修习本功者，都必须按上述练功次序，层层递进，决不能跳越图快。体质差时，不要强求，强求会伤神，在此阶段须禁房事，让其精气充足。练功者每天坚持1~2小时，快者经过3个月，慢者须得半年，方能融会贯通。

到时，不仅体质明显提高，发功时也会感到内气分外强足，运用于医疗，将是为民造福。

## （二）虎步功

虎步功是峨眉宗的六大专修之一，外练腰腿，内练肾肝，综观其功用，是专治下元虚损的一种动功。

所谓下元虚损，系指阴虚火逆的高血压病，肾虚的腰痛症，因肝虚而导致的腿痛症，因阴虚而导致的上重下轻症等。一般人、特别是老年人，多因下元虚损而患各种疾病，所以特立这种功法，以补助其他动功的不足。多年经验证明，这种功法既有它的理论根据，又有它的显著疗效，值得推广。

## 功 法

第一式　自然站立，两臂下垂，手微贴大腿外侧，两眼平视前方，神态自然，不松不紧，两脚相距与肩同宽。

第二式　两手缓缓上提，叉腰，大拇指在后，贴着"腰眼穴"（在背部腰际的凹陷中），四指在前，轻轻并拢，食指尖贴着"章门穴"（在季肋端）。

第三式　左大腿提起，膝微屈向前，用足大趾尖点在地上，变成虚脚；同时右腿微微下蹲，支持全身的体重，变成实脚，眼睛平视前方。这叫做"虚实相应"的练法。

第四式　左腿伸得笔直，足尖向下，脚腕绷直，力争成为直线，向正前方缓缓轻轻地踢出去，足掌离地约5寸；同时右腿仍然微屈支持着全身。这叫做"搜裆腿"的练法。

第五式　左腿搜裆式踢出去之后，随即把足尖向上跷起，随后脚跟似有意朝原方向一蹬，这个方法名叫"翘剪刀"。然后把足尖朝下一占，脚后跟收回，恢复原来足背与胫骨成直线的姿势，这个方法叫做"凤点头"；接着，再把脚掌向内一转，划个圆圈，再向外一转，反划一个圆圈，配合着进行足腕运动，这个称呼为"反顺太极圈"；然后再用翘剪刀的方法，翘脚伸踵，准备第六式。

第六式　利用翘剪刀，后踵蹦直的姿势，顺势自然下落，先用后踵着地，然后缓缓屈膝，大腿顺推向前，同时脚掌配合这种动作也慢慢放平，变成弓步。在这动作的同时，右腿顺势伸直，变成箭步前引后伸2~3次。腰部随着两腿的动作也微微相应地活动，同时大拇指贴在腰眼，在腰部向前微送的时候，更加贴紧，在腰部向后微退的时候则放松。意识要集中在大拇指与腰眼穴的一张一弛、一进一退的相应动作上细细体会肾脏开合、闭启的滋味。功夫深厚的人，用这种"内视"的方法可以体会出肾脏在内活动和气机在内循环的景象。

第七式　将右腿的箭步轻轻朝前一蹬，向前一送，身体借着这股弹力向前微微一探，随即把右腿收回，与左腿看齐，用脚尖着地，如第三式的架子，变成右脚虚势，左脚实势；与此同时，左脚原来的弓步，也变成第三式右脚的架子，支持体重。

第八式　右腿照第四式伸直，起"搜裆腿"，再继续参照五、六、七式的架子运动，如此左右交替运动着，一步一往前，如走路一样，朝前走去，走到尽头时，可以向后转，再照样练下去，次数多少不拘，因人、因时制宜。如果自己觉得两腿有些酸胀，即可停止。

第九式　当停练功的时候，即从弓箭步的姿势，先将后腿箭步收拢，还原成自然站立，随即把两手放下，同时把丹田气松开。

## 五十七、腰椎间盘突出症

### 腰突症意气导引功

🈴 **功法**

**仰卧式**　仰卧于硬板床上，双手重叠，掌心向下，置于上腹部；双下肢伸直，两足跟相距一拳，全身放松。呼吸采用鼻吸口呼。以第五腰椎棘突定点，吸气时意念脊柱向上伸引，呼气时意念臀部及双下肢下沉。反复49次。

**健侧卧式**　继仰卧式后向健侧翻身，健侧之手扶头代枕，下肢微屈。患侧之手捂住同侧秩边穴，下肢屈曲，足弓部置于健侧小腿中部，膝部轻贴床面。全身放松，轻闭双唇，自然呼吸。首先意念健侧坐骨神经通路（即臀部、大腿后侧、小腿后外侧、足外侧），使健侧坐骨神经部位的通畅舒适感印入脑海，共49息。然后将这种通畅舒适感输入患侧坐骨神经通路，意念中，在上手掌捂住之秩边穴还产生一股暖流（如意念中不能产生，则可用手掌稍加摩擦即可产生）通行于坐骨神经通路，如此49息。

**仰卧蹬腿式**　接前式，缓慢转身，重新改为仰卧位，双手重叠，枕于头下，双下肢同时屈髋屈膝上收，然后悬空蹬足。最初7次为宜，以后蹬次逐渐递增，但不可操之过急。

## 五十八、风湿性关节炎

### （一）舒筋壮骨功

🈴 **功法**

舒筋壮骨功是北京张广德新编"导引养生功"中的一个功法。

**第一式　犀牛望月**

预备式：直立，双脚并拢，眼视正前方，松腹松肛，双掌握拳收抱于腰侧，拳心向上。

（1）（吸气）提肛调裆，身体重心移到右脚，右腿半蹲，左脚向左侧开一大步，脚尖朝向正前方；同时两臂内旋，两拳变掌，分别向两侧偏后方向弧形摆起，如鹏展翅状；眼向左平视。

（2）（呼气）上动不停，松腹松肛，左脚不动，以右脚掌为轴，脚跟外蹬，上体左转，右脚伸直，左脚弯曲；同时两掌分别由两侧向上摆起停于头的前方，两臂均成弧形，前臂内旋使掌心朝前上方，眼向左后上方看，呈望月状。

（3）（吸气）提肛调裆，随身体右转将身体重心移至右脚，两掌随转体外旋，同时双臂向两侧各划半圆平摆至胸前，臂伸直，掌心朝上，掌指向前，两掌间距与肩同宽；眼兼视两掌。

（4）（呼气）松腹松肛，左脚向右脚并步，同时双掌握拳收抱于腰侧，恢复预备式。

（5）～（8）同以上（1）～（4），唯方向相反，如此为1个八拍，共做2～4个八拍。（以下二式同）。注意：成弓步时前脚不动，后脚尽量旋转，后腿蹬直，后脚跟不能离地；转腰幅度尽量大；两掌握拳时要用中指尖点抠掌心劳宫穴。意守腰部命门穴。

### 第二式 凤凰旋窝

（1）（吸气）接上式，提肛调裆，重心先移至右脚，右腿半蹲，腰带上身向左转90度；左脚向左侧开步，同时两臂内旋下沉，两拳变掌向两侧向后弧形伸出，掌心向上。身体继续尽力左转，左膝前弓，右膝伸直，右脚跟提起，同时右臂伸直弧形摆至右侧上方，掌心朝外；左掌也随体转至左后下方，臂内旋伸直，掌心向上，眼顺左臂看左掌。

（2）（呼气）松腹松肛，左腿下蹲使膝呈90度，右腿亦下蹲使右膝关节从左膝后斜穿至左小腿左侧，膝关节近地。两臂同时向外旋使掌心朝上，右掌略高于肩，左掌高与胯平；眼看左掌。

（3）（吸气）提肛调裆，两掌中指指腹分别点按在翳风穴（颈后两侧）处，双脚向右转动，重心移到右脚，身体上起，右膝略曲，左腿伸直；眼平视前方。

（4）（呼气）松腹松肛，左脚向右脚并拢，两腿伸直；同时两掌从颈后分别向两侧划弧收抱于腰侧，两掌握拳，拳心朝上；眼平视前方。

### 第三式 金鸡报晓

（1）（吸气）接上式，提肛调裆，百会上顶，将身躯连同脚跟拔起，同时手向两侧弧形摆起，垂腕，五指尖捏在一起成勾手，臂伸直上摆至与肩同高；眼看左勾手。

（2）（呼气）松腹松肛，脚跟落地，两腿下蹲至膝关节呈90度；同时两勾手变掌向下按，掌心朝下，掌指朝外，按至两臂朝侧前下方伸直；眼平视前方。

（3）（吸气）提肛调裆，右腿伸直，左腿屈膝后伸，脚面绷平，脚底朝上，同时两掌从两侧向内划弧至腹前时变成勾手，继续直臂上提停于头的前侧方，勾尖朝下，两臂伸直；眼看前上方，恰似金鸡报晓一般。

（4）（呼气）松腹松肛，左脚下落与右脚并步，两腿缓慢伸直；同时两勾手变掌向下按于胯旁，掌心朝下，掌指朝前；眼平视前方。

### （二）虚明功

🉐 功 法

关节疼痛较剧，活动困难者可练虚明功。此功能令气冲关节。对上肢关节疼痛尤为适合。

（1）调身：选取平卧式、坐式或站式，要领同其他静功，视患者病情及体质情况而定。

（2）调息：采用手臂聚散呼吸法。具体方法是：吸气时内气沿手和小臂内侧向上进聚，呼则内气循手和小臂外侧向下外放散。初练手臂聚散呼吸法时，内气聚散变应常不明显，此时在注意加强意念诱导的同时，还应配以姿势诱导。例如，练功时可取双臂屈肘呈抱球状，或坐、站式时双臂垂于体侧等形式，都有利于内气萌生。练臂聚散呼吸法初期，当内气随吸气绵绵上聚时，强调气不逾肘。这一点十分重要，须掌握令上聚内气不待及肘已杳然无察的功夫。当神驭气行自如后，即可令内气冲肘关节而过，延伸内气上聚至上臂。如法，假以时日再令内气冲过肩关节，使内气上聚胸膈。呼气时路径亦同吸气时相对应，唯方向相反。

（3）调心：冥心体验内气在手臂上的聚散流动，并作"吸聚绵静，呼散融适"之念。

每日练功2次，每次15～30分钟。

**辅助活动**

简化太极拳、行步功等。

**注意事项**

（1）应避免久居潮湿阴暗之所，改进潮湿的生产环境。

（2）风湿性关节炎的发病和发作与链球菌感染有关。因此，积极预防和治疗上呼吸道感染十分重要。慢性反复感染的扁桃体炎患者可考虑摘除扁桃体。

# 五十九、类风湿性关节炎

### （一）静功

🉐 功 法

1. 姿势：最好选站式，体弱者宜选坐式或卧式。

2. 呼吸：初学者以自然呼吸为主，逐渐达到腹式呼吸。

3. 意念：意守丹田或意守病灶部位。

4. 具体方法：以坐式为例，坐在椅或凳子上，身体自然端正，头正直，颈肩放松，胸部内含（即不着力外挺），腹部放松，腰部直而不僵，两膝与肩同宽，两足平行分开，口眼轻闭，两手轻轻地放在大腿上，做到松静自然，思想安静，先做 3 次放松功，然后将意念集中在丹田（脐下 1.5 寸处），每次 10～30 分钟后收功。收功时先将两手搓热，干洗面 18 次，干梳头 18 次，然后慢慢睁开双眼。此功练一段时间自感丹田有气感后，再将意念集中在病灶部位。

即吸气时意想丹田气团，呼气时意想气由丹田源源不断地到达病灶部位，使其有胀满感。如此意守 3～5 分钟后，接着吸气时意想气由外界进入病灶部位膨胀如篮球，稍停后呼气，呼气时意想膨胀大的"篮球"随气的呼出渐至瘪小。且意想此部位的瘀血炎症、粘连等不适感由病灶部位处源源流出体外。通过这一过程练功，其意守部位一般均会出现麻、胀、跳动、发热等感觉。不要去理会，亦不要过分追求这种感觉，坚持意守 10～20 分钟，以不觉疲劳为度。最后收功，以吸气时意想气由丹田呼出。然后意守丹田，使气归丹田，休息片刻后结束练功。

## （二）动功

### 🅰 功 法

主要活动关节，站、坐均可。

**1. 颈项运动**

身体保持正直，双眼平视前方，意念集中于颈项部，吸气时颈向左旋转，转到最大限度时抬头到最大限度；呼气时颈部慢慢恢复到正前方。如此再做右侧，动作要慢，幅度要争取发展活动度，每个方向各 30～50 次。

**2. 手臂运动**

身体正直，双眼平视前方，两手握拳，拳眼向上，屈肘于体侧，两臂用拳向前方尽力打出，收回；再向两侧方尽力打出，收回。要求打出时拳心向下，同时吸气；收回时，拳心向上，呼气。重复做 30～50 次。

**3. 腰腹运动**

身体正直，两手托腰，昼做腰后伸动作，包括髋部活动，动作要慢，幅度要渐大，后伸时吸气，还原时呼气，重复 10～20 次。然后两上肢上举，身体前倾，同时手指触足趾，两上肢上举时吸气，身体前倾手指触足时呼气。如此重复 10～20 次。

**4. 膝髋运动**

身体正直，两手叉腰，做下蹲与向前抬腿运动。下蹲时呼气，站起时吸气，抬腿时吸气，放下时呼气，如此反复 10～20 次。

**5. 趾踝运动**

坐位，两下肢伸直，拇趾背伸，跖屈；踝关节内旋、外旋，反复练习 10～20 次。

以上五个动作是基本动作，应根据自身受累关节的病情，酌情选用其中几节或全部运用。并可选用太极拳、五禽戏、易筋经、八段锦等功法进行练习，每次半小时左右，每日 2～3 次。亦可根据不同情况不同对待，灵活应用。

**注意事项**

（1）类风湿关节炎急性期或活动期，均不主张多练动功，而应以静功锻炼为主。医务人员也不可在患者病灶局部，实施推拿按摩等有刺激性的治疗，以免影响或加重炎症。

（2）在该病慢性期，应多练动功，并辅助一定程度的关节体操。医疗上，则加强局部理疗以及外气按摩、点穴等措施，以防止关节变形。

（3）疾病晚期，若已出现关节变形，或僵硬程度较甚者，必须分阶段、有侧重点地逐渐加强动功锻炼，并配合做静气功，并要适当配合药物、理疗等方法。此期患者，若单纯实施外气治疗，其效果一般不甚理想。

（4）保健按摩以及促进患者免疫系统功能调节的气功功法（包括外气治疗），对该病患者可起到整体治疗和病因治疗的效果。因此，不论在该病的哪一期中，均应强调整体治疗的措施，并严格依照循序渐进和辨证施功的原则，指导临床治疗。

# 六十、肩周炎

## 肩周炎导引功

**功法**

（1）站式或坐式。两手十指相交叉，上举过头顶，再下按颈项部。共做 24 次。

（2）一手直伸向前，另一手屈肘抬肩向后，就象拉一张硬弓的样子，左右交替进行几次。

（3）两手握拳分别捶击上肢及腰腿部，再反手击打背部，左右各处皆捶 36 次。

（4）两手象婴儿握拳状，即拇指屈于掌心，余四指盖握其上，握紧，屈肘向后牵拉，头颈随时后拉向左右交替扭转，左右各作 7 次。

（5）两手握拳，左右交替用力冲拳各 7 次。

（6）转动肩关节，先由前向后、向外转，后改为由后向前、向外转，可左右同时做，也可分开来做。前转 12 次，后转 12 次，共 24 次。

（7）端坐或站立，双目微闭，舌舐上腭，排除杂念，默想脐部数分钟。再用手擦脐部，左右手各 12 遍。然后前后摆动上肢 7 遍，同时把满口的津液，随着吸气咽入下丹田。

# 六十一、四肢麻木

## 归元周天功

归元周天功源于明代曹士珩的《保生秘要》，主要是以意引气作旋转运行，使气血调和，阴阳平衡，脏腑协调，从而达到治病保健目的。

本功法主要用于治疗四肢麻木。另外对于瘫痪、食道噎塞、吞食困难、肚腹膨胀等亦有明显的效果。

### 功 法

**1. 归元**

"元"指人体之根元，即脐部，"归元"即是把意念归注于人体根元处，即意注于下丹田。操练时，或卧、或坐、或站，先意守脐内，久久入静凝定，然后以意领气，以脐为中心，作逆时针方向螺旋圈，由小至大，再作顺时针方向回旋，由大圈渐转小，最终回归脐部。螺旋圈之大小与所转圈数可任意为之。

**2. 周天**

此处"周天"是以意运气作周身循环之意，须在"归元"法练习纯熟后进行。操练时，或坐、或卧、或站，先按"归元"法以脐为中心转圈，由小而大，再由大而小。然后沿躯干前正中线逐渐上移中心点，同时如前法旋转，直至把中心移至胸骨柄中心之璇玑穴。接着继续向左上臂旋移经曲池穴，沿前臂，过内关穴，至掌心达指尖，折向手背，复经外关穴，至肘后、肩井，到大椎穴，直下至尾闾。又从原线返回，上玉枕，过头顶、泥丸，下面部，过舌尖，降至气管，到胃口，过脐，直达外生殖器。又沿原线上返，至气海穴，转向右腿，经膝关，过解溪穴，穿足背，达趾尖，折向涌泉穴，至后跟，向上过阴谷，至尾闾。又直上过头顶，如前法经舌尖，穿胸腹从前直下至外生殖器，折返气海，再按行右腿路线行于左腿至涌泉。再返回，上经尾闾，过泥丸，下降至璇玑穴时，转行向右上肢，按行左上肢路线下行，返回至肩背大椎穴。又向上过头顶而从前下降，最后回归脐部。至此，全身经脉宣畅。

**注意事项**

（1）本功法必须循序渐进，要在归元法完全熟练后再行周天法的练习。

（2）练功时尽量做到轻松自然，不能紧张。

（3）病情重者，可在四肢患处多旋至上百圈。

# 六十二、脚扭伤

## （一）扳趾通足六经功

🈚 **功 法**

**1. 扳趾的顺序**

足大趾→足四趾→足小趾→足二、三趾。

**2. 方法：**

扳足大趾：左右手拇指置于足大趾背，两手食指贴足大趾端，屈伸食指，上拉下压扳动足大趾，一拉一压为1次，共做81次。

扳足四趾、小趾同上。

扳足二、三趾：两手拇指置于足二趾背，两手食指贴足二趾端，两手中指贴三趾端，屈伸食、中指，上拉下压，同时扳动足二趾和三趾。一拉一压为1次，共做81次。

## （二）抓拳摆趾强身功

🈚 **功 法**

接上法，扳完足趾后，自然盘坐，左足内，右足外，两手在胸前十字交叉，左手上，右手下，同时扳动足十趾（做屈伸）和手十指（抓握拳），共做81次。

做完一遍扳趾通足六经功和抓拳摆趾强身功，可起身迈步，然后坐下再做。如此重复3~4遍，一般酸痛可减轻，隔天再练1~2遍伤可全愈。

## 六十三、鸡胸驼背

### （一）天环功

**功 法**

**1. 预备式**

两腿分开，与肩同宽，两臂自然下垂，五指微屈。

**2. 起势**

两臂从前面抬起，掌心向下，抬至头顶运至脑后时，自然翻掌，此时应为双手手心向上，十指向后，上体向后自然略仰，双目视双手之间或十指尖。然后在头顶上方向左、向前、向右、向后划圆，共划 4 次。做完后反向做 4 次。

**3. 动作要领**

划大圆时，当以腰为轴，带动手臂旋转；腰后仰时，要尽量向后弯曲；双下肢勿挺直，要微微弯曲以便于转动；两眼随手转动，头颈自然随之转动，保持自然呼吸。本功法初练时宜循序渐进，划圆动作可由小由缓，逐渐变大变快。

### （二）地环功

凡年高体弱，不能练天环功者，可选择此功，作用与天环功同。

**功 法**

**1. 预备姿势**

两脚分开，与肩同宽，双手置于胸前，十指相对，手心向下，手背与双乳齐平。

**2. 起势**

身体偏左，双手伸向左前方，左腿同时向左前方迈出半步，双手尽量前伸，带动身体成弓步。然后双手从左至右在胸前划水平圆，腿则相应由前弓步改为后侧弓步，身体亦相应由偏左、偏前而改为向后、向左倾，循此连续画圆 8 次，再收左腿换右腿，双手照前反方向划圆 8 次，共做 16 遍。

**3. 动作要领**

双手划过胸前时，腰部要相应转动，划圆要竭尽全力，务求圆满。

**作用** 天环、地环有调节肺、心、肾的功能，能调整上、中、下三焦。可防治鸡胸、驼背、女性乳房萎陷、眩晕等症。

## 六十四、痈疽、疮毒

# 一秤金疗法

一秤金疗法又名"李真人长生一十六字诀",是一种以意念导引经气的自我静功疗法。主要是通过"以意领气",使内气沿任、督脉循环运行,以调和阴阳,宣畅气血,防治疾病。所谓十六个字口诀即"一吸便提,气气归脐。一提便咽,水火相见"。

本疗法除可以防治痈疽、疮毒外。对感冒、气滞等证亦有较好的防治效果。

### 功 法

行、住、坐、卧随宜,不拘何处均可练习。先以口漱津液3~5次,以舌搅动上下牙龈,舌舐上腭,当津液满口时,分数次连续咽下,须汩汩有声(即使口中无津液,亦同样出声)。紧接着以鼻吸清气一口,用意念及内视法默默地将气和津液送入丹田元海之中。略停,随即以意用力提起会阴区,如忍大小便状,使内气归脐,并从夹脊直上至后项玉枕,透入泥丸。再随着咽下气津汩汩之声而送归丹田。略停后,又如前法上提。如此周而复始3~5遍,或作7~9遍,或12遍,或24遍。要行即行,要止即止。

**注意事项**

(1)本疗法须经常操练,功夫纯熟后,可出现内气沿任督脉自发运转的体验,此时疗效更为显著。

(2)癫痫、癔病和各类精神病患者忌用本疗法。

# 附录一

## 练气功如何防偏

气功锻炼治疗多种慢性疾病，有较好的疗效，但由于练功者或
教功者的原因，出现偏差的事也逐渐增多。因此，在普及气功的同
时，必须注意防偏和纠偏。

**练功出偏的表现、原因简析**

练功出偏，多是连续半月以上症状不消，常规治疗不愈者。一般表现有
四类：

**1. 表现在上焦部位**

（1）气血上升，犹如泰山压顶，头昏脑胀、头痛目眩。

（2）胸闷气憋、心悸，心率加快或减缓。

（3）胸前有压迫感、气喘气急，咽喉有阻塞感、窒息感。

**2. 表现在中焦部位**

（1）两胁疼痛、心慌意乱、脉搏加快。

（2）胃部不适、甚者恶心呕吐、厌食乏味。

（3）胸背部肌肉有牵拉感、活动受限。

**3. 表现在下焦部位**

（1）小腹胀满、大便秘结。

（2）尿频、尿急、尿痛，停经或痛经。

（3）小腹不适，肠鸣音活跃、漏气。

**4. 精神方面的异常表现**

（1）精神恍惚、思维迟钝。

（2）心神不宁、心悸失眠。

（3）思想紧张、抑郁不安。

（4）严重者，走火入魔、行动失控、精神错乱。

出偏的原因，或在练功者，或在教功者。

**1. 练功者方面**

（1）无师自学，一知半解，强习硬练，违反松静原则。

（2）急于求成，拔苗助长。如为追求通周天效果，用意太猛，强引其气。

（3）不晓刚柔之理，强练其刚。

（4）盲目追求自发动作，认为动的幅度愈大愈好，动的花样愈多愈好，造

成动象不止。

（5）杂练两种以上相逆的功法。

（6）练功环境选择不当，突然惊动，引起情绪紧张、恐惧，练功时惶惶不安。

**2. 教功者方面**

（1）为师不明，缺乏科学知识，故弄玄虚，使学员想入非非，步入歧途。

（2）片面宣扬功法不出偏，老少皆宜，忽视气功锻炼的适应证和禁忌证。

（3）对不同对象缺乏辨证教功的灵活措施。

（4）只注意学员的功法锻炼，不留心学员的个性心理及其心理效应。

纠偏方法，不外是拍打、点穴、按摩、针刺、拨筋、导引降气、吐音排气和语言诱导等。但我认为，对于气功的偏差应该防重于治。这就要求认真分析偏差产生的机理。在气功出偏的机理方面，练功者的个性心理因素占重要地位。

**分析和掌握个性心理特征，防止气功出偏**

个性心理特征包括气质、性格、能力等因素，其中气质受先天遗传因素的影响较大，性格的形成则主要受后天环境因素的影响，能力则两者兼重。不同气质与性格的人在气功锻炼中的适应性与效感反应有所差异。

气质是指一个人表现在心理过程中的强度（情绪的强弱）、速度（思维的灵敏性）、稳定性（注意力集中时间的长短），及其生理活动的指向性（内倾或外倾）。综合古希腊医学家希波克拉底的气质类型学说和近代生理学家巴甫洛夫的高级神经活动类型来说，对人的气质类型划分为以下四类：

（1）不可抑制——胆汁质型：特征是性格暴躁，豪爽热情，动作猛。此称李逵型。

（2）活泼——多血质型：特征是性格活泼，亲切但较轻率，动作灵敏。此称燕青型。

（3）安静——黏液质型：特征是性格安静，坚毅但较固执，动作迟缓。此称鲁肃型。

（4）纤弱——抑郁质型：特征是性格孤独，多愁善感，胆小而细致。此称林黛玉型。

不同功法宜于不同气质类型的人，应作为辨证教功的常规。动功适于李逵型习练，而静功适于林黛玉型、鲁肃型习练，动静相兼的功法适于燕青型、鲁肃型习练。不同气质类型的人适于习练不同功法。

虽然个性的心理特征可予以大致分型；但对具体人来说又是复杂的，应具体分析，因人教功。如性格过于内向，近于孤僻的人，可能会滥用意念，钻牛角尖；神经脆弱而又过敏多疑者，对练功中的效应，疑神疑鬼，庸人自忧，导致神经紧张而出偏；抑郁寡欢而酷爱幻想者，常作持久而过度的冥想，与高级神经的特殊功能状态所产生的丰富体验背道而驰，导致不同程度的精神障碍。类此情况，教功者必须随时分析，密切注意学员的动态反应和心理趋向，及时采取相应措施，在正确教功的基础上，对多疑者常予解释，对爱幻想者常敲警钟，对神经脆弱者多加鼓励、稳定情绪，对不宜气功锻炼的则劝他们参加其他健身活动。

多疑者的反应，主要是由于未掌握功法要领，或意念过重，常出现暂时性头晕、胸闷、或腹胀等不适现象，因而疑为出偏而忧心忡忡。教功者通过查功，首先消除其忧虑情绪，同时运用导引或点穴等手法解除其不适现象，再教其掌握功法要领与诀窍；酷爱幻想者，首先应正面警告，说明盲目追求热气团循环、幻想飘飘然的腾云驾雾、虚无缥缈地远游幻境是不正常的现象，告诉他们气功态的意境和乐趣不是追求来的，而是自然而至的，追求来的意境都是假的，"未至其地、莫言其境"，在他们功夫尚未达到这种意境前，不要宣扬；稳定神经脆弱者情绪的方法，除多作鼓励外，还应尽可能不用意念，或采用良性意念，或用调身、调息、调心三关分渡的办法（即分阶层进行三调），使他们的功法循序渐进，始终感到舒适自如，不背包袱，从而兴趣盎然，持之以恒。

各种精神分裂症患者习练气功应列为禁忌，即使在病情稳定阶段，也可能因气功用意而诱发发作，故应婉言拒绝。

此外，在功法转换上也有讲究。3 个月单练一种功法，或 10 天、1 周教完一套功法的做法，均不可取，前者使人生厌，后者则囫囵吞枣，望而生畏。

# 附录二

## 心理治疗练功出偏

气功出偏引起的症状主要有全身症状及神经、精神症状两大类型。

(1) 全身症状有头痛、头晕、头胀、步态蹒跚、胸闷、胸痛、胁肋作痛、气塞等；

(2) 精神和神经症状主要有下述三种类型：①类似神经分裂症样表现：出现短暂的幻听、幻视、言语错乱、焦虑不安、紧张恐惧、兴奋吵闹和行为异常等；②类似癔病样表现：喜怒无常、情绪不稳、阵发性哭笑，但有明显的暗示性；③类似神经官能症样表现：睡眠障碍、情绪焦虑、抑郁、丧失兴趣、易怒，或因持久的全身的不适继发产生抑郁，甚至自杀念头。然而病人又往往否定自己有病，不愿去有关医院及时诊治；有人还误认为是"得气"；或是请社会上不具备一定素质的武术气功师随便发放外气来纠偏，结果适得其反，使病情加重，劳民伤财。

通常练功出偏的原因大致有：

（1）择师不当：教功者不具备气功教师的素质，缺乏应有的医学基础知识，缺乏防偏、纠偏的措施，随心发气。

（2）择功不当：选练功法没有根据自身特点、疾病情况、阴阳虚实、脏腑盛衰，生搬硬套地选练某种功法。

（3）没有按循序渐进的练功原则，求功心切，违背气功的松静自然的原理，强用意识去引领气脉的运行，以致气机紊乱，阴阳气血失去平衡。

（4）在练功入静时，遭受外界异常干扰，如巨响、喊叫、受惊恐等。

（5）在心理失衡的情况下练功，使气机郁滞于心理失衡相关的经络、穴位，以致产生一系列神经精神症状。

前四种原因引起的练功出偏经过有丰富经验的气功师循循善诱的指导是能逐步得到纠正的。而因第5条原因致偏，心理失衡，必须去康复医院或有一定练功素质的心理治疗师治疗，方能纠偏。因心理失衡致练功出偏者为数较多，心理治疗练功出偏就注意以下几点：

（1）心理病因可产生躯体症状，同时躯体症状也可产生和加剧精神症状，进行科学合理的心理治疗心身疾病所引起的练功出偏，可获得理想的疗效。

（2）医师在对练功出偏的患者进行纠偏治疗之前，最好先对患者进行必要的心理测验和心理诊断，使患者恢复心理平衡，从"心病须得心药治"入手。

（3）练气功出偏的患者，最好先去有关医院明确诊断后再行纠偏治疗，不要随便找社会上缺乏医学基础知识的武术气功师盲目地发气治疗，以免劳民伤财，适得其反。